LA MÉDECINE CLINIQUE RENDUE PLUS PRÉCISE ET PLUS EXACTE PAR L'APPLICATION DE L'ANALYSE.

Nous prévenons les CONTREFACTEURS et les DÉBITANS de contrefaçons, que nous userons de tous nos droits.

LA MÉDECINE
CLINIQUE
RENDUE PLUS PRÉCISE
ET PLUS EXACTE
PAR L'APPLICATION DE L'ANALYSE,

OU

RECUEIL et résultat d'observations sur les maladies aiguës, faites à la Salpêtrière;

PAR PH. PINEL,

Médecin en chef de cet Hospice, et Professeur à l'École de Médecine de Paris.

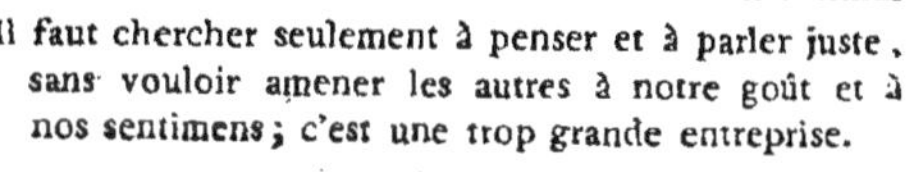

> Il faut chercher seulement à penser et à parler juste, sans vouloir amener les autres à notre goût et à nos sentimens; c'est une trop grande entreprise.
>
> LABRUYERE.

A PARIS,

Chez BROSSON, GABON et Cie, Libraires, place de l'École de Médecine.

AN X (1802).

INTRODUCTION.

Il seroit difficile d'exprimer la fluctuation d'opinions, l'incertitude et l'embarras extrême que j'éprouvai, il y a environ dix années, lorsque je fus appelé à exercer la médecine dans les hospices. Après une étude des plus sérieuses de cette science et de celles qui lui sont accessoires, depuis ma jeunesse; je devois chercher naturellement, dans mes visites ordinaires des malades, à mettre de l'ordre dans mes idées, à me rendre un compte sévère de tout ce que j'observois, et à éviter du moins des erreurs dangereuses. Mais que d'obstacles naissoient en foule sur mes pas par la confusion des objets! Quel tableau disparate et sans cesse mobile n'offre point un rassemblement de cent cinquante à deux cents malades attaquées de symptômes simultanés ou successifs plus ou moins graves, les uns dûs au caractère particulier et spécifique des maladies, d'autres aux localités ou à des dispositions individuelles, certains enfin à l'influence spéciale des saisons et de l'atmosphère! Pouvois-je diriger ma marche d'après des descriptions générales des maladies, toujours insuffisantes pour fixer avec précision les idées, ou d'après des histoires particulières si souvent surchargées de détails superflus? Je crois devoir au public un compte exact d'une méthode successivement perfectionnée dans mes cours particuliers, et qui rapproche l'enseignement clinique de la médecine, de celui de toutes les autres parties de l'histoire naturelle.

Mon ouvrage sur la Nosographie atteste assez l'importance extrême que j'attache à une description exacte des maladies, à l'exposition de l'ensemble et de la succession de leurs symptômes dans tout leur cours, et enfin à leur distribution méthodique, non moins fondée sur le caractère distinctif des signes extérieurs, que sur la structure et les fonctions organiques des parties lésées. Ces règles trouvent sans cesse leur application dans mes cours particuliers de clinique. Une malade est-elle transportée aux infirmeries, l'exploration des affections diverses qu'elle éprouve, a lieu dans un ordre qui sera exposé dans le cours de cet ouvrage (4, 5, 6). L'histoire en est recueillie à différentes reprises, par un des Élèves les plus instruits et les plus exercés; elle est ensuite rédigée et lue à haute voix au chevet du malade. Je fixe pendant cette lecture l'attention des Élèves sur les traits qu'on peut regarder comme spécifiques de la maladie, et dès lors j'assigne la place qu'elle doit occuper dans mon cadre nosographique (1). Dans certains cas douteux je discute le plus ou moins de valeur, ou le caractère équivoque de certains signes; et quelquefois j'ajourne mon jugement jusqu'à ce que la maladie soit plus avancée dans ses périodes. Par cette méthode la science des signes si cultivée par les anciens et si souvent réduite en maximes générales, se trouve liée avec le caractère spécifique des maladies, et reste ainsi profondément gravée dans la mémoire,

(1) Voyez *le tableau synoptique des maladies aiguës*, à la suite de cette introduction.

sans pouvoir donner lieu à des méprises par des applications vagues et indéterminées. Telle est l'origine des histoires multipliées que je donne des maladies aiguës dans cet ouvrage, soit pour servir de fondement à mes principes de nosographie, ou de terme de comparaison pour l'étude de la clinique, soit pour faciliter l'application de l'analyse et de la distinction de ce que j'appelle espèces simples ou espèces compliquées, soit enfin pour faire voir qu'une suite quelconque de maladies bien observées et bien décrites, peuvent être réduites en un ordre aussi régulier et aussi méthodique qu'aucun autre objet d'histoire naturelle. Il faut seulement écarter de leurs notions toute opinion hypothétique, se borner pour leurs signes aux seules impressions faites sur les sens, et les considérer comme formant chacune un tout unique, résultant de l'ensemble et de la succession de ses symptômes. J'ai eu soin de rassembler plusieurs exemples sous le titre commun d'une espèce, afin qu'on pût apprendre à connoître les symptômes accessoires qui tiennent aux variétés, et qui ne doivent point faire partie du caractère spécifique de la maladie.

Les observations que je publie aujourd'hui n'ont pas seulement pour but de faire connoître le caractère particulier des maladies aiguës qui règnent dans l'hospice, elles sont encore destinées pour servir d'objet de comparaison à ceux qui veulent fréquenter les hôpitaux avec fruit, éviter de vains tâtonnemens, ou les sentiers tortueux de la routine. Elles ont été prises dans les diverses collections que je forme, surtout chaque trimestre de printemps ou d'automne, depuis environ quatre années. Ce sont mes élèves les plus exercés à ma méthode, et dont plusieurs se sont déjà distingués dans les départemens, qui les ont recueillies d'après mes leçons cliniques, en les soumettant même à une révision ultérieure par la lecture entière de la série des symptômes, lorsque la maladie étoit terminée. Les publier les unes à la suite des autres, comme l'ont fait tous ceux qui ont mis au jour des recueils semblables, sans les asservir à une distribution méthodique et à une forme commune de rédaction, c'eût été composer un tout très-disparate, et délayer même dans deux volumes énormes, ce qui fait à peine un demi-volume dans mon ouvrage, par l'ordre de classification et le langage aphoristique que j'ai adoptés. Un de mes élèves qui a singulièrement approfondi ma méthode (le cit. Esquirol), a été chargé, sous ma révision, de rédiger d'une manière uniforme, et d'après mes principes, tous les cas particuliers de clinique que je publie, et de les rapporter à mon cadre nosographique (1). Chacun de ces faits exposé avec précision et avec exactitude, offre ainsi un tableau rapproché, propre à être embrassé d'un coup d'œil, et à être comparé facilement avec tout autre

(1) Il s'est glissé trois transpositions, quelque soin que l'on ait mis pour les prévenir. L'observation de la femme Quiriot (62) appartient à l'espèce *pituitoso-adynamique* (73); celle de R. Giraud (137) doit être mise la première sous le titre suivant: *Observations pour servir à l'histoire des maladies organiques de l'estomac* (138); enfin l'observation d'Élisabeth Orset (172) sera placée la dernière des *péripneumonies simples* (171).

tableau analogue. Il en est de même de plusieurs faits renfermés sous le titre d'une espèce particulière, de plusieurs espèces réunies en un genre, de plusieurs genres rapportés à un ordre ou de plusieurs ordres rassemblés sous le titre général d'une classe : *Tantum series juncturaque pollet.* Hor. Les maladies ainsi étudiées dans le rapport de leurs affinités, forment un enchaînement naturel d'idées, sont classifiées d'après leurs signes extérieurs comme tous les autres objets d'histoire naturelle, et finissent par être soumises à des dénominations exactes et invariables. J'ose même assurer que mes élèves, qu'ils soient placés à Pétersbourg, à Madrid, à Paris, à Calcutta, dans l'Inde ou dans une ville quelconque de l'Amérique, parviendront à s'entendre parfaitement lorsqu'ils auront à s'entretenir sur des maladies connues, et que s'ils ont à parler d'une maladie nouvellement observée, ils indiqueront avec facilité la place qu'elle doit occuper dans mon cadre nosographique, sans que je me dissimule cependant que certaines parties de ce cadre pourront être encore perfectionnées, à mesure que les faits observés se multiplieront, ou que des circonstances rares en produiront d'un nouveau caractère.

L'avantage de l'analyse est de diviser toujours en grandes masses les objets compliqués, d'envisager séparément chacune d'elles sous différens points de vue, et d'en approfondir ainsi les qualités sensibles et les caractères. Les maladies dont je rapporte l'histoire, comparées avec les mêmes espèces observées dans d'autres hôpitaux, peuvent offrir des différences frappantes, soit pour l'intensité, soit pour la réunion ou les modifications de certains symptômes qui peuvent tenir de part et d'autre à l'influence des localités. Il importe donc d'indiquer ici les principaux traits de la position topographique de l'hospice, de sa distribution intérieure, du nombre, de l'état particulier, du régime et de la manière de vivre des infirmes qui sont venues y chercher un asile. La carte que le cit. Hallé a fait tracer de la rivière de Bièvre (tom. X des *Mém. de la Soc. de Méd.*) indique la position de l'hospice. Il est situé sur la rive gauche de la Seine, qui coule à l'est dans une direction parallèle et à une petite distance. Vers le nord-ouest et non loin de la porte d'entrée, on remarque la petite rivière de Bièvre où va se rendre l'égoût de l'hospice, qui étant en partie à découvert donne lieu à des émanations nuisibles pour certaines divisions de cet établissement (289). Les nouveaux boulevards plantés d'arbres qui semblent le borner au nord-ouest, et les champs cultivés qui l'avoisinent à l'ouest, au sud et au sud-ouest, lui donneroient une position beaucoup plus avantageuse, si une usine remarquable par son insalubrité n'y mettoit un obstacle (1). L'hospice placé sur le penchant d'une colline, et peu élevé au-dessus du niveau de la Seine, est en général dans une atmosphère un peu humide, mais souvent agitée par les vents du sud ou sud-ouest qui soufflent avec plus

(1) C'est un établissement formé près de l'ancienne Gare, pour la préparation des boyaux d'animaux, dont on forme, par le dessèchement, des cordes pour les instrumens de musique.

ou moins de violence dans une direction presque parallèle à celle de cette rivière.

La fosse du cimetière donne la facilité de connoître l'état géologique et la nature des différentes couches du sol sur lequel l'hospice est situé. On remarque d'abord un terreau qui s'étend jusqu'à la profondeur de sept décimètres environ; au-dessous est une couche d'une épaisseur de seize décimètres, composée d'une terre argileuse d'une couleur très-variée, entremêlée de pétro-silex de grosseur différente. Il succède ensuite une argile mêlée avec du carbonate de chaux. Au-dessous enfin et jusqu'au bas de la fosse, on observe en plus grande abondance du carbonate de chaux coloré par un peu d'argile.

La disposition générale de l'hospice de la Salpêtrière considéré sous le seul rapport de la salubrité, est remarquable par une sorte de régularité qu'il présente dans son ensemble, malgré les accroissemens successifs qu'il a reçus depuis près d'un siècle et demi. Ce sont presque par-tout des corps de logis élevés jusqu'à quatre étages, construits avec la plus grande solidité, et disposés entr'eux dans une direction parallèle ou perpendiculaire. L'église par sa masse énorme et la forme octogone de son dôme, l'ancienne maison de détention pour les femmes débauchées, destinée maintenant à recevoir les incurables, forment les parties les plus remarquables de ce vaste ensemble, ainsi que la façade magnifique de l'hospice du côté de la porte d'entrée. Toutes les parties en général dont il est composé, outre une certaine élégance dans les formes, ont encore l'avantage d'être séparées entr'elles par des cours spacieuses, régulières et plantées d'arbres; et cet objet de salubrité est augmenté par des jardins environnans d'environ quatorze arpens, destinés à fournir pour les cuisines des racines ou plantes potagères, mais que des spéculations mercantiles ont constamment détournées de leur destination primitive.

Une pompe qui fait monter dans un réservoir commun l'eau de la Seine conduite à l'hospice par des canaux souterrains, suffit pour fournir aux besoins des infirmeries et de l'emploi des aliénées. Mais la boisson la plus ordinaire des infirmes dans tous les emplois se tire d'un puits à pompe situé dans la cour d'entrée, et c'est cette eau dont il importe surtout de connoître les qualités particulières par l'analyse chimique, à cause de certaines affections qui semblent tenir à cette partie des localités ; c'est ce qui m'a engagé à faire procéder sous mes yeux à cet examen le cit. Swilguié un de mes élèves, très-versé en chimie et connu par son exactitude extrême. Cette eau a été soumise à différens réactifs, comme la teinture de tournesol, la dissolution aqueuse de baryte, l'eau de chaux, etc. ; ce qui a fait conclure l'existence, 1°. de la chaux précipitée par l'acide oxalique et le carbonate de potasse ; 2°. de la magnésie rendue sensible par l'eau de chaux ; 3°. de l'acide sulfurique indiqué par la dissolution aqueuse de baryte et celle du nitrate de mercure ; 4°. de l'acide muriatique manifesté aussi par ce dernier réactif ; 5°. de l'acide carbonique qu'a fait connoître la teinture de tournesol. Pour déterminer ensuite plus particulièrement la nature et les divers ingrédiens de cette eau, nous en avons fait évaporer 50 litres à une douce chaleur. Durant cette évaporation, l'eau s'est recouverte de couches épaisses d'une matière grisâtre et insipide qui s'est précipitée sous forme lamelleuse. Le résidu séché et soigneusement recueilli, a été du poids de 110,2 grammes. Pour séparer ensuite les composés salins de cette eau, et déterminer leurs rapports respectifs, on a employé tour à tour l'alcool, l'eau froide, l'acide acéteux, l'eau bouillante; et voici les résultats qu'on a obtenus sur les 50 litres d'eau évaporée :

Sulfate de chaux.	59,00 grammes.
Carbonate de chaux.	23,55
de magnésie. . . .	10,73
Muriate de chaux.	6,25
de magnésie.	5,00
Nitrate de potasse.	5,33
Muriate de soude	2,10
TOTAL	111,96
PERTE.	001,76

Le point de vue purement médical sous lequel il importe de considérer le résultat de l'analyse chimique dont il est ici question, doit surtout fixer l'attention sur les vertus purgatives et la qualité respective du sulfate de chaux qu'on y remarque, puisqu'on trouve cette substance saline dans le rapport de 1,140 grammes par litre de liquide, tandis que dans l'eau de la Seine ce même sulfate n'existe que dans le rapport de 0,2510 (*résultat de l'analyse chimique de l'eau de la Seine, par les Commissaires de la Faculté*); ce qui dans ce dernier cas ne peut produire qu'un effet très-peu sensible.

On peut facilement prévoir les effets nuisibles que doit avoir sur la santé des infirmes l'usage habituel d'une eau ainsi chargée d'un sel purgatif, et combien il favorise une certaine disposition aux diarrhées chroniques qu'on observe si souvent dans l'hospice (279); ce qui est une des causes du dépérissement progressif et de l'état de débilité qui influe si puissamment sur la marche et la terminaison des autres maladies incidentes.

Il ne doit point entrer dans mon plan d'exposer ici l'origine et les progrès de cet hospice immense, les variations de sa population, et de la distribution intérieure des infirmes, les abus sans nombre et le relâchement qui se sont introduits dans le service par une suite de la révolution, etc.; puisqu'on se prépare à l'organiser sur de nouvelles bases sous le rapport du régime et de la police intérieure, et que ce sera seulement après ce changement qu'il sera important de le faire connoître. Dans l'état actuel des choses il est divisé, sous le rapport d'une surveillance particulière, en plusieurs départemens connus sous le nom d'*Emplois*. Ils étoient au nombre de vingt-sept, il y a environ quatre années, lorsque je fis le recensement général des infirmes, pour noter dans chaque emploi le nombre des femmes paralytiques, celles qui étoient d'un âge très-avancé, celles qui avoient perdu la vue, celles qu'on pouvoit mettre au rang de valides et qui étoient susceptibles de quelque travail des mains, celles qui étoient en activité de service, et enfin celles qui avoient obtenu leur retraite. Tous ces emplois n'étoient point également habités par des femmes infirmes ou plus que sexagénaires; certains étoient consacrés à de jeunes filles au-dessous de la sixième année de l'âge, entre la sixième et la douzième, ou bien entre la douzième et la vingt et unième année; ce qui n'a plus lieu maintenant par le transport qu'on a effectué des enfans dans l'hospice de la Maternité, et de la plupart des autres jeunes filles dans des manufactures. A l'époque du recensement dont je viens de parler, le nombre des paralytiques fut, deux cent quatre-vingt-neuf; celui des femmes très-avancées en âge, sept cent quarante-huit; celui des aveugles, cent trente sept; celui des femmes valides, trois mille trois cent quatre-vingt-dix-huit; celui des femmes en activité de service, quatre cent trente-sept; celui enfin des reposantes, quatre-vingts; ce qui composoit un nombre total de cinq mille soixante-neuf personnes, qui ajouté à celui des malades des diverses infirmeries formoit une population de plus de six mille personnes, réduite maintenant à environ cinq mille quatre cents, par des déplacemens successifs, des morts, ou d'autres dispositions prises par la commission exécutive des hospices.

Dans un de ces beaux rêves qu'inspire quelquefois aux hommes sensibles le désir ardent de voir améliorer le sort des indigens, on se figure que dans un hospice aussi considérable que celui de la Salpêtrière, la portion accordée par les règlemens à chaque infirme est scrupuleusement respectée; qu'une vigilance sévère leur assure un choix d'alimens de la meilleure qualité; que la cuisine générale est dirigée avec zèle et avec intelligence; que des alimens salubres et bien préparés sont ensuite distribués dans les divers emplois avec la plus grande régularité; qu'aucune considération étrangère, aucun intérêt personnel ne détournent aucune portion de nourriture de sa destination primitive; que tous les préposés enfin se font une sorte de jouissance de concourir au bien général des infirmes, et de soutenir par des soins officieux les restes de leur frêle existence. On aime à ne point se borner à cette perspective consolante, et à porter encore plus loin ses pensées philantropiques. On imagine qu'on a profité de toutes les inventions destinées à produire les alimens les plus substantiels et les plus salubres ; qu'on a réalisé les vues de Chamousset sur les bouillons, les pâtes ou les tablettes d'orge, le rob de bière ; qu'on a mis à exécution le projet de retirer la gelée des os des animaux, d'après les procédés perfectionnés de Papin ; qu'on a renchéri encore sur les soupes à la Rumfort ; que des jardins spacieux fournissent en abondance des racines ou plantes potagères les plus succulentes, etc. De quel étonnement n'est-on point frappé lorsqu'en observant avec un œil attentif ce qui se passe dans l'hospice, on trouve presque par-tout (276, 277) le contraste des idées dont l'imagination s'étoit bercée ! La nourriture des indigentes de la Salpêtrière a été soumise à des variations dans différentes circonstances et suivant divers règlemens. On leur fournit en général des alimens gras et maigres dans un ordre alternatif pendant les jours de la décade.

1er. *jour.* Un décilitre de pois et trois décagrammes de fromage.

2e. *jour.* Quinze décagrammes de viande cuite et désossée.

3e. *jour.* Deux décilitres de féves.

4e. *jour.* Quinze décagrammes de viande.

5e. *jour.* Un décilitre de lentilles et neuf décagrammes de pruneaux ou de raisiné.

6e. *jour.* Quinze décagrammes de viande.

7e. *jour.* Deux décilitres de lentilles.

8e. *jour.* Quinze décagrammes de viande.

9e. *jour.* Un décilitre de féves et trois décagrammes de fromage.

10e. *jour.* Quinze décagrammes de viande.

La moindre réflexion sur une organisation définitive de l'hospice de la Salpêtrière et sur la meilleure manière d'y établir un ordre régulier et une discipline propre au maintien de la santé et des bonnes mœurs, a fait toujours sentir la nécessité indispensable d'assurer aux personnes très-avancées en âge ou attaquées de maladies incurables un service propre à les soulager, mais d'assujettir les femmes valides à un travail manuel, ou plutôt de convertir un semblable établissement en un vaste atelier, en faisant servir à la culture des jardins les femmes robustes et habituées aux travaux de la terre. Quelques mesures partielles ont été prises sur cet objet important. Mais en général toutes les femmes de l'hospice ne sont-elles pas condamnées à une vie sédentaire qui les énerve, et à une inaction habituelle auprès de leur lit et dans des lieux où l'air est corrompu par des émanations nuisibles? C'est de cette source féconde que proviennent les affections physiques et morales, que j'expose ailleurs (273) en faisant connoître les effets particuliers des influences locales.

Pourroit-on croire, si ce n'étoit un fait attesté, que c'est seulement quelques années avant la révolution qu'on a établi une infirmerie générale dans un hospice aussi nombreux que la Salpêtrière, et qu'avant cette époque on faisoit transporter à l'Hôtel-

Dieu les femmes attaquées de maladies incidentes, au hasard de les voir quelquefois expirer en chemin. C'est dans cette infirmerie qu'ont été faites presque toutes les observations que je rapporte ou dont je donne les résultats dans cet ouvrage. Le local, précédé d'une cour spacieuse, et borné au midi par un promenoir planté d'arbres, est adjacent aux jardins et par conséquent dans une position salubre, si on pouvoit le garantir des émanations qui s'élèvent d'une usine dont j'ai déja parlé. Il peut contenir jusqu'à deux cent soixante malades, non compris les enfans dont le nombre a beaucoup diminué et qui sont traités dans un rez de chaussée (346). Certaines salles sont plus particulièrement destinées aux maladies chroniques, d'autres aux maladies aiguës les plus graves, et c'est dans une salle d'une trentaine de lits que je donne mes leçons particulières de clinique, surtout durant les trimestres de printemps et d'automne. Les convalescentes dont le rétablissement peut traîner en longueur, sont transférées dans une salle inférieure, et à portée du promenoir ainsi que des bains. Je n'entrerai point ici dans des détails sur la police intérieure et le service général de l'infirmerie, qui se ressentent encore des troubles et des événemens de la révolution, et sur lesquels je cherche à introduire un ordre régulier et invariable.

Les détails topographiques que je viens d'exposer sur l'hospice de la Salpêtrière, sa position, la nature de ses eaux, le local des infirmeries ainsi que les effets qui peuvent en être la suite, et modifier diversement les maladies (1), font l'objet des résumés généraux que je fais chaque décade, surtout durant les premiers mois du trimestre, en fixant comme base fondamentale, l'attention des Élèves sur l'histoire exacte des maladies et l'appréciation des caractères propres à en déterminer les espèces. La connoissance de ce qu'on appelle la *constitution médicale*, ne peut être développée que sur la fin du deuxième

(1) Voyez ci-après, pag. 271, les effets des localités.

mois et le commencement du troisième, puisque pour procéder régulièrement à cette recherche, il faut faire mois par mois un recensement des espèces de maladies qui ont régné, examiner la prédominance respective de quelques-unes d'elles, et voir si elles ont ou non des conformités avec les variations et les qualités sensibles de l'atmosphère. Il est curieux de remonter par la réflexion aux siècles passés, et de suivre pour ainsi dire à l'œil les progrès successifs qu'on a fait faire depuis Hippocrate à cette partie de la médecine (292, 293). Huxham surtout lui a donné un grand éclat en s'entourant d'un appareil imposant de physique, et en comparant avec les variations exactement évaluées de l'atmosphère, le caractère des maladies régnantes. Mais aux époques où ses écrits ont paru, pouvoit-il mettre dans la détermination des maladies une précision qui fût en correspondance avec celle qu'il mettoit dans la description des phénomènes atmosphériques? Un cadre nosographique fondé sur l'observation, ne pouvoit que donner un grand avantage pour remplir ce dernier but, et je laisse au lecteur impartial le soin d'en juger par un examen sévère de ma méthode (1), et des exemples qui sont propres à la faire connoître.

Quelques vues profondes qu'ait jetées Stahl sur la médecine expectante, dans ses notes judicieuses à la satire de Gédéon Harvée, quelque sagacité qu'il ait fait briller en fixant les diverses acceptions de ce mot, on ne peut se dissimuler que cette discussion ne fût prématurée au commencement du dix-huitième siècle, et que pour fixer surtout les domaines respectifs de la médecine expectante et agissante, il falloit partir d'une classification exacte des maladies et de la détermination des espèces, suivant le vœu qu'en avoit formé Sydenham. Je pense qu'on touche maintenant à cette époque désirée, et je crois

(1) Voyez dans la suite de cet ouvrage (292), *l'influence des saisons sur les maladies, et une nouvelle manière de la déterminer avec exactitude.*

qu'on peut s'assurer, par la lecture réfléchie de la dernière partie de cet ouvrage, combien le cadre nosographique que j'ai adopté d'après l'observation la plus constante et la plus réitérée, peut remplir le double but de faire éviter des vacillations dangereuses dans la distinction des maladies, et de fixer le sens plus ou moins étendu ou limité de ce qu'on appelle action ou expectation en médecine. J'ai passé en revue les diverses espèces de fièvres primitives et de phlegmasies dont j'avois fait précéder les histoires; et la simple exposition de la marche de la maladie indique assez aux personnes exercées, si les efforts de la nature sont dirigés avec régularité et vers un but conservateur, ou si le désordre des symptômes doit faire craindre une terminaison funeste. Il résulte de là un autre avantage indirect, celui de simplifier au dernier degré la matière médicale, de la réduire à l'usage d'un petit nombre de plantes indigènes d'une vertu constatée, ou à des substances chimiques simples ou très-peu composées, et je renvoie les longues formules à ceux qui veulent bien croire à leur toute-puissance.

Un hospice consacré à des femmes infirmes et aussi populeux que celui de la Salpêtrière, laisse sans doute beaucoup à gémir sur les maux de l'espèce humaine; mais il ouvre aussi une grande carrière pour des recherches nouvelles sur les maladies des femmes, qu'on a toujours regardées avec raison comme les plus difficiles et les plus compliquées. Quelle étroite correspondance n'ont point en effet la plupart de leurs maladies, soit aiguës soit chroniques, avec la rétention, la suppression, les dérangemens, la cessation de la menstruation, ou l'espèce d'atonie qu'éprouve la femme par le progrès de l'âge et la nullité de ce qu'on peut appeler irradiations utérines? Les fièvres inflammatoires ou angioténiques coïncident très-souvent avec une suspension brusque de l'évacuation sexuelle, et une hémorragie de l'utérus en est souvent aussi une terminaison critique. Il n'est pas rare de voir les fièvres gastriques des femmes avoir les mêmes causes occasionnelles et la même solution. Des fièvres tierces ou irrégulières, survenues à l'époque critique, peuvent n'être que symptomatiques, et demander dans le traitement une réserve extrême pour ne point commettre des fautes irréparables. Une femme qui étoit dans cette position vint à l'infirmerie durant le printemps de l'an 9, et conserva pendant quatre mois une fièvre double-tierce que je traitai par des moyens très-doux, par des mucilagineux, de légers calmans, deux saignées du pied indiquées, par intervalles, par une extrême dureté du pouls et une grande sensibilité dans la région de la matrice. J'ai persisté dans les mêmes principes de traitement cette année lors du retour des accès, tenant peu de compte de cette fièvre intermittente, mais craignant à l'excès la plus horrible des maladies des femmes, le squirre de la matrice. Une autre femme, pour laquelle je viens d'être consulté, a été traitée suivant des principes opposés : on a donné le quinquina à plusieurs reprises pendant plus de huit mois, sans que la fièvre ait cessé. Il s'est manifesté par intervalles des douleurs lancinantes dans la matrice, qui ont fini par être continuelles, avec un sentiment gravatif sur le rectum; signes non équivoques de la formation d'un squirre.

Les maladies chroniques des femmes sont si compliquées, que, quoique j'aie déjà recueilli plusieurs observations sur un grand nombre d'elles, je différerai encore de les publier, pour pouvoir mieux en approfondir la nature par un rapprochement plus nombreux de faits observés. Je ne parlerai point ici de certaines dépendances ou annexes de l'infirmerie générale consacrées au traitement de la gale ou de la teigne, puisque ces maladies seront désormais traitées dans d'autres hôpitaux. Il en est de même des écrouelles, qui offrent non-seulement des affections diverses à l'extérieur du corps, mais souvent encore un état général d'infirmité, ou des complications avec d'autres maladies qui peuvent demander les attentions les plus suivies pour l'usage des remèdes internes. Dans l'immensité de travaux ou de nouvelles recherches à faire dans l'hospice de la Salpêtrière pour les progrès de la médecine, puis-je omettre de parler de ce qu'on appelle l'*emploi* des loges, où plus de six cents aliénées entassées sans ordre et livrées à la rapacité et à l'ineptie des subalternes, ne présentoient que l'image du désordre et de la confusion ? J'ai sollicité auprès du Conseil général des Hospices et obtenu un des hommes les plus connus par leur droiture et leur fermeté, pour introduire et maintenir dans cet *emploi* la police intérieure la plus sévère et l'ordre de service le plus régulier. Ce sera maintenant à la médecine à compléter l'ouvrage, et à recueillir non-seulement les connoissances les plus précises sur les diverses espèces d'aliénation mentale, mais encore à rechercher toute l'étendue et les limites réciproques du traitement moral et physique.

On a confiné dans un édifice isolé de l'hospice, une foule d'infortunées attaquées de maladies chroniques les plus graves et les plus désespérées, comme des ulcères sordides, des dartres rongeantes, des affections syphilitiques dégénérées ; des squirres, des carcinomes, etc., et on a mis pour frontispice de l'édifice, *les Incurables.* Mais suffit-il d'avoir tenté quelque traitement superficiel et sans méthode, pour autoriser indistinctement l'usage de ce terme de proscription et de désespoir, et ne faudroit-il point auparavant avoir employé tous les moyens physiques et moraux que l'expérience ou la prudence peuvent suggérer? Que d'essais d'ailleurs à tenter contre des maladies regardées comme les plus terribles fléaux de l'espèce humaine ! Que de recherches nouvelles à faire pour éclaircir une foule d'objets douteux, et pour perfectionner surtout la partie nosographique des diverses affections du système lymphatique, soit glanduleux, soit vasculaire ! Quelquefois des dispositions individuelles produisent les différences les plus frappantes dans les maladies cutanées qui sont de la même nature, ou bien ces maladies ont différentes périodes qui les montrent sous des aspects propres à les faire rapporter à des espèces différentes ; d'autres fois des éruptions chroniques d'une origine et d'une nature très-diverses offrent des ressemblances trompeuses, et peuvent donner lieu à des rapprochemens qui n'ont aucun fondement réel. Il est donc nécessaire de ne laisser échapper, dans les hospices, aucun de ces cas singuliers qui sont quelquefois le produit d'un concours rare des circonstances, et qui non-seulement doivent être décrits à différentes époques, mais encore rendus sensibles par des dessins exacts qui puissent en perpétuer les caractères extérieurs et la véritable image.

Le but de mon ouvrage est simple : il consiste à faire voir que la médecine, trop long-temps défigurée par le stérile langage de l'École et l'esprit d'hypothèse, est susceptible d'une marche ferme et régulière; qu'éloignée des promesses emphatiques du charlatanisme, qui prétend guérir toutes les maladies, elle ne voit souvent dans la violence et l'ordre simultané ou successif de leurs symptômes, qu'une sorte d'harmonie et un concours heureux d'efforts conservateurs qu'il faut respecter en les livrant au temps, à la direction d'un régime sage ou à l'usage de quelques remèdes simples; que la guérison de certaines maladies est dangereuse à tenter ou même au-dessus de nos foibles ressources; que c'est surtout une connoissance profonde de l'histoire des unes et des autres, et leur enchaînement naturel par une classification méthodique, qui constituent proprement la médecine, et que ce n'est qu'à ce titre qu'elle peut figurer avec dignité à côté des autres sciences qui font l'honneur et la gloire de l'espèce humaine.

MÉDECINE CLINIQUE

RENDUE

PLUS PRÉCISE ET PLUS EXACTE

PAR

L'APPLICATION DE L'ANALYSE.

PLUSIEURS objets compliquent la considération des maladies observées dans les hôpitaux ou hospices : 1°. leur caractère particulier et spécifique, comme formant une lésion quelconque dans une ou dans plusieurs fonctions de l'économie animale : 2°. les modifications qu'elles reçoivent des localités, de l'influence des saisons, et de la nature du traitement mis en usage. C'est en considérant séparément ces objets par la voie de l'analyse, qu'on peut parvenir à mettre dans la clinique des hôpitaux et l'exercice général de la médecine, un degré de précision et d'exactitude dont elle est encore susceptible.

Quelle image en effet de confusion et de désordre, qu'un rassemblement de cent cinquante ou deux cents malades, réunis dans une infirmerie, lorsqu'on veut se rendre un compte exact de leurs positions respectives ! Là, ce sont des maladies simples et d'un cours régulier ; ici, des complications qu'on désespère d'abord de pouvoir débrouiller. Les unes ont une marche rapide, une durée de quelques jours ; d'autres se prolongent des années entières, ou sont sujettes à des retours périodiques. Quelques-unes des maladies aiguës sont à leur premiere ou à leur deuxième période, d'autres sont plus voisines de leur terminaison ; certaines même sont déjà remplacées par un état de convalescence. Les caractères primitifs de la plupart d'entr'elles se combinent avec l'influence des saisons, de la position topographique ou d'autres localités ; et combien l'embarras ne doit-il point augmenter si un traitement dirigé au hasard, ou les essais téméraires d'une médecine perturbatrice, font naître des symptômes accessoires !

C'est là sans doute le lieu de faire une application heureuse du précepte lumineux que donne Condillac dans sa Logique : de distinguer dans cet immense horizon des points de vue étendus ; de les considérer séparément avec l'attention la plus scrupuleuse ; de les coordonner entr'eux, et d'en former un vaste ensemble. Tel est l'objet de cet essai nouveau de *Médecine clinique*.

SECTION PREMIÈRE.

HISTOIRES DE MALADIES CLASSIFIÉES DANS L'ORDRE SYSTÉMATIQUE DE LA NOSOGRAPHIE.

CONSIDÉRATIONS PRÉLIMINAIRES.

LA médecine est tellement regardée dans l'opinion publique comme une science de tâtonnement, qu'on traitera peut-être de chimérique le projet de l'asservir à la marche générale qu'on suit dans toutes les parties de l'histoire naturelle; mais la réponse est simple : c'est que ce projet a été réalisé, et qu'on peut citer une épreuve de plus de quatre années dans un hospice même de femmes, dont les maladies prennent si souvent les formes les plus compliquées.

Ce n'est point ici le lieu d'expliquer sur quels fondemens porte la classification des maladies que j'ai adoptée. Cet objet sera surtout développé dans la seconde édition de ma Nosographie qui sera incessamment publiée, et je dois me borner ici à la simple application de ces principes à la clinique. L'ordre et l'exactitude dans l'exposition des faits observés, la manière d'envisager les maladies, l'art d'étudier leurs symptômes par la voie de l'analyse, la décomposition des affections compliquées, les règles générales à suivre pour les rapporter à un cadre général; telles sont les attentions préliminaires qui ont servi de base à ma méthode, et qui en pourront faciliter l'application aux esprits exempts de toute prévention et de tout préjugé.

La formule usitée dans la clinique d'Edimbourg pour faire d'abord l'histoire d'une maladie dont on doit diriger le traitement, comprend plusieurs séries de questions à faire, les unes sur l'âge, le sexe, le tempérament, la profession du malade; d'autres propres à donner une juste idée des symptômes qu'il éprouve; certaines dans un rapport immédiat avec l'origine et les progrès de la maladie; enfin quelques-unes sur les causes éloignées et les accidens qui peuvent être survenus antérieurement, non moins que sur les remèdes dont on peut avoir fait usage. Mais au milieu de cette profusion de questions à proposer et de réponses à recueillir, comment saisir les caractères essentiels et spécifiques de la maladie, et les séparer des variétés accidentelles, si on manque de méthode pour faire ce choix, et d'un cadre général des maladies auquel les symptômes fondamentaux puissent être rapportés?

Veut-on prendre avec exactitude l'histoire d'une maladie, on a deux objets à remplir; l'un est relatif à l'entrée du malade aux infirmeries, l'autre se borne à rendre compte, jour par jour, de la marche et des progrès de la maladie.

1°. Les recherches à faire auprès d'un malade que l'on voit pour la première fois, peuvent se ranger sous cinq points principaux :

A. Décrire l'état actuel, en notant, 1°. les symptômes qui frappent les sens; 2°. les douleurs qu'éprouve le malade; 3°. l'analyse successive de l'état des diverses fonctions.

B. Remonter à l'origine de la maladie, afin de comparer l'état actuel avec l'état antérieur. Pour cela on s'informera, 1°. du caractère particulier de l'invasion; 2°. des symptômes qui se sont manifestés depuis l'invasion; 3°. de l'époque de la manifestation des symptômes actuels.

C. Rechercher les causes excitantes et prédisposantes : on les trouvera, 1°. dans la profession, la manière de vivre du malade; 2°. dans les accidens antérieurs à la maladie présente, dans l'état précédent de santé; 3°. quelquefois dans les maladies auxquelles ont été sujets les parens du malade.

D. Ces recherches doivent suffire pour faire reconnoître l'espèce de la maladie, à moins qu'elle ne soit pas encore assez développée. L'espèce déterminée fixe les principes généraux du traitement.

E. On a égard aux variétés qui sont relatives aux

circonstances particulières dans lesquelles se trouve le malade; pour cela on fera attention à l'âge, au sexe, au tempérament, à la constitution. On apprécie les changemens que ces circonstances peuvent apporter dans les symptômes. Enfin on détermine les modifications qu'il faut faire subir aux principes généraux de traitement, pour qu'il puisse convenir au cas présent.

2°. Pour rendre compte, jour par jour, des progrès de la maladie, il reste moins à faire: 1°. l'on indique si les symptômes majeurs ont augmenté ou diminué, ou s'ils sont les mêmes; 2°. on fait connoître les nouveaux symptômes qûi se sont montrés; 3°. on note l'état des secrétions, relativement aux trois périodes de la maladie; 4°. on apprécie l'effet des médicamens; 5°. on fixe au déclin l'époque de la convalescence et les préceptes du régime.

Le mécanisme intérieur des fonctions organiques, l'action réciproque des fluides et des solides dans le corps vivant, objet intarissable de raisonnemens vains, de discussions et d'explications frivoles, ne doivent-ils point désormais être proscrits de la clinique, comme ils le sont de toutes les autres parties de l'histoire naturelle, et ne doit-on point s'en tenir aux phénomènes sensibles, c'est-à-dire, aux impressions reçues par la vue, le tact, l'odorat, l'ouïe? A-t-on d'autres moyens de reconnoître les lésions internes, que par des signes extérieurs et des résultats de recherches antérieures sur des objets analogues? C'est en outre par une attention profonde dirigée sur chacun de ces signes et sur leurs degrés divers d'intensité, sur le danger plus ou moins grand qu'ils peuvent entraîner, ou l'espoir qu'ils doivent faire naître, qu'on peut en juger sainement. Mais ce ne sont là encore que des idées isolées et sans liaison, si on n'écarte par une sorte d'abstraction tout ce qui ne tient point au caractère essentiel de la maladie, si on ne rapproche ses traits distinctifs, et si on ne saisit des points saillans de conformité avec d'autres maladies décrites par les auteurs, ou qu'on a soi-même observées.

Que devroit-on penser d'un homme qui, pour indiquer un canton ou un district d'un département de la France, dans une carte géographique, nous conduiroit à travers différentes régions de l'Afrique ou de l'Asie, avant d'arriver à l'endroit qu'il doit désigner? Ce sont des divagations analogues qu'on se permet très-souvent dans les recherches sur la nature d'une maladie, en faisant des questions superflues et étrangères au but proposé. Un homme exercé à mettre de la liaison et de la suite dans ses idées, cherche à saisir directement les premiers phénomènes observés, et à diriger sur eux l'exploration des autres symptômes distinctifs. Une maladie a-t-elle débuté par un frisson plus ou moins violent, suivi de chaleur, et est-elle jointe à une grande fréquence dans le pouls : on examine d'abord si le malade éprouve une douleur fixe dans une partie déterminée, comme à la gorge, dans la poitrine, dans l'abdomen ou dans les membres, c'est-à-dire, s'il est affecté d'une phlegmasie, et on considère toutes les circonstances qui accompagnent ou qui ont précédé cette affection. Ne remarque-t-on que ce sentiment vague de douleur et de lassitude qui caractérise une fièvre essentielle ou primitive : l'approche simple du malade indique si c'est avec excès ou avec diminution des forces de la vie, c'est-à-dire, si la maladie doit être rapportée à un des trois premiers ordres de ma Nosographie, ou à l'un des trois derniers. La maladie n'est-elle point encore assez développée, offre-t-elle des symptômes indécis et incohérens : on suspend son jugement, jusqu'à ce qu'elle se marque par des traits plus caractéristiques, et on s'en tient pour le traitement à des moyens généraux que la prudence la plus sévère ne puisse désavouer.

La marche générale de l'esprit humain dans ses recherches, doit être toujours de procéder du simple au composé, de considérer, par la voie de l'analyse, d'abord les objets les moins compliqués, pour s'élever ensuite aux autres par une sorte de gradation sagement ménagée : il n'y a point d'autre secret pour parvenir à des idées nettes et précises des maladies. On s'exercera d'abord dans les hôpitaux ou les hospices, à bien saisir les caractères distinctifs de ce que j'appelle *espèces simples*, et dont je donne ci-après des exemples, comme de la fièvre inflammatoire simple, de la fièvre gastrique, de la fièvre adynamique, de la péripneumonie, du catarrhe, du rhumatisme, etc. Il sera ensuite facile de concevoir, par un simple rapprochement, ce qu'on entend par péripneumonie gastrique ou bilieuse, péripneumonie adynamique ou nerveuse, catarrhe gastrique, etc. Dans ces derniers cas, je forme, par exemple, deux séries distinctes de symptômes, les uns propres à être rapportés à une lésion des voies de la respiration, et les autres à celle du conduit alimentaire. Je considère séparément leurs divers degrés d'intensité, leur marche, leur prédominance respective, leur danger; j'énonce le caractère compliqué de la maladie, et, déterminant les principes généraux du traitement, je modifie ce dernier par des considérations accessoires prises de l'âge, du sexe, de la manière de vivre et de la constitution particulière du malade.

Une maladie grave peut s'annoncer d'abord par des caractères équivoques, ou se masquer sous une forme trompeuse et propre à la faire méconnoître. Il faut alors surveiller sa marche avec l'attention la plus scrupuleuse, pour saisir ses premiers traits distinctifs les jours suivans, et pouvoir fixer son jugement. C'est ainsi qu'une fièvre ataxique (maligne) peut prendre d'abord l'apparence d'une fièvre angioténique (inflammatoire), un fièvre adynamique (putride), les dehors d'une fièvre gastrique ou muqueuse. Lors même que la maladie ne change point de caractère, il faut s'exercer à saisir les diverses modifications que lui impriment ses diverses périodes de progrès, de plus haut degré d'intensité et de déclin. Ce n'est, par exemple, qu'au deuxième degré que sont fortement dessinés les symptômes distinctifs de la fièvre adynamique ; la foiblesse et la dépression du pouls, la prostration des forces, l'état fuligineux de la langue. Cette remarque est surtout importante dans les complications de cette fièvre primitive avec une phlegmasie.

Dans l'état actuel de nos connoissances, c'est encore une grande carrière ouverte à l'esprit de recherches, que la détermination des signes extérieurs propres à caractériser les maladies, la valeur respective de ces signes, le degré d'importance de certains d'entr'eux, la nature équivoque ou même la nullité de beaucoup d'autres, les incertitudes qui tiennent au peu de lumières ou à la dissimulation de certains malades qu'on questionne, etc. Les anciens ont eu soin sans doute de faire connoître les signes qui sont plus ou moins favorables, ou d'un augure plus ou moins funeste, et c'est ce qui a donné lieu à la plupart des aphorismes ou des prénotions coaques d'Hippocrate. Mais comme ces sentences graves ne sont point liées à des descriptions particulières des maladies et à un cadre général de Nosographie, il est très-difficile d'en conserver la mémoire, et plus difficile encore d'en faire une application exacte. Il sera nécessaire dans la suite, pour donner plus de précision à la médecine, d'apprécier avec un soin extrême les signes spécifiques des maladies, de former une sorte de terminologie d'après les observations les plus répétées, et de faire une distinction sévère de tout ce qui ne tient point aux variétés de l'âge, du sexe, de la saison ou de la constitution individuelle.

La suite nombreuse des observations que je rapporte, et le devoir que je m'impose de classifier les maladies lit par lit, durant mes cours particuliers de clinique, annoncent assez qu'avec une attention soutenue et en procédant avec ordre, on peut en général faire une heureuse application de ma méthode à un rassemblement quelconque de malades. Mais doit-on se dissimuler certains cas très-rares qui semblent lui échapper, et qui peuvent réunir des symptômes très-discordans, ou offrir de fausses apparences d'une maladie non existante? Une femme fatiguée par une route de deux heures, éprouve de légers frissons qu'elle attribue à la température humide et froide de l'atmosphère ; la nuit suivante est très-agitée, et aussitôt après il survient une diarrhée qui dure trois jours : alors débilité générale, impossibilité de se mouvoir, malaise inexprimable, et par intervalles un assoupissement profond. Le jour de son arrivée à l'infirmerie, prostration des forces, point de réponse aux questions qu'on lui propose, traits du visage altérés, délire taciturne;

mais d'un autre côté, nul enduit sur la langue. Les symptômes ayant ainsi marché jusqu'au sixième jour, pouvoit-on ne point voir dans leur ensemble ou leur succession le caractère d'une fièvre ataxique? Cependant à cette époque tout change de face : les traits du visages reviennent dans l'état naturel; facilité d'exécuter tous les mouvemens, libre exercice des fonctions des sens et de l'entendement, retour du sommeil et de l'appétit; tous les caractères, en un mot, d'un entier rétablissement, et nulle trace d'une maladie qu'on peut presque toujours regarder comme funeste.

Le contraire peut arriver, c'est-à-dire que dans certains cas très-rares une maladie peut exister, du moins dans l'état actuel de nos connoissances, sans se marquer au dehors par des signes sensibles. On peut citer pour exemple la péripneumonie latente, qui n'a point échappé à la sagacité de Stoll, et dont je vais rapporter ici une histoire nouvelle. Une femme de soixante ans éprouve des lassitudes spontanées, une perte d'appétit, et elle est saisie quelques jours après d'un frisson violent, suivi de vomissemens et d'une chaleur très-vive, avec une légère toux. Le lendemain matin, rémission de tous les symptômes; mais après midi nouveau tremblement, suivi d'une vive chaleur durant toute la nuit, avec un peu de toux, mais sans vomissement. Ces sortes d'accès se renouvelèrent ainsi pendant six jours, mais sans que la malade cessât de vaquer à ses affaires. Le jour de son entrée à l'infirmerie, accès de la même nature, et le lendemain goût d'amertume dans la bouche, enduit muqueux de la langue, toux légère. Administration d'un grain de tartrite antimonié de potasse, suivi d'évacuations abondantes par haut et par bas, gêne de la respiration, qui n'avoit point eu lieu auparavant; d'ailleurs nulle douleur de côté, et par intervalles rares, une légère toux avec une expectoration muqueuse très-difficile, et nullement sanguinolente. Le dixième jour de la maladie, traits du visage altérés, prostration des forces, oppression extrême, enduit fuligineux de la langue, et la mort. A l'ouverture du corps, la moitié supérieure du poumon droit étoit carnifiée et avoit la consistance du foie. N'est-ce point là le caractère le moins équivoque de la péripneumonie, et peut-on citer dans son cours quelque symptôme qui l'ait manifestée?

Les symptômes variés qui se manifestent par les dérangemens de la menstruation, pour les personnes du sexe, forment un autre ordre de difficultés à vaincre dans la classification des maladies, distribuées d'après les signes qui se manifestent, puisque ces maladies peuvent en simuler une foule d'autres, et se marquer même par des affections d'une nature opposée, comme par des hydropisies, des inflammations, des névroses, des éruptions cutanées. Mais comme je me borne dans ce volume à l'exposition de la plupart des maladies aiguës, observées et décrites suivant les principes de l'analyse, et que je renvoie à un autre temps celle de plusieurs maladies chroniques sur lesquelles il reste tant de recherches ultérieures à faire, j'ai peu besoin de noter quelques obstacles que peut éprouver sur ce point l'application de ma méthode.

Il est superflu de remarquer que ma classification suppose que les symptômes du jour sont toujours rapportés à la nature de la maladie, considérée dans l'ensemble et la succession des affections physiques et morales qui la caractérisent, ou comme formant un tout indivisible; et pouvois-je d'ailleurs m'écarter du principe fondamental de la médecine hippocratique?

PREMIÈRE CLASSE.

FIÈVRES PRIMITIVES.

ORDRE PREMIER.

FIÈVRES ANGIO-TÉNIQUES.

GENRE PREMIER. *Angio-ténique.*

Espèce 2e. (*Synoque simple.* Hoffm.)

UNE fille âgée de vingt ans avoit eu une menstruation régulière jusqu'à l'âge de dix-huit ans. Suppression de l'évacuation menstruelle à la suite d'une fièvre intermittente qui s'étoit terminée l'été précédent; depuis quelques jours, céphalalgie, vertiges, lassitudes spontanées, douleur dans les membres.

1er. *jour de la maladie.* Frissons suivis de chaleur, céphalalgie très-violente.

2. Tension, rougeur de la face, légère hémorragie nasale, avec un peu de soulagement.

3. Gonflement des glandes du cou, gêne de la déglutition, rougeur de la face augmentée, point d'hémorragie.

4. (*Entrée à l'infirmerie.*) Nouvelle hémorragie nasale, langue humectée et d'un rouge vif, chaleur halitueuse de la peau : après une saignée du pied,

rémission de tous les symptômes, quelques heures de sommeil, sueur pendant la nuit. (*Eau d'orge avec le sirop de vinaigre.*)

5. Déglutition facile, face moins animée, refroidissement des pieds et des jambes, frissons, hémorragie nasale très-abondante.

6. Point d'hémorragie. Le soir on remarqua encore un peu plus de mouvement fébrile et de chaleur, sommeil, sueur.

7. et 8. Disparition successive des symptômes. Il restoit quelques vertiges, qui cédèrent à l'usage des pédiluves et des boissons acidulées.

9. Convalescence confirmée.

Variétés de la fièvre angio-ténique.

Une fille, âgée de vingt-un ans, plongea les bras dans l'eau froide : l'écoulement menstruel fut suspendu; et dès le soir, suivant le rapport de la malade, un transport subit du sang à la tête, syncope momentanée, frissons toute la nuit.

Les jours suivans, face animée, pouls développé, fréquent, retours vagues de céphalalgie. Le cinquième jour de sa maladie, leucorrhée abondante ; le lendemain diminution de tous les symptômes. Le septième jour, bouche amère, nausées qui disparurent par l'usage d'un vomitif. Enfin la maladie fut terminée par trois accès de fièvre intermittente tierce.

Une jeune fille avoit une suppression de règles depuis six mois : elle s'exposa au froid ; dès-lors horripilations, chaleur extrême, face colorée. Le lendemain la difficulté d'avaler fit craindre l'angine; saignée du pied pour prévenir cette phlegmasie. La tête fut dégagée, la déglutition libre, tous les symptômes s'affoiblirent : la maladie étoit terminée le quatrième jour.

ORDRE DEUXIÈME.

FIÈVRE MENINGO-GASTRIQUE.

GENRE DEUXIÈME. *Meningo-gastrique continue.*

Espèce 1re. *Embarras gastrique.*

Les embarras gastriques simples avec ou sans fièvre, sont si ordinaires et si faciles à reconnoître, qu'il seroit superflu d'en rapporter beaucoup d'exemples ; nous les verrons souvent se compliquer avec toutes les maladies aiguës ou chroniques, et céder à l'usage d'un émétique.

1er. *jour de la maladie.* Une fille de onze ans avoit passé la matinée à travailler, les pieds dans l'eau; après son dîner, vomissement des alimens, chaleur, moiteur toute la nuit.

2. Bouche pâteuse, langue muqueuse, après midi frissons fugaces suivis de chaleur.

3. Un peu de douleur à la région épigastrique, frissons vagues entrecoupés de chaleur dans la journée.

4. L'émétique détermina un vomissement de matières porracées.

5. Rémission de tous les symptômes : cessation de la fièvre.

6. Appétit, langue dans l'état de santé, convalescence.

Françoise Dorothée, employée à la Salpêtrière, âgée de vingt-six ans, éprouve des coliques très-vives chaque fois que le temps est brumeux : ses coliques se dissipent par le vomissement.

1er. Enceinte depuis sept mois et demi, le 10 brumaire an 8 elle fut prise, à onze heures du soir, sans autre cause que l'état de l'atmosphère, de coliques très-fortes qu'accompagnoient des vomissemens très-copieux, sans évacuations alvines.

2. A son arrivée à l'infirmerie, face animée mêlée d'un teint jaune, amertume de la bouche, cardialgie, anxiété extrême, pouls petit, serré, fréquent, les vomissemens continuent. On donna un grain de tartrite antimonié, dans une pinte d'eau : le vomissement augmenta, persista jusqu'au soir. Les symptômes se dissipèrent dans la nuit, sans aucune déjection ; insomnie, sentiment de lassitude générale.

3. Nulle trace des symptômes observés la veille, le pouls étoit revenu à l'état de santé.

Variétés. (Cholera morbus.)

Le cit. L..... âgé de vingt-trois ans, d'un tempérament très-irritable, marcha pendant trois heures exposé aux rayons d'un soleil brûlant. Au moment du dîner, répugnance extrême pour les alimens; néanmoins il mange autant qu'à l'ordinaire, mais sans appétit. Au milieu de la nuit, éveil par un violent mal de tête, bouche très-amère, soif vive, douleurs lancinantes dans tout l'abdomen, principalement à l'épigastre; bientôt vomissemens spontanés, fréquemment réitérés et très-abondans, déjections involontaires, contractions spasmodiques et douloureuses des membres, surtout des membres abdominaux. Cet état, qui dura six heures, fut suivi d'une syncope; sueur générale, presque froide, retour des vomissemens et des déjections; une heure après, nouvelle syncope, mais plus légère; les vomissemens, les déjections et les autres symptômes se renouvelèrent. Ces symptômes durèrent quinze heures, avec une violence alarmante. Le soir, le malade fut mieux; une infusion aromatique édulcorée, quelques lavemens achevèrent de dissiper tous les accidens.

Aimée Raijou, âgée de soixante-neuf ans, d'une constitution robuste, adonnée aux excès de la table, avoit eu trois *cholera* à diverses époques de la vie.

Depuis le 2 frimaire, vertiges, perte d'appétit.

Dans la nuit du 4 au 5, vertiges plus fréquens.

1er, *jour de la maladie*. Douleur à la région épigastrique, à l'abdomen, surtout aux hypocondres; nausées fréquentes et très-pénibles; enfin vomissement avec efforts inexprimables, anxiétés, crampes aux membres abdominaux, sueur générale. L'eau froide et tiède, l'oxycrat, le bouillon pris successivement, furent aussitôt rejetés mêlés de matières glaireuses, déjections alvines. Cet état dura depuis minuit jusqu'à dix heures du matin : alors accablement, pouls fréquent, foible, concentré.

2. Tête moins douloureuse, point de vertiges ni de nausées ni d'anxiétés précordiales, langue humectée, chaleur modérée, pouls développé, régulier, région du colon un peu douloureuse. (*Eau d'orge avec le sirop de vinaigre.*)

3. La malade étoit très-bien : on prescrivit un régime adoucissant.

Cecille, âgée de cinquante ans, rachitique, n'avoit plus ses menstrues depuis un an; à l'époque des retours périodiques la malade éprouvoit des douleurs abdominales très-vives, qui se terminoient par le dévoiement.

Depuis quelques jours, perte d'appétit, dégoût, malaise.

Dans la nuit du 11 au 12 germinal, céphalalgie très-violente, frissons, douleurs abdominales intolérables, nausées; enfin vomissement avec secousses vives, déjections alvines abondantes. Les matières rendues étoient vertes, et celles qui s'échappoient de l'anus étoient en outre mêlées de sang.

Le lendemain à huit heures le vomissement avoit cessé, le dévoiement continuoit, mais les matières n'étoient plus sanguinolentes. Les douleurs de colique persistèrent encore; enduit jaune de la langue, peau sèche; le soir léger frisson, suivi d'un peu de chaleur avec moiteur.

Les délayans dissipèrent la céphalalgie et les douleurs abdominales, qui se soutinrent encore deux ou trois jours.

Éphémère inflammatoire avec Embarras gastrique.

Une fille, âgée de vingt-deux ans, d'un tempérament sanguin, éprouvoit à chaque retour des menstrues, des douleurs vagues dans les jambes et le dos, des vertiges.

Elle s'expose à une pluie froide.

1er. *jour de la maladie.* Le matin, frisson léger suivi de chaleur, sueur jusque dans la nuit, sensibilité à l'épigastre, bouche pâteuse, langue humectée, douleur superficielle au côté droit du thorax, gêne de la respiration.

2. Le soir, nausées, vomissemens de matières verdâtres, provoqués par une boisson abondante d'eau chaude; pendant la nuit, écoulement sanguin

par le vagin. (*L'époque des menstrues étoit éloignée de quinze jours.*)

3. Chaleur de la peau halitueuse, pouls souple, un peu fréquent, douleur épigastrique presque dissipée. L'écoulement sanguin s'est arrêté; dès-lors exaspération des symptômes, chaleur vive, sueur copieuse, bouche amère, langue humectée, vomissemens spontanés, constipation, insomnie.

4. Malgré le vomissement, on donna une boisson émétisée; le soir, deux selles, et immédiatement après, détente générale, moiteur, sommeil.

5. Cessation de tous les symptômes, convalescence.

Fièvre Angio-ténique (inflammatoire) avec Embarras gastrique.

Adélaïde, âgée de quatorze ans, avoit éprouvé, il y a deux mois, un léger écoulement sanguin, premier effort de la menstruation : à cette époque elle prodiguoit ses soins à sa mère, atteinte d'une maladie mortelle. Cette fille resta plongée dans la douleur la plus profonde.

1er. *jour de la maladie.* Sentiment de froid fugace, céphalalgie, bouche amère, légère douleur épigastrique, urines rares, limpides.

2. Avec les symptômes précédens, langue humectée, chaleur de la peau halitueuse, pouls dur, fréquent. (*Évacuations sollicitées par un lavement.*)

4. Mêmes symptômes, mais moins intenses que la veille.

5. Le matin exacerbation plus prononcée que les jours précédens; le soir écoulement sanguin par le vagin, qui ramena le calme.

6. Rémission de tous les symptômes, néanmoins pouls fébrile.

7. Délire pendant l'exacerbation, suspension de l'écoulement : il se rétablit le soir.

8. Apyrexie, cessation presque absolue de tous les symptômes, appétit.

9. Léger mouvement fébrile au matin; la malade rendit un ver par les selles.

10. Convalescence.

Espèce 2e. *Fièvre Meningo-gastrique.* (*Fièvre gastrique simple* Baillou.)

Richer, blanchisseuse, âgée de soixante-deux ans, étoit d'une foible constitution. Depuis trois à quatre jours, douleurs abdominales, diarrhée. Le 30 nivôse, elle s'exposa au froid; la diarrhée et les douleurs cessèrent.

1er. *jour de la maladie.* Au matin, frisson, chaleur, douleur gravative de la tête, nausées fréquentes, lassitudes générales, surtout dans les lombes.

2. Tension de l'épigastre, vomissement de la boisson, et d'un fluide glutineux, quelques frissons dans la journée, ainsi que le lendemain.

4. Figure accablée, soif brûlante, bouche pâteuse, langue sèche, rougeâtre, pouls fréquent, roide, chaleur âcre de la peau, abdomen un peu sensible du côté droit, constipation.

5. Symptômes augmentés, nausées, sentiment de plénitude à la région épigastrique, respiration très-peu gênée, point de douleur thorachique, crachement de sang. Dès le soir exacerbation légère. (*Un grain de tartrite de potasse antimonié dans la boisson.*)

6. Langue un peu humectée, pouls souple, fréquent, moiteur de la peau, un peu de toux, crachats muqueux.

9. Sueur dans la nuit du 8 au 9, cessation de la douleur de tête, de l'épigastre, bouche toujours amère, abdomen douloureux; un purgatif qui détermina plusieurs selles, dissipa ces derniers symptômes gastriques.

Le 16, on réitéra le purgatif, la convalescence marcha dès-lors avec rapidité.

Chanoine, âgée de quatre-vingts ans et demi, d'une constitution très-robuste, et livrée aux travaux pénibles des jardins, jusqu'à son entrée à l'Hospice, il y a neuf mois; la cessation de ses travaux, la privation de sortir à volonté, avoient altéré sa gaîte naturelle, cependant sa santé s'étoit soutenue.

1er. *jour de la maladie.* Elle quitte ses vêtemens, reste quelque temps exposée à l'air froid. A l'entrée de la nuit, frisson qui s'est prolongé jusqu'au matin, céphalalgie, nausées.

2. (*Entrée à l'infirmerie*). Céphalalgie susorbitaire, bouche pâteuse, langue humectée, recouverte d'un enduit muqueux, nausées, douleur répondant à la partie gauche du colon, augmentée par le toucher et lorsque la malade tousse, délire pendant la nuit.

3. Soif, pouls fréquent, développé, vomissement de matières amères, selles. (*Un grain de tartrite de potasse antimonié.*)

4. Envie de vomir quand la malade prend le bouillon, chaleur de la peau plus intense, accablement, paroxisme vers midi. (*Boisson acidulée.*)

5. Douleur, sensibilité à l'épigastre, pouls foible, fréquent, sommeil fugace, entrecoupé de plaintes, syncope, sueur, oppression, quelques crachats teints de sang.

6. Abdomen un peu rénitent, pouls fort développé, accablement plus considérable, sommeil paisible.

7. Langue un peu humectée, toujours des nausées, sentiment de froid toute la journée, constipation.

9. Le soir, rémission de tous les symptômes, point de nausées, sommeil. (*Un grain de tartrite de potasse antimonié fit vomir et aller à la selle plusieurs fois.*)

11. Appétit, convalescence; le treizième jour,

la malade voulut sortir de l'infirmerie, se trouvant bien guérie.

Marguerite Chauffereau, âgée de cinquante-sept ans, se plaignoit depuis huit jours de malaise, lassitudes, anorexie; le 5 complémentaire, elle alla au Champ-de-Mars, s'endormit sur le sable; au réveil, syncope, cependant elle eut la force de rentrer à la Salpêtrière.

2e. *jour de la maladie.* Frisson, chaleur, céphalalgie, sentiment de pesanteur à l'épigastre, vomissement des alimens et de matières jaunes très-amères, accès complet pendant la nuit.

9. Même appareil de symptômes; le vomissement fut remplacé par la diarrhée.

10. (*Entrée à l'infirmerie.*) Paroxisme pendant la nuit.

11. Céphalalgie, langue rouge sur les bords, couverte d'un enduit jaune, sèche dans le milieu, soif, douleur épigastrique, pouls fréquent, développé, chaleur de la peau très-vive. (*Un grain de tartrite de potasse antimonié.*)

12. Deux paroxismes, pendant lesquels la face étoit très-animée.

14. Langue humectée sur les bords; plusieurs selles, paroxisme de la nuit seulement.

15. Dévoiement augmenté, face animée, langue sèche, âpre, pouls déprimé, fréquent, délire pendant le paroxisme.

16. Dévoiement arrêté, langue humectée, pouls souple, chaleur de la peau diminuée, halitueuse, paroxisme léger, avec sueur abondante.

17. Retour du dévoiement, symptômes aussi intenses que l'avant-veille, pouls foible, intermittent.

20. Diminution du dévoiement, rémission de tous les symptômes, pouls régulier, souple; cependant il y eut encore un peu de délire.

21. Point de dévoiement, point de paroxisme, sommeil.

22. Convalescence confirmée; on a purgé la malade le 1er. brumaire, la santé s'est promptement rétablie.

Fièvre Meningo-gastrique avec retours d'Embarras gastrique.

Une fille de dix-sept ans, non encore réglée, portoit une tumeur scrophuleuse au coude; depuis le 11 messidor, elle se plaignoit de maux de tête, de gorge, et avoit des syncopes tous les matins.

1er. *jour de la maladie.* Vomissemens biliformes spontanés, douleur dans les cuisses, insomnie.

2. Figure rouge, langue couverte d'un enduit blanchâtre, soif, douleur dans le dos et les membres; le soir, exacerbation. (*Un grain de tartrite de potasse antimonié.*)

4. Légère rémission des symptômes, colique, selles fréquentes, moiteur, sommeil. (Eruption anomale plus sensible au bras gauche.)

5. Exacerbation à midi, quelques selles, qui ont laissé la malade très-accablée.

6. Exacerbation très-forte pendant toute la journée et la nuit, délire. (Eruption plus prononcée sur la poitrine, les bras.)

7. Sensibilité augmentée dans les régions épigastrique et hypocondriaque, un peu de sommeil.

8. Symptômes très-diminués, paroxisme foible sans délire.

11. Vomissemens des alimens, sommeil agité.

12. Céphalalgie, bouche amère, humectée, anorexie, abdomen sensible; l'émétique procura des vomissemens abondans, des selles copieuses; la nuit fut calme.

13. Le vomissement reparut, mais plus modéré; mouvement plus facile, promenade, sommeil; dès ce jour convalescence parfaite.

Une femme de soixante ans, d'un tempérament irritable, avoit perdu l'appétit depuis quinze jours, morosité, douleurs vagues de la tête, des membres. Après s'être fatiguée, elle fut saisie d'un frisson très-vif, avec tremblement général. Deux heures après, visage très-animé, vive douleur de tête, soif dévorante, chaleur âcre, douleur épigastrique, pouls fort développé.

Le lendemain, paroxisme soir et matin, langue sèche, couverte d'un enduit jaunâtre,

Troisième jour, anxiété épigastrique, constipation; un grain tartrite de potasse antimonié procura des vomissemens, des selles.

Les jours suivans, exacerbation à l'ordinaire, constipation. Terminaison, le quinzième jour, par une diarrrée critique. Malgré la constipation, on s'est borné aux boissons délayantes acidulées.

GENRE TROISIÈME. *Fièvre tierce bénigne.*

Espèce 2e. *Intermittente gastrique atonique.*

Dujat, d'un tempérament lymphatique, âgée de soixante-neuf ans, a resté pendant huit jours dans un état incertain de santé, sans suspendre ses courses ordinaires, nécessitées par sa profession.

1er. *jour de la maladie.* Vers deux après-midi, frisson très-fort entre les épaules, qui devint bientôt général; la chaleur fut vive, avec une sorte de somnolence.

Les jours suivans, accès de deux à trois heures; la chaleur persiste une partie de la nuit, un peu de moiteur, de sommeil le matin; calme jusqu'au retour de l'accès, mais le bouillon provoque des nausées.

5. (*Entrée à l'infirmerie.*) A deux heures, bâille-

mens, pendiculations, céphalalgie; demi-heure après, frisson qui part des épaules, s'étend sur tout le corps; en même temps mal de tête, surtout au-dessus des orbites, nausées, sensibilité à la région épigastrique, chaleur forte, langue pâteuse, amère, soif, membres comme contus, sueur peu considérable pendant la nuit, un peu de sommeil.

Apyrexie; l'émétique a fait vomir des matières porracées, très-amères, a provoqué plusieurs selles. Rémission des symptômes, accablement; le soir, mouvement fébrile, moiteur pendant la nuit.

7. État meilleur, léger paroxisme le soir.

8. Retour des symptômes gastriques, qui ont provoqué l'usage d'un second émétique, dont on a obtenu le même effet.

9. 10. Bouche un peu pâteuse, mais appétit; chaleur, moiteur pendant la nuit.

11. Sentiment de froid dans l'après-midi, légère céphalalgie; le soir, mouvement fébrile, sommeil.

12. Appétit; trois jours après, la malade avoit recouvré ses forces, et fut renvoyée.

Lefèbre, âgée de vingt-trois ans, avoit joui d'une très-bonne santé. Depuis deux mois elle s'étoit livrée à des travaux pénibles et inaccoutumés. Enfin, le 11 messidor, elle fut prise d'une fièvre meningo-gastrique; le sixième jour de la maladie, la sueur, l'urine, furent copieuses; le lendemain tous les symptômes étoient modérés.

8e *jour de la maladie.* Apyrexie, langue humectée, mais nul désir des alimens. A une heure après midi, frisson qui commença par la région lombaire. Une chaleur vive succéda, céphalalgie, langue sèche, soif; un peu de sueur termina l'accès.

9. Apyrexie parfaite, douleur épigastrique. A deux heures, accès, frisson léger, chaleur très-intense. (*Un grain de tartrite de potasse antimonié procura des selles et des vomissemens.*)

10. L'accès a retardé jusqu'à quatre heures. Sueur abondante pendant la nuit. Les accès ont retardé tout le jours.

15. Accès à 8 heures et un quart. Les symptômes gastriques avoient été très-prononcés le matin. Les accès ont commencé les jours suivans entre huit heures et huit heures et demie. (*Un grain de tartrite de potasse a fait vomir des matières vertes et noirâtres.*)

21. On a donné le bouillon aux herbes avec le sulfate de soude, qui a procuré une sorte de diarrhée pendant 3 jours.

24. Accès à sept heures du soir avec délire.

25. Accablement, douleur dans tous les membres. L'accès a avancé, ainsi que les jours suivans, il a été moins intense et sans délire, toujours sueur abondante. (*Infusion de camomille, bols amers.*)

30. Accès très-fort à deux heures, avec délire.

31. Accès moins intense; ils se maintiennent à

peu près à la même heure en diminuant et de durée et d'intensité. (*Même décoction.*)

40. Céphalalgie, douleur épigastrique moins vive; l'appétit revient. L'accès a été peu prononcé. Sommeil. (*Vin d'absinthe.*)

Enfin les accès ont diminué peu à peu sans autre remède que le vin d'absinthe.

Deau, agée de soixante-huit ans, travaillant dans les cours de l'infirmerie, sortit, quelques jours avant, languissante des infirmeries.

1er. *jour de la maladie.* Dans l'après-midi, frisson avec douleur de tête, bouche amère, chaleur vive qui continue une partie de la nuit, soif. Depuis, accès chaque jour.

8. (*Entrée à l'infirmerie.*) Céphalalgie violente, bouche amère, langue jaunâtre, nausées, douleur, tension de l'épigastre. Les accès varioient, pour l'invasion, de quatre à sept heures du soir; ils étoient plus intenses, plus longs les jours pairs. (*Un grain de tartrite de potasse antimonié.*)

13. Point d'accès, un peu de sueur la nuit. (*Eau d'orge avec oxymel, eau vineuse.*)

14. A une heure après midi, accès plus longs que les précédens.

15. Symptômes gastriques très-intenses. L'émétique a fait vomir et rendre par les selles, des matières jaunâtres; un peu de sueur la nuit.

17. Accès très-léger.

La fièvre n'a plus reparu, et la malade est enfin en convalescence.

Une femme agée de cinquante-neuf ans, éprouva, le 10 prairial, un état d'inappétence; tension de l'abdomen, en un mot tous les symptômes gastriques. Cet état persista jusqu'au 14, jour de l'entrée de la malade aux infirmeries.

1er. *jour de la maladie.* Frisson, chaleur, sueur.

2. Même état que les jours précédens, mais point d'accès.

3. L'accès ne vint qu'à une heure au lieu de midi; il continua ainsi jusqu'au 30 du même mois.

12. Accès vers deux heures. Les autres symptômes se soutenoient.

14. Paroxisme très-fort. Depuis le 8, les accès diminuèrent d'intensité, de durée, et disparurent entre le 20 et le 21 messidor.

Genre quatrième. *Fièvre rémittente gastrique.*

Espèce 1re. *Rémittente gastrique.*

Une femme âgée de cinquante-cinq ans, d'un tempérament lymphatique, étoit sujette à l'engorgement des glandes soumaxillaires. Depuis quelques jours elle éprouvoit des maux de tête, des lassitudes, des engourdissemens.

1er. *jour de la maladie.* Impression d'un air froid, frisson suivi de chaleur, sueur, céphalalgie, bouche amère, nausées, soif, dévoiement considérable; tous ces symptômes eurent lieu jusqu'au 3e. jour complémentaire.

6. (*Entrée aux infirmeries.*) Langue sèche, brune, pouls petit, fréquent; continuation des mêmes symptômes. (*Un grain de tartrite de potasse antimonié.*)

10. Langue muqueuse sur les bords, soif plus ardente, douleur à l'épigastre, chaleur, moiteur de la peau. L'accès a duré moins long-temps, le frisson a été moins intense.

11. Léger abattement; outre l'accès, frissons pendant la nuit suivis d'une sueur abondante.

12. Langue un peu humectée, légère douleur à l'épigastre, pouls plus fort, moins fréquent, accès léger suivi de beaucoup de sueur.

13. Céphalalgie légère, bouche un peu amère, soif modérée, moins de dévoiement, paroxisme. (Légère douleur à la région sternale de la poitrine, toux, expectoration assez difficile.) (*Eau d'orge avec sirop de vinaigre*).

14. Cessation du mal de tête, langue humide, un peu jaune, appétit, pouls naturel, point de diarrhée, paroxisme léger.

15. Un peu plus de soif, paroxisme très-peu prononcé.

16. Cessation presque absolue de tous les symptômes, point de paroxisme, convalescence.

Une femme, agée de soixante-douze ans, éprouva

un violent chagrin suivi de lassitudes spontanées et d'une diminution d'appétit. Ces symptômes précurseurs firent des progrès pendant quelques jours; enfin, céphalalgie, tension à la région épigastrique, bouche amère, nausées, léger dévoiement.

1er. *jour de la maladie.* Vers le commencement de la nuit, tout à coup frisson, céphalalgie très-forte, angoisses précordiales, bouche amère, vomissement après avoir avalé un bouillon, soif; même état les jours suivans. Les accès suivoient le type tierce.

5. (*Entrée à l'infirmerie.*) Délire pendant l'accès. La malade fut vivement affectée, parce qu'on lui mit la camisole, qui la gênoit beaucoup dans ses mouvemens.

6. Tension, douleur à l'épigastre, langue sèche, jaune, nausées, pouls foible, fréquent, idées confuses, accablement. (*Un grain de tartrite de potasse antimonié procura plusieurs selles.*)

7. Sorte de stupeur, nausées pendant le frisson.

8. Symptômes gastriques plus intenses; on réitéra la boisson émétisée, administrée de la même manière que ci-dessus.

12. Colique suivie de quelques selles, pouls un peu relevé, forces moins abattues, idées plus précises, nuit tranquille, sommeil.

13. Langue humectée, quoique la bouche soit amère, soif modérée.

14. Céphalalgie légère, dévoiement diminué,

douleur de l'épigastre moindre, chaleur modérée; colique, une selle abondante, après laquelle soulagement très-prononcé.

15. Langue humectée presque sans aucun enduit, moiteur de la peau, pouls presque naturel, paroxisme.

17. Les signes de l'embarras gastrique déterminèrent l'emploi d'une boisson émétisée, qui procura des selles abondantes, et fit disparoître tous les symptômes gastriques; point de paroxisme; dès ce jour, la malade entra en convalescence.

Geneviève Pierrette, âgée de trente-sept ans, d'une constitution assez forte, éprouva une peur très-vive, le 14 fructidor; depuis insomnie, malaise, céphalalgie.

1er. *jour de la maladie.* Frisson à dix heures du matin, chaleur, sueur.

2. Céphalalgie augmentée, douleur dans les membres, chaleur plus forte que dans l'état naturel, point d'accès.

3. (*Entrée à l'infirmerie.*) L'accès a avancé, vomissement pendant le frisson, douleur de tête, surtout au-dessus des orbites, figure pâle et jaunâtre, langue couverte d'un enduit muqueux, jaune au centre; nausées, soif, sentiment de défaillance et de pesanteur à l'estomac, constipation. (*Un grain de tartrite de potasse antimonié.*)

4. L'émétique détermina le vomissement de ma-

tières vertes et de selles très-abondantes; il y eut un peu de rémission dans les symptômes, et un frisson dans la nuit; l'accès ne finit que le lendemain au soir.

6. Peau brûlante, fréquence, roideur du pouls, accès à cinq heures du soir qui se prolongea jusqu'au sept matin.

8. La veille point d'accès, un peu de sommeil dans la nuit; aujourd'hui vomissement de matières verdâtres pendant l'accès; à la fin, syncopes.

9. Douleur extrême aux régions frontale et pariétale de la tête, douleurs dans les membres, nausées, amertume de la bouche, point d'accès. (*Un grain de tartrite de potasse antimonié.*)

10. Paroxisme marqué par une chaleur excessive, douleurs actives, soif, un peu de sueur.

11. Point de paroxisme, symptômes moins intenses que la veille.

14. Retour du paroxisme marqué par l'exaspération de tous les symptômes, augmentation de la chaleur, suivie d'un peu de sueur; il en a été de même le 16 et le 18.

21. Les symptômes étoient modérés, mais ce jour, il s'est déclaré une douleur à la région des côtes sternales droites; difficulté à rester couchée sur ce côté; toux petite, fréquente, sèche.

23. Figure plus jaune, nausées, quelques vomissemens, tension de la région épigastrique, pouls foible et fréquent.

24. Vomissement de matières jaunâtres, épaisses,

très-amères, provoqué par l'émétique ; ce qui fut suivi le lendemain d'une rémission très-marquée des symptômes.

27. Frisson, sueur après la chaleur, douleur de côté plus aiguë, vomissement.

29. Accès très-violent, très-peu de sueur; il en fut de même les 31, 33, 35, 37.

30. Vomissement modéré; il disparut le lendemain.

36. Retour du vomissement, hypocondre très-douloureux.

39. Point d'accès, léger œdème du côté gauche.

42. Sentiment de constriction à la gorge, voix affoiblie, pouls petit, fréquent; l'émétique fit vomir des matières jaunâtres comme huileuses; le vomissement cessa. (*Les calmans avoient été sans succès, et c'est ce qui avoit fait substituer un émétique.*)

Retour du vomissement, rien ne peut l'arrêter. L'abdomen présentoit le même état de tension, de douleur, de sensibilité, mais aggravé ; l'œdème s'étendoit au côté droit; enfin la malade succomba les premiers jours de brumaire.

Autopsie cadavérique. Le foie étoit très-volumineux et très-jaune; plusieurs calculs dans le pancréas.

Une femme vint aux infirmeries le treizième jour d'une fièvre rémittente gastrique qui avoit suivi le type de double-tierce. La malade se plaignoit d'avoir éprouvé une douleur vive vers l'hypocondre gauche, avec tous les symptômes de la jaunisse.

Le type de la fièvre changea tout à coup dans la nuit du 12 au 13; retours alternatifs de frissons, et d'une chaleur terminée par une sueur abondante.

13e. *jour de la maladie.* Figure pâle, jaune, céphalalgie, bouche amère, langue muqueuse, jaune, douleur vive à l'épigastre et à l'hypocondre droit, sécheresse de la peau, pouls dur, fréquent (toux, gêne de la respiration); le soir, nausées pendant le frisson.

14. Cessation de la douleur hypocondriaque, langue humectée, accès le matin, et un second pendant la nuit : il y en eut trois le lendemain et les deux jours suivans.

18. Augmentation de tous les symptômes, pouls foible, fréquent; l'accès a duré toute la journée; il n'y en a pas eu pendant la nuit. (*Un grain de tartrite de potasse antimonié a produit des vomissemens et des déjections.*)

19. Pouls irrégulier parfois, intermittent, retours vagues de chaleur très-intense, suivie de sueur, paroxisme très-violent, avec perte de connoissance, sueur copieuse. (*Eau d'orge avec sirop de vinaigre.*)

20. Amélioration des traits de la face, peu de céphalalgie, quelques nausées, pouls à peine altéré, point de paroxisme pendant la nuit. (*Vin.*)

21. Symptômes gastriques aussi intenses que le 18, diarrhée, pouls fréquent, irrégulier, paroxisme le soir, un peu de sommeil.

22. Retour de la douleur dans l'hypocondre droit; la couleur jaune de la peau est revenue extrêmement vive; accès.

23. Continuation de la diarrhée, paroxisme, point de douleur à la région hypocondriaque.

24. Rémission des symptômes, point de paroxisme ; la malade a fait un écart de régime ; accès dans la nuit, qui a duré tout le jour suivant, avec nausées, coliques, déjections fréquentes. (*La malade avoit mangé des goujons.*)

25. Foiblesse générale, tendance à l'assoupissement, figure abattue, traits altérés, langue sèche, âpre, soif ardente, pouls petit, fréquent. (*Tartrite de potasse antimonié, qui a produit des vomissemens et des déjections.*)

26. Accès, langue noire au centre, évacuations fréquentes, fétides.

27. Accablement, somnolence, pouls foible, fréquent, irrégulier. (*Vin.*) *Depuis cette époque, la malade n'eut plus la force d'aller à la selle.*)

Les jours suivans, accès, paroxismes irréguliers, horripilations vagues et fréquentes.

35. Traits décomposés, diarrhée, accès complet. (*Potion fortifiante : extrait de quinquina, mélisse alcoolisée.*)

36. Langue muqueuse, bouche pâteuse, sus-

pension de la diarrhée, horripilations, bouffées de chaleur irrégulière.

37. Œdématie commençante, accès sans sueur, retour de la diarrhée. (39, *Vésicatoires comme rubéfians, stimulans.*)

40. Forces un peu relevées, pouls plus régulier; l'œdème fait des progrès; accès.

41. Insomnie causée par des crampes et la douleur des vésicatoires.

42. Alternatives de frissons et de chaleur pendant le jour, accès le soir.

44. État de débilité extrême, exaspération de tous les symptômes, face hippocratique, mort.

Autopsie cadavérique. Quelques taches noirâtres sur la portion transverse du colon; foie moins consistant, jaunâtre, avec un foyer purulent dans son centre; vésicule biliaire plus volumineuse et remplie de concrétions polyèdres. Plusieurs de ces concrétions avoient passé dans le canal cholédoque; ce canal étoit considérablement dilaté dans la portion qui étoit entre ces concrétions et la vésicule, tandis que le reste du canal laissoit à peine introduire un stylet.

ORDRE TROISIÈME.

FIÈVRES ADÉNO-MENINGÉES.

GENRE CINQUIÈME. *Fièvre Adéno-meningée continue.*

Espèce 1re. *Muqueuse* (Wagler).

Gaspard B., âgé de vingt-sept ans, est doué d'un tempérament nerveux, et sujet à des hémorragies fréquentes et à des affections catarrhales par les variations de l'atmosphère. Il mène une vie sobre et très-appliquée à l'étude de la médecine.

Le 14 floréal an 9, douleurs légères, contusives dans les membres.

1er. *jour de la maladie.* Picotemens erratiques, qui se faisoient sentir dans toutes les parties du corps, quelquefois au gosier. Sommeil fugace, entrecoupé de rêves pénibles, chaleur vive, halitueuse, accablement.

2. Augmentation des symptômes, bouche embarrassée de mucosité; parfois, nausées, soif modérée, sentiment d'ardeur en urinant, toux rare, suivie d'une expectoration muqueuse, chaleur halitueuse, pouls fréquent; vers le soir, le malade se sent plus foible. (*Tisane d'orge miellée.*)

3. Au matin, rémission, urine abondante, limpide, pouls développé. Le soir, paroxisme, légère

hémorragie nasale, un peu de confusion dans les idées; pendant la nuit, efforts de vomissemens avec expulsion d'une petite quantité de mucosités.

4. Au matin, cinq grains d'ipécacuanha décidèrent des vomissemens copieux de matières muqueuses. Après l'effet du vomitif, crachotement continuel, paroxisme après midi; vers le soir, l'urine coula sans causer d'ardeur; elle étoit foncée au moment de l'excrétion, et devenoit jumenteuse par le repos; nuit laborieuse, légère hémorragie nasale.

5. L'abattement fut moindre, sueur plus abondante, désir des alimens, paroxisme le soir. (*Tisane de chicorée, avec le sirop de limon.*)

6. Dans la journée, plusieurs exacerbations des symptômes fébriles. A une heure, sueur abondante, suivie d'une rémission, et d'un meilleur état de forces, ptyalisme continuel, crachotement fréquent; l'urine présentoit un nuage et déposoit une substance pulvérulente fauve; sommeil assez tranquille, sueur copieuse pendant la nuit.

7. Pouls revenu à l'état de santé, appétit décidé, continuation du ptyalisme et de l'expectoration muqueuse, point de paroxisme, nuit calme. (*Eau vineuse, riz.*)

8. Diminution du ptyalisme, selles spontanées.

9. Convalescence confirmée.

Fièvre muqueuse.

Françoise Agathe, agée de trente-un an, habite

la Salpêtrière depuis deux ans. Elle est douée d'un tempérament éminemment lymphatique, favorisé puissamment par des saignées prodiguées pendant deux ans, pour combattre quelques symptômes qui accompagnoient les premiers efforts de la menstruation, par des chagrins domestiques, des hémorragies utérines à la suite de couches, la perte totale de la vue. La malade a été opérée deux fois de la cataracte. Depuis trois mois elle éprouve une leucorrhée syphilitique. (*G.* 21, *esp.* 2, *N. ph.*)

Le 17 germinal, sans cause excitante connue, colique très-forte à minuit, envies fréquentes d'aller à la selle; ténesme, douleur atroce quand elle se présente sur la chaise, déjections liquides, muqueuses, peu abondantes.

2e. *jour de la maladie*. Nausées, soif, cardialgie, chaleur entrecoupée de sueur.

3. (*Entrée aux infirmeries.*) Face blanchâtre, mêlée d'une teinte rosée, peu de céphalalgie, bouche pâteuse, abdomen douloureux, sensible au toucher, surtout à la région hypogastrique; en palpant l'abdomen, on le sentoit souple dans quelques points, résistant dans d'autres; urine rare, avec un sentiment de tiraillement lors de son émission; pouls peu fréquent, chaleur halitueuse vive, lassitude générale, avec un sentiment contusif dans les membres abdominaux; dans la nuit, insomnie, chaleur entrecoupée de sueur.

4. L'émétique a fait rendre des matières mu-

queuses; les symptômes se sont modérés, ils se sont exaspérés après midi; assoupissement presque continuel.

5. Par momens, bouffées de chaleur suivies de sueur; à midi, chaleur plus vive, pouls plus fréquent, soif; dans la nuit, sentiment de froid suivi de chaleur et de sueur, les envies fréquentes d'aller à la selle ont cessé.

12. Fièvre moins violente, alternatives de chaleur, de sueur, et coliques moins fréquentes; urine abondante avec moins d'ardeur et de tiraillement pendant son émission; selles faciles, copieuses, sommeil la nuit.

16. La malade ayant voulu quitter son lit, a failli tomber en syncope; le soir, exacerbation plus prononcée; dans la nuit, alternatives de chaleur, de sueur générale, douleurs abdominales.

17. Assoupissement le matin, chaleur halitueuse augmentant par bouffées, avec sueur, douleurs abdominales, membres comme brisés, ardeur d'urine avec des tiraillemens.

24. Les menstrues ont paru sans rien changer à la marche de la maladie; elles ont été suspendues le 25 par une émotion de l'ame, et ont reparu le 26.

29. Au matin, frisson général suivi d'une hémorragie utérine si abondante, accompagnée de douleurs si cruelles, que la malade a cru avorter; pendant sept à huit heures de la journée, frissons suivis de chaleur; sueur pendant la nuit, insomnie.

30. Alternatives de refroidissement des pieds, de bouffées de chaleur, de sueur dans la nuit; la ménorrhagie a augmenté.

31. Assoupissement, débilité, pouls foible; à midi, chaleur, peau halitueuse. Lorsque la malade se couche sur le dos, elle éprouve un sentiment d'oppression et de constriction dans la région épigastrique.

33. La ménorrhagie a cessé : chaleur entrecoupée de sueur, douleurs abdominales seulement pendant la nuit, avec un peu de sommeil au matin.

38. Apyrexie dans le jour, mouvement fébrile, chaleur, sueur durant la nuit, urine abondante, facile, peu de coliques, point de contraction épigastrique.

41. Sueur abondante, continuelle.

42. Langue rouge, humectée, un peu d'appétit, sommeil; au réveil, sueur très-abondante. La malade s'est levée le lendemain. Pendant les quinze jours suivans, il y a eu des sueurs tous les matins; néanmoins les forces se sont rétablies peu à peu, et les menstrues ont reparu à leur période ordinaire.

Variétés de la Fièvre muqueuse.

Une femme, agée de quarante-cinq ans environ, d'un tempérament lymphatique, habite la Salpêtrière depuis long-temps.

1er. *jour de la maladie.* Douleurs, lassitudes spontanées, perte d'appétit, céphalalgie, inertie des mouvemens; les douleurs des membres augmentèrent pendant la nuit; cuisson en urinant (symptôme qui dura pendant les deux périodes de la maladie.) Bientôt après, céphalalgie très-intense, langue muqueuse, douleur abdominale répondant à la portion gauche du colon, frissons vagues entrecoupés de bouffées de chaleur, suivis d'un sentiment de froid aux pieds, qui se propageoit aux lombes, à tout le corps; pouls petit, peu fréquent.

Vers le dixième jour, chaleur peu considérable; le soir et la nuit, la chaleur, la sueur, les douleurs abdominales augmentoient, le pouls étoit plus fréquent; assoupissement; il se manifesta des symptômes gastriques qui cédèrent à l'émétique.

Au vingtième jour, tous les symptômes étoient augmentés : par momens, il y avoit des horripilations; l'assoupissement étoit plus considérable, le pouls plus foible, la malade plus accablée; sensibilité abdominale très-forte; l'augmentation des douleurs de l'abdomen, des membres, rendoit l'exacerbation très-marquée aux approches de la nuit; l'enduit muqueux de la langue acquéroit une couleur brune, mais elle étoit toujours humectée; la chaleur étoit plus vive, quoique halitueuse.

Au trente-unième jour, l'assoupissement disparut; le pouls se releva, la langue devint nette peu à peu, l'urine coula avec facilité, sans douleur; la malade éprouva plusieurs alternatives de mieux et de mal;

par intervalles l'assoupissement reparoissoit, ainsi que les douleurs des membres, de l'abdomen, et la sueur; enfin la maladie se termina au cinquantième jour.

L'année suivante, la même femme fut attaquée de la même maladie. Dans le cours de celle-ci, il se manifesta souvent des signes d'un embarras gastrique, qui furent dissipés chaque fois par l'émétique, ou avec de légers laxatifs. Comme dans la première maladie les boissons délayantes, acidulées, avoient été données, son état de débilité en demandoit de plus restaurantes: le vin, l'eau de mélisse alcoolisée furent donnés à la deuxième période; enfin, on donna le riz, le bouillon. Mais cette fois la convalescence présenta un caractère remarquable: la malade étoit au quarante-cinquième jour de sa fièvre, elle ne pouvoit prendre aucun aliment, quoiqu'elle en sentît le besoin. Elle resta ensuite sans fièvre, se débilitant par l'abstinence jusqu'au soixantième jour. On donnoit le vin d'absinthe, le kina; ces moyens n'avancèrent pas la convalescence. Enfin, il survint une excrétion muqueuse provoquée par un doux vomissement, assez abondante pour remplir une grande cuvette (environ une pinte). Cette évacuation dura douze jours: quand elle commença à disparoître, l'appétit se montra, et dès-lors la convalescence marcha avec rapidité.

GENRE SIXIÈME. *Fièvre quotidienne intermittente.*

Espèce 1re. *Quotidienne vraie* (Hoffman).

Bony, d'un tempérament lymphatique, affoiblie par l'âge, avoit un rhumatisme chronique. En vendémiaire elle eut une attaque de cette maladie. Les douleurs cessèrent vers le milieu du mois de brumaire. Alors la malade eut tous les soirs des accès de fièvre intermittente. Ils furent variables pour l'heure de l'invasion et pour l'intensité. A la fin de brumaire ils présentoient les caractères suivans.

A l'entrée de la nuit, refroidissement général, bâillemens, pandiculations, céphalalgie; à huit heures, douleurs dans le dos, froid des pieds, des jambes; une heure après, frisson général, alternative de froid et de bouffées de chaleur, enfin chaleur progressive. Pendant la seconde période de l'accès, bouche pâteuse, un peu de soif, douleurs rhumatismales exaspérées, douleurs fugaces dans l'abdomen, et contusion dans les membres abdominaux; à quatre heures du matin, légère moiteur suivie de sommeil. Le reste de la journée, apyrexie parfaite. (*Vin d'absinthe.*)

Les accès se renouvelèrent ainsi tous les soirs avec les mêmes phénomènes. S'il y avoit embarras gastrique, l'accès étoit plus intense, mais duroit moins; alors le froid étoit accompagné de nausées, quelquefois de vive céphalalgie et d'épigastralgie. Ces symptômes furent toujours combattus avec succès par l'émétique.

21 frimaire. Pendant le frisson la malade eut une frayeur; le frisson cessa, la nuit fut agitée sans chaleur ni mouvement fébrile.

23. Accès terminé par une chaleur abondante; il en fut de même des accès suivans.

Depuis le premier nivôse il n'y eut que des paroxismes qui allèrent en s'affoiblissant. Enfin la malade fut guérie de sa fièvre à moitié nivôse, sans autre secours que le régime et le vin d'absinthe.

Françoise Davade, agée de cinquante-deux ans, d'une constitution très-affoiblie par des maladies antérieures et des traitemens débilitans, étoit encore sujette à des retours irréguliers de flux menstruel.

24 brumaire après midi. Tout à coup céphalalgie très-forte, nausées, vomissement de matières muqueuses amères.

25 à deux heures du matin. Froid des pieds qui s'étendit des membres abdominaux au tronc, et devint général; alternative de bouffées de chaleur et de froid jusqu'à cinq heures; alors chaleur modérée suivie de moiteur. Depuis, accès tous les jours à la même heure et avec les mêmes caractères; apyrexie le reste de la journée.

2 frimaire. (*Entrée aux infirmeries.*) Visage pâle, habitude du corps lâche, langue muqueuse,

bouche pâteuse; pendant l'accès, membres douloureux, ardeur en urinant, constipation.

5. Frisson par les pieds; à huit heures du soir, alternative de froid et de chaud jusqu'à dix heures; alors chaleur modérée, sensibilité de l'abdomen, douleur des membres, peu de céphalalgie, peu de soif et de sueur. (*Vin d'absinthe.*)

7. Accès le matin, pendant lequel la malade éprouve des douleurs abdominales qui se propagent à l'utérus, et lui font éprouver un sentiment semblable à celui de l'effort menstruel.

Les trois jours suivans, les accès ont présenté beaucoup d'irrégularité pour l'heure de l'invasion.

11. Frissonnement à huit heures du matin, bouffées de chaleur, douleurs abdominales : ces symptômes ont persisté toute la journée, sueur copieuse dans la nuit.

13. Point d'accès le soir, mouvement fébrile avec douleurs abdominales. Enfin du 20 au 25 la malade étoit entièrement convalescente.

GENRE SEPTIÈME. *Fièvre quarte.*

Espèce 1re. *Quarte simple.*

Madeleine, âgée de vingt-un an, d'une constitution éminemment lymphatique, tombe dans l'eau. Les menstrues se suppriment. On prescrit les bains froids; bientôt impossibilité de mouvoir les membres abdominaux.

Au commencement de vendémiaire elle est portée aux infirmeries. Face bouffie, décolorée, beaucoup d'embonpoint, impossibilité de mouvoir les membres abdominaux, qui d'ailleurs conservent leur sensibilité ordinaire; point de douleurs ni de mouvement fébrile. On s'occupe d'abord de fortifier la malade.

20 vendémiaire. Accès de fièvre complet. Le 23, à l'entrée de la nuit, céphalalgie, bouche pâteuse, décoloration de la face, froid des bras; à neuf heures, frisson général avec claquement des dents, bouffées de chaleur; à une heure de la nuit, chaleur progressive, douleur, sensibilité à l'abdomen, particulièrement dans le flanc droit; douleur contusive des membres, sueur au matin suivie de beaucoup d'accablement.

Les accès revinrent avec les mêmes symptômes et le type quartenaire, le froid duroit quatre, cinq, six heures, la chaleur de peu de durée, suivie d'une légère moiteur pendant deux à trois heures. (*Infusion de tilleul et de camomille, bols amers.*) La malade ne prit aucun de ces médicamens.

Le 2 frimaire il n'y eut pas d'accès. Depuis deux jours on faisoit sur l'abdomen des frictions avec le quinquina alcoolisé. Le 3, accès à neuf heures du matin, présentant les mêmes phénomènes et conservant le type quartenaire les jours suivans, mais foiblesse, bouffissure augmentées. Deux fois la mâchoire diacranienne fut luxée pendant les bâillemens qui préludèrent aux accès. La luxation a été réduite sans effort; la seconde fois sans le secours de personne. Le 16 on aperçut une escarre au coccix.

27. Frisson de six à neuf heures du matin, accès terminé par une sueur visqueuse, traits de la face altérés, découragement, fièvre continue, escarre aux trochanters.

28. Accès plus intense, pouls foible, intermittent, selles spontanées, abondantes, très-fétides.

1er. nivôse. Fièvre adynamique au plus haut degré; prostration, chute des traits de la face, délire, voix presque éteinte, langue et dents fuligineuses, peau couverte d'une sueur visqueuse, pouls irrégulier, très-foible; selles très-fétides, involontaires, escarres pâles exhalant une odeur très-fétide.

3. Mort.

5. *Autopsie cadavérique.* Transsudation blanche comme de l'albumine concrète, sur diverses régions de la peau; muscles pâles, faciles à déchirer, comme macérés; tissu du foie mollasse; d'ailleurs rien de particulier dans les autres cavités splanchniques.

Genre huitième. *Fièvre Adéno-meningée rémittente.*

Espèce 1re. *Rémittente muqueuse.*

Une femme âgée de cinquante-six ans, d'une constitution foible, d'un tempérament lymphatique, éprouva, il y a un an, une fièvre quotidienne qui dura quatre mois. Morosité et chagrins habituels produits par un moral très-facile à affecter et un genre de vie différent de celui qu'elle avoit mené avant; inégalités de caractère. Le 24 fructidor an 6, perte d'appétit, anxiété dans la région épigastrique, bouche amère, vomissemens de matières muqueuses; frisson à six heures du soir, commençant par la plante des pieds; sa durée d'une heure et demie, suivie de chaleur forte avec céphalalgie, terminée par des sueurs légères dans la matinée. Après l'accès, abattement, foiblesse, pouls fébrile, concentré.

13e. *jour de la maladie.* Invasion du frisson par le dos, pouls lent, épigastre très-sensible au toucher, urine claire, limpide. (*Évacuans, délayans.*)

14. Frisson à sept heures et demie.

15. Durant la stade de chaud, accroissement de la céphalalgie, de la sensibilité épigastrique, de l'amertume de la bouche.

16. Constipation opiniâtre. (*Un grain de tartrite antimonié de potasse.*)

17. Trois petites selles.

18. Durée du froid de deux heures, chaleur moindre. (*Délayans.*)

19. Frisson très-fort, général, à dix heures du matin et neuf heures du soir; chaleur augmentée; durant la rémission, chaleur de la peau, douleur de l'épigastre insupportable.

20. Froid à cinq heures, durée de trois heures, chaleur accompagnée d'odontalgie, salivation considérable, urines plus abondantes. (*Vin d'absinthe et délayans alternativement.*)

21. Sueurs trèsabondantes, douleurs abdominales fortes, langue muqueuse. (*Vin d'absinthe.*)

24. Après l'accès, horripilations vagues durant toute la nuit.

25. Chaleur entremêlée de frissons durant toute la nuit, une selle spontanée, tremblemens et contractions des muscles. (*Potion antispasmodique, vin d'absinthe.*)

27. Contractions violentes des muscles, douleur très-vive à l'épigastre. (*Potion antispasmodique.*)

28. Point de frisson, paroxisme à sept heures qui dure toute la nuit avec symptômes nerveux. (*Tisane vineuse.*)

29. Léger frisson, langue moins muqueuse, bouche moins amère. (*Potion calmante.*)

30. Paroxisme seulement, urine avec douleur, produisant par son passage un sentiment d'ardeur.

31, 32, 33. Symptômes nerveux moins forts, plus fréquens, éruption de quelques boutons aux bras et sur la poitrine, forte démangeaison.) *Potion calmante.*)

34. Apparition d'aphthes sur la lèvre inférieure. (*Vin d'absinthe.*)

36. Horripilations, chaleur et sueurs peu marquées.

37. Selle spontanée très-difficile, douleur épigastrique moindre, soif.

38. Paroxisme ordinaire, une selle.

43. Éruption cutanée, urine plus abondante rendue avec douleur.

Les jours suivans, paroxismes légers, convalescence qui a traîné en longueur.

Françoise Berentrie, âgée de soixante-cinq ans, d'une foible constitution, entra à l'infirmerie le 10 brumaire de l'an 6; elle étoit attaquée, depuis le 28 vendémiaire, d'un accès qui revenoit tous les jours.

14e. *jour de la maladie.* Frisson à neuf heures du soir, d'une heure de durée, suivi de chaleur pendant quatre ou cinq heures, sueurs abondantes.

Retour de frissons les jours suivans, même durée ainsi que de la chaleur, sueur assez abondante. Durant la rémission, langue sèche, peau plus chaude, pouls plus fréquent que dans l'état de santé.

25. Les frissons ne retardèrent plus.

31. Frisson de demi-heure, chaleur de trois heures, rémission plus marquée et moins fébrile. Quelques jours après, apyrexie complète, diminution sensible et progressive des accès.

41. Retour violent du frisson, de la chaleur, de la sueur sous le type tiercenaire, etc. Il y eut sept accès, terminés à la suite d'une forte indigestion.

Jenny, âgée de soixante ans, d'une foible constitution, entra à l'infirmerie le 15 messidor an 6; elle avoit eu quatre accès de fièvre sous type tierce-naire, entre lesquels elle se croyoit dans un état d'apyrexie.

8e. *jour de la maladie.* Retour des accès chaque soir. Après les sueurs abondantes qui terminoient l'accès, il restoit un peu de chaleur à la peau, soif.

12. Frisson par les pieds, chaleur vive, courte, sueur abondante. Pendant la rémission, céphalalgie, langue jaunâtre, sèche, gercée, bouche amère, chaleur à la peau, pouls fréquent, roide.

15. Horripilations, leur durée de demi-heure; chaleur de neuf heures.

20. Frisson plus long et plus fort, chaleur très-vive, sueur abondante. Durant la rémission, sentiment d'engourdissement aux pieds, langue brunâtre, tantôt sèche, tantôt humide.

24. Point de sueur.

25. Point de frisson.

Peu de changement jusqu'au 29; tous les symptômes parurent alors se calmer jusqu'au 33: à cette époque œdématie des extrémités inférieures.

35. Vomissemens, traits altérés, pâleur, accroissement de l'œdématie, prostration des forces, pouls foible et fréquent.

40. Dévoiement.

42. Selles sanguinolentes, anasarque, foiblesse générale entière, mort dans la nuit du 43 au 44.

pouls très-irrégulier, à peine sensible, impossibilité d'en compter les pulsations; point de paroxisme.

12. Mort dans la matinée.

1er. *jour de la maladie*. La femme d'Avrenville, âgée de cinquante ans, entra à la Salpêtrière faute d'ouvrage et par misère; elle tomba dans un ennui et une tristesse profonde. Il survint en prairial an 5, quelques accès de fièvre tierce; le 11 messidor, pendant la nuit, frisson, ensuite chaleur âcre et mordicante, soif intense.

2. A la visite le lendemain, visage pâle, traits décomposés, langue aride, pouls sensible, déprimé, lent, prostration de forces. (*Potion fortifiante, vésicatoires aux jambes.*)

4. Même ensemble des symptômes, vomissemens de matières noirâtres.

6. Langue et dents fuligineuses, haleine fétide, respiration difficile, cessation des vomissemens. (*Boisson vineuse, potion fortifiante.*)

7. Respiration presque stertoreuse, pouls extrêmement foible. (*Idem.*)

9. Accroissement de tous les symptômes, figure hippocratique, froid des extrémités, mort dans la nuit.

Autopsie cadavérique. On trouva la rate très-volumineuse; sa consistance et celle du foie très-molles, de couleur plus foncée que dans l'état ordinaire; l'estomac divisé en deux poches, par un rétrécissement de la tunique péritonéale; des tâches noirâtres étoient disséminées sur les intestins, ne pénétrant que les tuniques extérieures.

Une femme âgée de soixante et onze ans, sujette à une affection rhumatismale du muscle crotaphyte gauche, en éprouva un accès si violent, que le sommeil fut suspendu : bientôt céphalalgie, syncopes. Pour faire disparoître ces symptômes, elle prit des liqueurs spiritueuses..... Le 5 vendémiaire, retour des syncopes, suivies de foiblesse extrême; horripilations, chaleur vive, soif, douleurs vagues des membres.

2. A la visite, pouls presque naturel, peau sèche, aride, nausées, langue sèche, gercée, figure décolorée, grand accablement.

3. Rêvasseries, pouls foible, petit, chaleur âcre, paroxisme peu marqué le soir.

4. Accroissement rapide des symptômes, fréquence dans le pouls, langue fuligineuse, figure rouge, somnolence.

5. Déjections involontaires, prostration des forces, paroxisme plus marqué.

6. Mauvais aspect des plaies des vésicatoires, somnolence moindre.

7. Point de déjections involontaires, les plaies prennent un meilleur aspect.

8. Pouls plein, fréquent, idées confuses, hypocondres tendus, face décolorée, sueurs partielles,

notamment à la face, évacuations abondantes par haut et par bas.

9. Intensité moindre des symptômes, langue humectée, un peu d'assoupissement, suppuration de bonne qualité.

10. Retour des fonctions de l'entendement, facilité à sortir la langue, face plus colorée, selles abondantes et faciles.

11. Eruption sur les lèvres de vésicules remplies d'une sérosité limpide, sueurs très-abondantes.

12. L'éruption continue, langue très-dépouillée, excepté dans le centre, où elle est un peu noirâtre.

Les jours suivans, retour des forces, dépouillement entier de la langue. La santé fut parfaitement rétablie le vingt et unième jour de la maladie.

Quiriot, âgée de quatre-vingt deux ans, écaillère, resta pendant environ huit jours dans un état incertain de santé. Le 21 vendémiaire an neuf, frisson, suivi de somnolence qui s'est prolongée en grande partie dans la nuit.

2. Céphalalgie, bouche amère, soif, épigastre sensible, douleurs profondes, fugaces, légères du thorax, toux, expectoration difficile, accès de fièvre.

4. A la visite, on reconnut les symptômes d'em-

barras gastrique les plus prononcés, la langue sèche, brune dans le centre, mêmes symptômes thorachiques, pouls foible, urine involontaire.

5. Douleur thorachique et oppression plus fortes, rougeur de la pommette droite, paroxisme le soir.

6. Langue fuligineuse, haleine fétide, cessation du bruit occasionné par le séjour des matières muqueuses accumulées dans les bronches, grande débilité, pouls irrégulier, intermittent, effet des vésicatoires nul. (*Vésicatoires sur le côté du thorax.*)

7. Sons articulés avec beaucoup de peine, stupeur, traits de la face altérés, délire pendant le paroxisme.

8. Selles copieuses, noires, fétides, langue un peu humectée, augmentation de la douleur de tête et du thorax, pouls plus fort, agitation considérable pendant la nuit.

9. Affaissement plus marqué, paroxisme moins fort, pouls plus foible.

10. Eruption d'aphthes au sommet de la langue, celle-ci moins fuligineuse, plus humide sur les bords, nuit assez tranquille, sommeil. (*Vésicatoires sur le côté.*)

11. L'éruption continue, croûtes noires sur les lèvres, urines très-abondantes.

Progrès des aphthes, rémission des symptômes, point de paroxisme.

15. Renouvellement des symptômes, sorte de stupeur et de prostration.

14. Pouls relevé, régulier, sensibilité des plaies des vésicatoires, aphthes recouvrant toute l'étendue de la langue, visage dans l'état de santé.

15. Langue très-humectée, aphthes plus circonscrits, pouls non fébrile.

Depuis cette époque, la parole empêchée par l'éruption des aphthes, devint facile, la fièvre cessa, l'appétit revint, l'état des forces musculaires et les secrétions s'améliorèrent de jour en jour, et malgré le grand âge de la malade, la convalescence ne fut pas longue.

Marie-Madeleine Forget, d'une constitution très-robuste, n'avoit jamais eu de maladie grave.

1er. *jour de la maladie.* Cette femme se trouvant dans une chambre où l'on brûloit du charbon qui dégageoit beaucoup de gaz, fut prise d'un étourdissement, vertiges, syncope suivie de froid; sueur visqueuse. Cessation de l'évanouissement, nausées, vomissemens qui cessèrent à proportion du retour de la chaleur, toux sèche, légère douleur sous la mamelle droite, céphalalgie, soif, épigastre un peu douloureux. Les jours suivans, à peu près les mêmes symptômes; mais ils alloient en s'affoiblissant; expectoration difficile de quelques crachats muqueux. Le soir il y avoit exacerbation, accablement.

Le 5 (*entrée aux infirmeries*).

Le 6, légère prostration, bouche sèche, soif, langue un peu brune à la base, pouls assez développé, peu fréquent, paroxisme après midi, déglutition pénible, respiration un peu fréquente, deux selles dans la journée. (*Boisson vineuse, eau d'orge avec sirop de vinaigre, potion fortifiante.*)

7. Supination, difficulté d'articuler, langue plus sèche, plus brune, cessation des symptômes gastriques, disparition de la douleur thorachique, peu de toux, peu de crachats; pendant le paroxisme, prostration; suppression de crachats, pouls fréquent, quelquefois intermittent.

8. Prostration, altération des traits de la face, langue fuligineuse, quelques crachats; pendant le paroxisme, le pouls a pris un peu de force.

9. Rémission, langue un peu humectée à son sommet, paroxisme moins intense.

10. La malade n'est pas aussi bien qu'hier; une selle, un peu de sommeil.

12. Moins de prostration, la langue se nettoie, déjections abondantes dès la nuit dernière; la diarrhée a continué jusqu'au dix-sept.

17. Point de paroxisme, expectoration abondante, retour des secrétions, langue dépouillée; mais il reste beaucoup de foiblesse : les forces se sont rétablies très-lentement, la convalescence a été longue.

Fièvre Gastro-adynamique avec parotide.

Une femme âgée de cinquante-cinq ans, avoit toujours joui d'une bonne santé, quoique le thorax fût mal conformé. Depuis quelques jours, lassitudes spontanées, inertie pour le mouvement, anorexie.

1er. *jour de la maladie.* Travaux pénibles suivis de frissons légers, céphalalgie, nausées, douleurs générales contusives, fièvre. Mêmes symptômes les jours suivans, exacerbation des symptômes après midi.

Le 5 (*entrée aux infirmeries*).

6. Supination, sentiment de foiblesse, peu de céphalalgie, altération des traits de la face, enduit brunâtre, sécheresse des lèvres, des dents, de la langue; haleine fétide, bouche amère, soif intense; pouls fréquent, assez développé. (*Eau d'orge avec sirop de vinaigre, eau vineuse.*) Paroxisme matin et soir, celui du soir plus prononcé.

7. Prostration, somnolence, rêvasseries, langue fuligineuse, amertume de la bouche, soif, pouls toujours développé.

9. Assoupissement diminué, un peu de céphalalgie, joues colorées, langue un peu humectée sur les bords, douleurs dans les régions lombaires; il n'y a plus eu que le paroxisme du soir.

10. Au réveil, gonflement, rougeur, douleur de la parotide droite, langue plus humectée, moins

de soif, pouls plus fréquent, moins développé. (*Cataplasme de graine de moutarde sur la tumeur.*) Insomnie causée par la douleur de la parotide, déjections très-abondantes.

12. Retour des forces, progrès de la tumeur entourée d'une rougeur érysipélateuse; parfois, élancement; pouls plus fréquent, un peu dur. (*Cataplasme émollient, et pour boisson eau vineuse, eau d'orge avec sirop de vinaigre.*)

13. Disparition de la rougeur érysipélateuse, douleur lancinante de la parotide, chaleur et pouls presque dans l'état de santé, amélioration des forces, point de paroxisme.

14. Parotide moins douloureuse, légère exacerbation le soir, un peu de sommeil.

16. La tumeur n'est plus douloureuse, appétit, urine abondante, selles, point de paroxisme, sommeil.

Enfin les forces se sont peu à peu rétablies, la tumeur a diminué chaque jour; le 21 la résolution de la tumeur étoit complète; la convalescence a été un peu longue, mais elle a été parfaite.

Espèce 3e. *Fièvre Bilioso-putride.*

1er. *jour de la maladie.* Une femme âgée de soixante-douze ans fut saisie, tout à coup, de frissons légers; dévoiement, céphalalgie, bouche amère, accablement.

4. (*Entrée aux infirmeries de la veille.*)

Symptômes gastriques.	*Symptômes adynamiques.*	*Symptômes communs.*
Céphalalgie, bouche amère, sensibilité à l'épigastre, soif vive.	Supination, face prostrée, yeux languissans, abdomen tendu.	Langue aride très-brune dans le centre, vives douleurs des membres, chaleur âcre, paroxisme le soir. (*Potion fortifiante.*)
5. Mêmes symptômes jusqu'au dixième jour, avec augmentation de la sensibilité épigastrique.	Prostration, somnolence, douleur des hypocondres, déjections copieuses involontaires.	
7.	Langue et dents fuligineuses, pouls petit, intermittent, abdomen balonné, selles verdâtres.	Respiration fréquente. (*Vésicatoires aux jabmes.*)
8.	Prostration extrême, plaies des vésicatoires blaffardes, insensibles.	
10. Les symptômes gastriques ne purent plus se reconnoître.	Yeux ternes, chaleur peu marquée, point de paroxisme.	Respiration plaintive.
11.	Gêne de la déglutition, plaies des vésicatoires noires sans suppuration.	

Dans la nuit, face presque violette, sueur partielle, aphonie, froid des extrémités, pouls intermittent à peine sensible, mort.

Une femme âgée de soixante-quinze ans, entra aux infirmeries, se plaignant de céphalalgie; bouche amère, douleur à l'épigastre, chaleur mordicante, pouls élevé, fréquent.

2e. *jour de la maladie.* L'émétique provoqua des évacuations très-abondantes par haut et par bas.

6. Céphalalgie très-intense, supination, traits de la face altérés, stupeur, épigastralgie très-forte, langue

aride, noirâtre; haleine fétide, pouls foible, fréquent. (*Vin, boisson vineuse.*)

7. Céphalalgie moindre, soif, épigastre sensible, boisson émétisée, qui, ce jour-là, fut sans aucun effet.

8. Dents, langue fuligineuses, abdomen très-sensible au toucher; deux selles.

9. Déjections copieuses très-fétides, diminution des symptômes, paroxisme léger.

12. Il restoit encore quelques symptômes gastriques; néanmoins la convalescence commença.

1er. *jour de la maladie.* Une fille âgée de vingt-neuf ans, fut saisie subitement d'un frisson violent, suivi de chaleur intense.

7. Céphalalgie, langue aride, noirâtre; bouche très-amère, chaleur âcre, pouls plein, fréquent; déjections faciles.

8. L'émétique décida des évacuations copieuses. (*Eau d'orge avec oxymel.*)

10. Langue fuligineuse, sensibilité extrême des hypocondres.

13. Pouls moins plein, toujours fréquent; paroxisme moins violent, et terminé par une légère sueur; nuit tranquille.

15. Paroxisme très-intense, sueur dans la nuit, sommeil.

16. Langue humectée, sueur copieuse, point de paroxisme.

18. Purgatif qui évacua beaucoup. On le répéta quelques jours après, et la santé se rétablit promptement.

Un homme âgé de soixante et un an, d'une constitution très-affoiblie, avoit reçu un coup dans l'hypocondre gauche. Par suite, douleur profonde dans cette région, apparition d'une tumeur, hydropisie ascite (G. 78. N. ph.). Depuis quelques jours, perte d'appétit, lassitudes spontanées.

1er. *jour de la maladie.* Frisson par le dos, chaleur et sueur; en même temps bouche amère, soif vive, douleur à l'épigastre et aux hypocondres. Le lendemain, vomissement spontané de matières très-amères, paroxisme.

4. Langue aride, brunâtre à la base; pouls petit, fréquent. L'émétique n'a décidé aucune évacuation; urines rares. (*Tisane de graine de lin nitrée.*)

6. Point de paroxisme.

7. Léger accablement, langue extrêmement sèche, diminution de la soif, douleur à l'épigastre et aux hypocondres, pouls concentré, chaleur vive, urine abondante, gonflement de la parotide droite, sur laquelle on a appliqué un cataplasme de moutarde. (*Boisson vineuse.*)

8. Affaissement plus marqué, impossibilité de montrer la langue, parole difficile; lèvres, langue fuligineuses, pouls très-fréquent, foible. (Le lendemain *vésicatoires aux jambes.*)

9. Joue droite enflée, parotide peu douloureuse, effets du vésicatoire peu marqués.

10. Endurcissement de la tumeur glanduleuse, pouls plus foible, somnolence, urine copieuse. (*Potion fortifiante, julep camphré.*)

12. Langue un peu humectée, déglutition plus facile, dents moins fuligineuses, quelques points livides sur la parotide.

13. La parotide a abcédé dans la bouche; mais toujours dureté de la tumeur.

14. Point de suppuration, pouls à peine sensible.

15. Froid des membres, râlement, mort.

1er. *jour de la maladie.* Angélique-Agathe, âgée de onze ans, éprouva un frisson. Céphalalgie, nausées, vomissement.

2. Vomituritions, paroxisme le soir, rêvasseries la nuit. Elle rendit, avec les selles, treize vers blancs, longs de quelques lignes. Les jours suivans mêmes symptômes.

6. (*Entrée aux infirmeries la veille.*) Céphalalgie susorbitaire, langue blanchâtre, soif, chaleur de la peau vive, pouls développé, fréquent; éruption anomale sur la face et le tronc. On donna l'émétique, qui fit vomir; mais il n'y eut pas de vers. Nuit agitée, rêvasseries.

7. Pâleur de l'éruption, hémorragie nasale, délire pendant le paroxisme, pouls fréquent, chaleur vive. (*Eau d'orge avec oxymel, vin.*) Les jours suivans

l'assoupissement se joignit aux autres symptômes.

12. Dès la veille, les traits de la face étoient altérés; délire, mussitation, commencement de prostration, langue brune à la base, hypocondre droit douloureux, sensible; pouls foible, fréquent; paroxisme toujours le soir, délire la nuit.

13. Stupeur, somnolence, chute des traits de la face, oubli de retirer la langue. (*Vésicatoires aux jambes. Potion fortifiante, eau d'orge avec le sirop de vinaigre.*)

14. Langue aride, brune à la base; pouls concentré, petit, plus fréquent; trois selles abondantes, fétides, dans la nuit.

15. Rémission de tous les symptômes, langue un peu humectée, moins brune, paroxisme léger, délire de courte durée, sensibilité des plaies des vésicatoires.

16. Expression de la face meilleure, langue rouge, humectée; point de paroxisme ni de délire, retour des forces musculaires, pouls moins fréquent, plus développé, surdité.

18. Retour du sommeil, de l'appétit; *decubitus* facile dans tous les sens, apyrexie. La convalescence a continué de marcher à l'aide du regime; peu à peu la surdité a diminué.

26. Écoulement de pus par le conduit auriculaire de l'oreille droite.

38. Il n'y a plus qu'un suintement à peine sensible; perception facile des sons. Santé confirmée.

Espèce 4e. *Fièvre Pituitoso-putride* (Stoll).

Geneviève Chapelle, âgée de neuf ans, étoit depuis quelques jours dans un état incertain de santé.

1er. *jour de la maladie.* Frisson léger, suivi de chaleur, face très-colorée, céphalalgie, langue couverte d'un enduit blanc, pouls petit, paroxisme le soir.

3. Bouche amère, nausées, sentiment de pesanteur à l'épigastre, constipation.

4. L'émétique fit rendre un ver par la bouche.

7. Somnolence, prostration, altération des traits de la face; les yeux ternes, larmoyans; lèvres, dents fuligineuses, soif vive, abdomen tendu, douloureux, pouls précipité.

9. État comateux, regard fixe, urine abondante, limpide.

10. Moins de prostration. La peau, la langue sont légèrement humectées; pouls relevé, paroxisme suivi de sueur copieuse, urine abondante, épaisse, fétide, constipation opiniâtre. Un ver rendu par l'anus.

11. Évacuations alvines très-abondantes, abdomen souple, moins sensible; pouls plus développé, nuit assez calme. (*On avoit donné une boisson émétisée.*)

12. Mieux très-marqué, continuation des déjections alvines, langue moins chargée, assoupissement pendant le paroxisme.

13. Éruption aphtheuse sur les gencives, qui se

propagea les jours suivans à la membrane muqueuse des lèvres.

17. Rougeur, engorgement douloureux de la commissure des lèvres. Malgré les fréquentes injections de vinaigre, la gangrène se manifesta. L'acide muriatique n'arrêta point ses progrès.

18. La gangrène avoit gagné les deux tiers de la lèvre inférieure. La joue du côté opposé parut rouge, résistante, douloureuse. (*Vin de quinquina.*)

19. Mouvemens convulsifs des mains, œdématie de la face.

22. La gangrène gagna la joue gauche. Les bords de la plaie étoient engorgés, durs, rouges. Les jours suivans la gangrène s'est étendue à presque toute la face; l'œil gauche s'est engorgé.

29. Enfin cette jeune malade a succombé le vingt-neuvième jour de la maladie, le seizième depuis l'éruption aphtheuse.

GENRE DIXIÈME. *Fièvre Adynamique rémittente.*

Espèce 1re.

Une femme agée de soixante et un ans, accoutumée aux boissons alcoolisées, se livroit souvent à des excès d'intempérance. Catarrhe chronique depuis plusieurs années. Le 13 germinal, entrée aux infirmeries avec une péripneumonie. Le 22, la malade parut toucher à la convalescence, et fut mise à un régime fortifiant : les forces se rétablissoient, mais l'appétit étoit languissant, la toux étoit fatigante. Tous les soirs, mouvement fébrile suivi de sueur. Le 10 floréal, sans cause apparente, vers le soir frisson de deux heures, céphalalgie violente, chaleur le reste de la nuit, soif, un peu de sueur au matin.

2e. *jour de la maladie*. Accablement, céphalalgie excitée par la toux, langue humectée, jaune à la base, peu de soif, légère douleur à l'épigastre, expectoration abondante, chaleur de la peau, pouls fréquent, irrégulier, accès avec frisson de trois heures, plus d'accablement, symptômes gastriques plus développés.

3. L'émétique dans la boisson a provoqué plusieurs selles ; accès pendant lequel le pouls étoit plus déprimé, presque point de symptômes gastriques.

4. Chute des forces, des traits de la face, somnolence, pouls fréquent, irrégulier, intermittent ; dévoiement. (*Vin d'absinthe.*)

6. Débilité augmentée, langue sèche, abdomen douloureux, dévoiement modéré, pouls foible, respiration difficile, surtout quand la malade est couchée sur le dos ; l'accès qui avoit retardé les jours précédens, vint à une heure après minuit, et ne fut pas suivi de sueur.

8. Supination, langue sèche, aride, haleine fétide, soif, peau sèche ; pouls foible, fréquent, in-

termittent; augmentation du dévoiement; respiration courte, élevée, toux fréquente, peu d'expectoration, accès. (*Vin de quinquina, boisson vineuse.*)

9. Débilité extrême, anaudie, deux selles noirâtres, involontaires; vésicatoires. Accès le matin, paroxisme le soir, pommettes rouges, retour notable de la sensibilité, pouls relevé.

10. Au matin, accès; langue, dents fuligineuses, gêne de la déglutition, carpologie, chaleur âcre, pouls petit, fréquent, plaies des vésicatoires blafardes. (*Eau de mélisse alcoolisée, vin de quinquina au soir.*) Paroxisme, yeux ternes, hagards, déglutition plus facile, délire, plusieurs selles.

11. Accès au matin, avec foiblesse extrême, pouls petit, foible, paroxisme le soir.

12. Légère rémission, teinte jaune aux conjonctives, sur le cou et sur la poitrine, accès à neuf heures, paroxisme le soir.

13. Teinte jaune augmentée, point de toux, abdomen douloureux, débilité plus grande.

14. Symptômes très-augmentés; il n'y eut que l'accès avec moins de froid qu'à l'ordinaire; état soporeux toute la nuit.

15. Retour mais confusion des fonctions de l'entendement, accès, pouls très-petit, très-fréquent, régulier; aphonie, perte des fonctions des sens.

16. Point d'accès, teinte jaune de la peau plus intense, haleine insupportable, carpologie, râlement, froid des membres, mort.

18. *Autopsie cadavérique.* Poumon gauche carnifié.

Une femme âgée de soixante-treize ans, robuste pour son âge, éprouvoit tous les matins, depuis le 23 jusqu'au 28 thermidor, des frissons suivis d'une chaleur très-vive qui persistoit jusqu'au soir; point de sueur. Pendant la nuit elle dormoit comme en santé.

5e. *jour de la maladie.* (*Entrée aux infirmeries.*) Même accès, ainsi que les jours suivans.

6. Céphalalgie, amertume de la bouche, langue couverte d'un enduit jaune, constipation. (*Sulfate de soude dans la décoction de chicorée.*)

7, 8. Langue sèche, enduit brunâtre, nuit plus agitée. (*Eau d'orge avec oxymel.*)

12. L'accès anticipa pendant la chaleur; assoupissement, croûtes noires sur la langue et les lèvres; pouls foible, point d'apyrexie.

13. Perte totale de connoissance pendant l'accès; un peu de sueur.

18. Syncope à la fin du frisson; après l'accès le pouls resta foible, fréquent; chaleur de la peau forte. (*Bols amers, vin d'absinthe.*)

22. Œdématie des membres abdominaux; quelques taches scorbutiques.

26. Le frisson a manqué, mais la chaleur a duré depuis cinq heures du matin jusqu'au soir; progrès de l'œdème. Les jours suivans, langue humectée,

quoique toujours couverte d'un enduit brunâtre.

32. Accès moins violent, augmentation de l'œdème et des taches scorbutiques, rémission plus marquée. (*Décoction de rhubarbe, sirop anti-scorbutique.*)

36. L'accès qui commençoit la nuit n'est venu qu'à huit heures du matin. Sécheresse de la langue, enduit noirâtre; fréquence, roideur du pouls, chaleur âcre de la peau.

39. La malade parut mieux; langue humectée, meilleur état des forces, paroxisme. (*Potion fortifiante.*)

41. Le soir, accès, chaleur très-vive, délire pendant la nuit, point de sueur.

45. Prostration, pouls petit, irrégulier, mort.

L'autopsie cadavérique n'a présenté rien de remarquable.

ORDRE CINQUIÈME.

Fièvres Ataxiques. (Malignes.)

Genre onzième. *Fièvre Ataxique sporadique.*

Espèce 1re. *Fièvre maligne* (Selle).

Un élève en médecine, âgé de vingt-six ans, pendant l'hiver s'étoit livré à l'étude avec opiniâtreté, fréquentant les hôpitaux, les amphithéâtres : quelques chagrins s'étoient mêlés à ces causes de maladies. Depuis deux mois il éprouvoit des maux de tête, des nausées, des envies de dormir après ses repas.

1er. *jour de la maladie.* Alternatives de froid et de chaud, légère fièvre, enchifrenement.

3. Saignement de nez copieux. Le lendemain un grain de tartrite de potasse antimonié procura des vomissemens biliformes.

9. Tristesse, morosité, trouble dans les idées, pouls concentré, pressentiment de sa mort prochaine. Tout à coup, carus profond, sensibilité presque éteinte, peau aride, brûlante, contraction des muscles de la mâchoire diacranienne. (*Vésicatoires aux jambes.*)

10. Délire taciturne, les yeux fixes ou fermés, pouls alternativement foible, déprimé, naturel, fort, dur; chaleur brûlante, mais avec des anomalies, respiration tantôt naturelle, tantôt précipitée.

11. Délire gai ou taciturne, insensibilité ou bien sensibilité exquise; les yeux ternes, éteints, ou d'une délicatesse extrême; face tantôt animée, tantôt pâle.

12. Calme le matin, agitation, le soir affection carotique. (*Quelques gouttes d'ammoniaque dans l'eau.*)

13. Tremblement des mains, des lèvres; carpologie, soubresauts des tendons, déglutition gênée ou facile.

14. Escarre gangréneuse du vésicatoire, visage pâle, livide, extrémités des membres froides, aphonie, sueurs froides et partielles, mort.

Un élève de vingt-cinq ans, depuis long-temps valétudinaire, s'étoit livré aux travaux anatomiques. Au commencement du printemps, douleurs gravatives de la tête, lassitudes spontanées, indolence, anorexie; enfin il éprouva des vomissemens qui augmentèrent au point de rejeter les tisanes les plus douces. Ces symptômes étoient sans fièvre, accompagnés de tendance au sommeil.

Il prit l'émétique qui provoqua le vomissement de matières biliformes. Le soir, il tomba dans un état de somnolence, d'où il ne sortoit qu'avec peine pour y retomber de suite.

4e. *jour de la maladie.* Somnolence plus profonde; le mouvement musculaire et la sensibilité devinrent obscurs; délire, œsophage d'une sensibilité exquise, hoquet, grincement de dents, aphonie, coma; oblitération de la vue et de l'ouïe telle, qu'il paroissoit ne plus recevoir l'impression de la lumière la plus vive, du bruit le plus fort.

5. Pouls tantôt fort, tantôt foible, toujours fréquent; tétanos, retour du hoquet, carpologie, sueurs visqueuses, partielles. (Le lendemain *vésicatoires aux cuisses.*)

7. Hier, il paroissoit y avoir un peu plus de sensibilité. Les yeux ternes, bouche ouverte, enduit fuligi-

neux de la langue, des dents; pouls foible, petit, fréquent; respiration précipitée, mort.

1er. *jour de la maladie.* Un jeune homme, âgé de vingt ans, d'une constitution détériorée par le mal vénérien et les chagrins, épouve après un malaise de quelques jours, des lassitudes spontanées, un état d'anorexie, suivi d'une fièvre violente. Céphalalgie, abattement, anxiété, dévoiement qui fut augmenté par l'usage des évacuans.

2, 3. Les symptômes s'aggravent; le délire se déclare.

4. Altération des traits de la face, vue égarée, ouïe un peu dure, rire stupide, confusion dans les idées. Le soir, alternatives de stupeur et d'un délire très-agité.

5. Figure plus affaissée, air morne, dents fuligineuses, haleine fétide, langue tremblante (cessation du dévoiement, malgré l'usage des laxatifs); peau tantôt aride, tantôt couverte de sueur. Le soir, face livide, alternatives de stupeur et de coma vigil; pouls fréquent, foible; déglutition difficile.

6. Impossibilité d'articuler les sons, délire taciturne ou très-agité, variations fréquentes du pouls, frémissemens spasmodiques du tronc.

7. Déglutition tantôt facile, tantôt impossible; trismus, anomalies du pouls et de la chaleur, sueurs visqueuses, partielles, carus profond, mort.

6

Marie Audan, veuve Julien, jardinière, agée de soixante-sept ans, habitoit depuis trois ans la Salpêtrière.

1er. *jour de la maladie.* A midi, frisson, fièvre forte avec délire, soif suivie d'un grand accablement. Le lendemain, il y eut deux exacerbations.

3. (*Entrée à l'infirmerie.*) Pendant l'exacerbation du matin, face animée, regard fixe et étincelant, langue rugueuse, un peu fuligineuse à la base, déglutition lente, tension de l'abdomen, respiration grande, pouls plein, élevé, fréquent; mouvement indéterminé du bras, grande agitation, odeur cadavéreuse, sueur abondante, visqueuse à la fin du paroxisme : celuid e la nuit fut avec un délire très-violent.

5. Vue plus sensible à l'impression de la lumière, respiration luctueuse, pouls moins développé.

6. Paralysie des paupières, déjections abondantes, prostration, pouls précipité; mort au commencement du paroxisme du matin.

Toncque, âgée de quarante-quatre ans, étoit hémiplégique depuis deux ans, à la suite de convulsions causées par une frayeur. Elle s'étoit couchée se portant très-bien.

1er. *jour de la maladie.* A trois heures du matin, sans cause excitante connue, les voisines de la malade l'entendirent pousser des cris plaintifs. Tous ses membres étoient en convulsion; vains efforts pour articuler les sons. Après midi, on la surprit dévorant ses matières fécales. Respiration luctueuse toute la nuit.

2. (*Entrée à l'infirmerie.*) Face colorée, vue égarée, pouls petit, fréquent, cédant sous le doigt, dans d'autres instans fort et développé; mouvemens convulsifs des membres abdominaux, surtout du côté droit (côté paralysé), soubresauts fréquens, langue blanche, humectée, rouge sur les bords. (*Vésicatoire à la nuque, potion fortifiante, boisson vineuse.*)

3. Mort à six heures du matin.

Autopsie. Épanchement séreux dans les sinus latéraux du cerveau, plus abondant dans le sinus gauche. Les autres cavités splanchniques n'offroient rien de notable.

Espèce 2e. *Fièvre Ataxique avec symptômes inflammatoires.*

Guérin, âgée de soixante-quinze ans, entra aux infirmeries, le premier frimaire an 9, pour une indigestion qui avoit causé pendant trois jours des évacuations très-abondantes par haut et par bas.

4e. *jour de la maladie.* Les symptômes gastriques déterminèrent l'emploi de l'émétique, qui provoqua des vomissemens et des selles copieuses. (*Un grain de tartrite de potasse antimonié.*)

9. Visage légèrement coloré, état de stupeur. La

malade interrogée, dit qu'elle est bien. Oppression, respiration courte, voix aiguë, efforts pour tousser, pouls assez fort, fréquent; tantôt supination, tantôt agitation, surtout des membres abdominaux qu'il fallut attacher; vociférations par intervalles.

10. Face moins animée, réponses incohérentes. Le soir coloris d'une joue, les extrémités des pieds étoient plus froides que le reste du corps, le tronc étoit couvert d'une sueur visqueuse, abondante, chaude.

11. Les yeux brillans, d'une sensibilité variable; membres dans le relâchement, par intervalles convulsions; contraction des muscles de la face, chaleur très-vive au bras droit et au tronc du même côté; dans d'autres instans sueurs, efforts pour tousser, vociférations plus rares, la langue renversée dans la bouche qui étoit pleine de mucosité, râlement.

12. Paralysie des membres thorachiques, carpologie, pouls assez fort le matin, le soir grêle, précipité, aphonie, mort dans la nuit.

Autopsie. La méninge avoit acquis de l'épaisseur et étoit opaque; au-dessous, à la partie supérieure des deux lobes du cerveau, exsudation d'une substance concrète, ayant l'apparence albumineuse, épanchement considérable dans les sinus latéraux; tous les vaisseaux du cerveau très-injectés, cet organe avoit acquis une consistance singulière; la plèvre a présenté dans sa partie supérieure une exsudation puriforme; les deux tiers supérieurs du poumon gauche étoient carnifiés.

Espèce 3e. *Fièvre cérébrale.*

Une femme âgée de soixante - dix ans, habitoit depuis quelque temps la Salpêtrière. Rentrant le soir, par un temps pluvieux, elle éprouva un léger frisson, suivi de chaleur et de constipation; cet état continua pendant quelques jours.

5e. *jour de la maladie.* (*Entrée à l'infirmerie.*) Pouls fréquent, développé (symptômes gastriques bien prononcés), face pâle, les yeux ternes, somnolence, déjections involontaires, confusion dans les réponses.

7. Alternatives de somnolence et de délire taciturne; le pouls étoit fort, convulsif.

8. Rémission bien marquée, violent paroxisme, pendant lequel la face étoit d'un rouge livide, les yeux gonflés, larmoyans; pouls fort, intermittent. (*Vésicatoires aux cuisses, sinapisme aux pieds, vin de quinquina.*)

9. Le paroxisme fut suivi d'une somnolence plus grande, aphonie commençante, respiration stertoreuse.

12. Pouls foible, irrégulier, concentré; état comateux, profond; mouvemens convulsifs, surtout des muscles de la face.

13. Coma, respiration stertoreuse, déglutition difficile.

14. Aphonie complète.

15. Mort.

Autopsie. Epanchement considérable dans le sinus latéral droit du cerveau. Cette cavité avoit acquis une grande capacité, ses parois étoient très-aminciess; amas d'un liquide séreux dans les fosses temporales et occipitales de la base du crâne.

Poujet, âgée de soixante et onze ans, étoit attaquée depuis long-temps d'une affection goutteuse: il y avoit un an qu'elle ne quittoit plus son lit; elle étoit hémiplégique depuis dix-neuf jours, et tourmentée d'une constipation opiniâtre.

1er. *jour de la maladie.* Impossibilité d'articuler les sons. Le 26, aphonie complète; elle fut transportée à l'infirmerie.

2. Stupeur, légère carpologie; catalepsie: la tête, les membres restoient quelque temps dans la position qu'on leur donnoit. Roideur tétanique du bras avec l'avant-bras; paroxisme le soir, marqué par la rougeur livide de la face. Dureté, fréquence du pouls. Le lendemain la respiration fut suspirieuse, carpologie, céphalalgie très-forte. L'ouïe a été d'une sensibilité exquise pendant toute la maladie. (*Boisson émétisée.*)

3. Regard stupide, anomalie de la chaleur, commencement d'opisthotonos; le sinapisme, dont l'effet avoit été nul, fut renouvelé.

4. Regard éteint, figure livide, anomalie du pouls, paroxisme très-foible: la constipation persistoit. (*Vésicatoires aux cuisses, julep camphré, vin.*)

5. Hoquet, pouls plus développé ; le matin la malade parloit, le soir aphonie, stupeur plus grande, le pouls devint petit et fréquent. (*Frictions sur le rachis avec le liniment camphré.*)

6. Cécité de l'œil gauche, variation de la chaleur, perte de la sensibilité.

7. Tous les symptômes s'aggravèrent le soir : il y eut un peu de délire agité. Le lendemain le pouls étoit fort et irrégulier. (*Vésicatoire à la nuque.*)

8. Respiration suspirieuse, pouls régulier. (*Oxymel, eau de mélisse alcoolisée.*)

9. Face décomposée, soupirs fréquens ; la roideur tétanique disparut ; pouls petit, précipité, point d'urine, aphonie.

Mort dans la nuit du 9 au 10.

Autopsie. Sinus du cerveau dilatés et remplis d'une grande quantité de sérosité. La portion splénique du colon étoit singuliérement rétrécie, ce qui rend raison de la constipation opiniâtre dont la malade a été tourmentée pendant la maladie.

La femme Carman, âgée de soixante-dix ans, malade depuis le 3 brumaire, tomba le 6 dans un état apoplectique, dirent les infirmières.

6e. *jour de la maladie.* Céphalalgie, regard stupide, fixe quand on lui parle, efforts pour répondre, réponses lentes, mais parfois assez justes, sensibilité de l'épigastre et de l'abdomen, chaleur naturelle, pouls de même, carpologie, agitation.

7. Il a fallu l'attacher; délire taciturne, somnolence ; à deux heures face violette foncée, urine involontaire, langue sèche, brune, sensibilité naturelle. (*Vin.*)

9. Paroxisme à deux heures, marqué par la rougeur de la face, chaleur, stupeur plus intense, pouls plus fort.

10. État comateux très-fort, paupières fermées, bouche béante, tournée à droite, contraction des muscles du cou, qui portoit la tête à droite; pouls foible, quoique assez régulier. (*Un grain de tartrite antimonié de potasse dans la boisson.*)

11. Anomalie de la chaleur, contraction des muscles de la face.

12. Sueurs visqueuses, très-fétides; tantôt la peau d'une aridité mordicante; langue plus humide, pouls naturel, parole plus facile.

16. Coma très-fort, pouls foible, fréquent. (*Vésicatoire à la nuque.*)

17. Traits de la face plus décomposés, le pouls s'étoit relevé, la malade paroissoit mieux.

19. Carus, aphonie, plus de paroxisme marqué, sueurs visqueuses, respiration grande, précipitée, mort le 22.

Il n'y a point eu d'ouverture de cadavre.

La femme Bodin, âgée de soixante-dix ans, d'un tempérament lymphatique, avoit éprouvé beaucoup de chagrins; elle étoit depuis long-temps tombée dans l'hypocondrie, caractérisée par un air sombre, rêveur, silencieux, la recherche de la solitude, des pleurs sans motifs.

Le 28 vendémiaire, elle eut une syncope de deux heures, qui fut suivie de fréquens étourdissemens et d'une sorte de stupeur. Elle entra le lendemain à l'infirmerie, se plaignant d'avoir la tête pesante; elle a passé les jours suivans dans la morosité, jetant parfois des soupirs, répandant des larmes, d'ailleurs mangeant bien.

On lui prescrivit un grain de tartrite de potasse antimonié; le lendemain le sulfate de soude, dans une décoction de chicorée, procura plusieurs selles.

1er. *jour de la maladie.* Paroxisme vers deux heures après midi.

2. Stupeur pendant le paroxisme, face d'un rouge violet, inertie des sens, inégale répartition de la chaleur, impossibilité d'articuler les sons, d'avaler même les liquides; état voisin du coma, roideur tétanique du bras droit, pouls foible, intermittent, pulsation des carotides. (*Vésicatoire à la nuque le 10; vin.*)

5. Symptômes moins intenses; la malade a prononcé quelques paroles; la déglutition étoit plus facile; elle a pu montrer la langue qui étoit brune au centre, rouge sur les bords, aride; haleine très-fétide, pouls plus développé; excoriation à la région du coccix.

8. La langue étoit humectée; le sulfate de soude

donné dans la nuit, a produit ce jour plusieurs selles; le paroxisme, outre les symptômes précédens, a présenté des anomalies singulières: le bras gauche étoit plus roide que le droit; la chaleur et même la sensibilité de la portion droite du tronc étoient moindres que celles du côté gauche; pouls très-anomale, toujours foible, fréquent; quelquefois irrégulier, rarement intermittent.

9. Chaleur, sensibilité naturelles; légère nuance d'hémiplégie du côté droit, carpologie de la main gauche; le soir paralysie complète du bras droit : la malade ne pouvoit plus faire aucun mouvement dans son lit. Vésicatoire très-fétide. (*Nouveau vésicatoire aux jambes.*)

14. Sécheresse de la langue, assoupissement plus marqué; tout le tronc étoit dans une roideur tétanique ainsi que le bras gauche, le droit étoit paralysé; le paroxisme eut lieu pendant la nuit. (*Sulfate de soude en lavement.*)

16. Sensibilité presque éteinte; alternatives de contraction des muscles de la face, du cou, qui renversent la tête sur l'épaule droite; relâchement de ces mêmes muscles; coma profond, interrompu par des plaintes, des soupirs; le lendemain le paroxisme ne fut pas aperçu; odeur terreuse. (*Taches gangréneuses aux vésicatoires des jambes, au coccix; les sinapismes renouvelés ont soulevé l'épiderme de toute la face plantaire; frictions complètes sur le rachis.*)

17. Aphonie, pouls petit, roide, fréquent, concentré; selles fréquentes, involontaires.

20. Frémissemens convulsifs de tout le tronc, frissons par intervalle, face livide, respiration haute, fréquente, moiteur visqueuse, fétide, déglutition impossible, soubresauts des tendons, râle léger.

21. Face décomposée, livide, pouls presque point sensible; à cinq heures trismus, relâchement de tous les membres, sueur brûlante, mort à cinq heures un quart.

Autopsie. Vaisseaux des membranes et de la substance du cerveau injectés, pulpe cérébrale plus consistante que dans l'état ordinaire; les sinus latéraux contenoient chacun environ trois onces de sérosité. On trouva une concrétion gélatineuse dans le cœur.

Marguerite Adry, âgée de soixante-quinze ans, tombée pour la seconde fois en démence. Cette rechute fut provoquée par la défense de sortir à volonté de l'hospice.

A la démence près, elle parut se bien porter. On la conduisit à l'infirmerie. Le lendemain :

1er. *jour de la maladie.* La loquacité bruyante de la malade parut moins considérable, elle ne faisoit plus que balbutier; secrétion de matières muqueuses qui couloient de la bouche; l'agitation fut extrême, on mit la camisolle.

2. Perte totale de connoissance, contraction du

cou, de la face, mouvemens convulsifs des membres, les yeux ouverts, peu mobiles, parfois insensibles. (*Vésicatoire à la nuque.*)

3. Supination, somnolence, respiration profonde, hoquet, sensibilité exquise, anomalie de la chaleur, nuit agitée, cris.

Les jours suivans il y eut un mieux très-sensible; les plaies du vésicatoire étoient pâles, fétides; vue errante. Le 9, le scapulum étoit d'une sensibilité exquise à la plus légère impression. (*Boisson émétisée.*)

10. L'agitation, la loquacité reparurent comme les premiers jours.

15. Grincement de dents, pouls foible, plus concentré.

17. La malade exhaloit une odeur fétide comme cadavéreuse, les vésicatoires de même.

20. Escarres gangréneuses aux vésicatoires.

21. Stupeur, perte absolue de sens, aphonie, anomalie de la chaleur, sensibilité émoussée, mort.

Autopsie : vaisseaux de la méninge injectés; la substance du cerveau avoit acquis une consistance semblable à celle que lui donne la macération dans l'alcool; un point puriforme à la partie supérieure de l'hémisphère gauche; sinus latéraux dilatés, remplis d'un fluide lymphatique teint de sang plus abondant dans le sinus gauche : l'ouverture antérieure du troisième sinus étoit très-évasée; ce sinus lui-même, ainsi que le quatrième, étoit très-dilaté; beaucoup de sérosité rougeâtre à la base du crâne.

La femme Laurent, âgée de soixante-douze ans, usée par le travail, habitoit depuis long-temps la Salpêtrière.

Au commencement du printemps an 7, elle fut prise d'un léger frisson qui fut suivi d'envies de vomir; chaleur, céphalalgie, abattement.

4e. *jour de la maladie.* Pouls fort, lent, légèrement intermittent; respiration difficile, vue très-sensible à la lumière, mais paupières presque toujours fermées; langue sèche, noire; violent paroxisme qui fut suivi d'une somnolence interrompue par des rêvasseries légères.

9. Pouls foible, irrégulier; respiration stertoreuse; le pouls fort dur, plein, rarement intermittent pendant le paroxisme.

10. État comateux qui se prolongea jusqu'au 13e. jour.

13. Mort.

Autopsie. Épanchement lymphatique dans les sinus latéraux du cerveau.

Un enfant âgé de trois ans et demi, élevé avec soin, d'une forte constitution, éprouva au commencement du printemps un léger frisson accompagné de nausées.

Les trois jours suivans : convulsions, alternatives

de froid et de chaud. Durant la nuit, insomnie, cris fréquens.

4e. *jour de la maladie.* Regard étonné, assoupissement, pâleur ou rougeur de la face, langue blanchâtre, soif vive, pouls roide, fréquent; peau sèche, brûlante; constipation. Le pouls conservoit sa plénitude pendant le paroxisme.

6. Somnolence continuelle, pouls foible, irrégulier; grincement de dents, convulsions plus fortes, déglutition, respiration très-laborieuses, paroxisme léger.

8. 9. Paroxisme à peine sensible.

10. Au matin langue humectée. Mort après midi.

Autopsie cadavérique. Sinus latéraux du cerveau dilatés, contenant chacun au moins une once de sérosité.

Une petite fille âgée de cinq ans, bien conformée, d'un embonpoint médiocre, essuya au commencement de l'automne quelques accès de fièvre intermittente : depuis, santé chancelante. Elle devint très-sensible au froid. Elle avoit une forte disposition à rester dans l'assoupissement.

A la fin de l'hiver, elle éprouva un léger frisson suivi de chaleur et de somnolence.

2e. *jour de la maladie.* Pétéchies semblables à des morsures de puces.

3. (*Entrée à l'infirmerie.*) Les yeux égarés,

pupilles très-dilatées, somnolence continuelle, pouls développé peu différent de l'état de santé; pétéchies peu nombreuses.

Les jours suivans : mouvemens convulsifs, resserrement des mâchoires, roideur tétanique des muscles du cou. Le pouls s'affoiblit peu à peu.

7. Mort.

Autopsie cadavérique. Épanchement considérable du fluide lymphatique dans le sinus latéral gauche du cerveau.

Une femme âgée de soixante-douze ans, accablée de chagrin par la perte de sa fortune et la nécessité d'entrer à la Salpêtrière, fait une chute légère le lendemain.

1er. *jour de la maladie.* Frisson, douleur à l'épigastre, amertume de la bouche, enduit muqueux de la langue, nausées, soif, pouls dur, fréquent; paroxisme le soir.

4. (*Entrée à l'infirmerie.*) Mêmes symptômes. La boisson émétisée provoqua quelques selles sans soulagement.

7. Disparition des symptômes gastriques ; paroxisme matin et soir, stupeur, pouls élevé, fréquent.

8. Somnolence continuelle, pouls plus fréquent, concentré : deux paroxismes. Pendant celui du soir, dévoiement qui persista les jours suivans.

9. Pendant les paroxismes, face d'un rouge vio-

let, chaleur modérée, gêne de la déglutition. Durant la nuit, alternatives d'assoupissement et de plaintes. (*Vin de quinquina. Vésicatoires.*)

10. Face moins animée; réponses plus suivies. (*Boisson vineuse.*) Les trois jours suivans la rémission se soutint; déjections toujours liquides, abondantes; abdomen sensible, pouls dur et fréquent.

14. Anomalies plus marquées dans la succession des symptômes, stupeur ou délire agité, langue sèche, âpre ou humectée; dévoiement modéré, sueur fugace.

15. Face livide, délire taciturne, larmes involontaires, point de paroxisme marqué. (*Vésicatoires aux jambes.*)

16. Odeur fétide, face hippocratique. Mort.

Autopsie cadavérique. A la partie supérieure du cerveau, deux dépressions, l'une à droite, l'autre à gauche du sinus longitudinal; elles avoient un pouce et demi de longueur, demi-pouce de largeur et environ six lignes de profondeur. Elles contenoient chacune à peu près une once de fluide lymphatique. Cet épanchement s'étoit formé entre les méninges; la convexité et les anfractuosités du cerveau étoient recouvertes du même liquide. Les sinus latéraux en étoient remplis. On trouva encore, dans les fosses occipitales, trois onces de ce liquide légèrement teint de sang.

Une femme âgée de soixante-trois ans, tourmentée par des chagrins domestiques, avoit été contrainte d'entrer à la Salpêtrière une année avant.

Depuis quelques jours, santé chancelante.

1.er *jour de la maladie.* A la suite d'une chute légère : frissonnement, chaleur, délire.

3. (*Entrée aux infirmeries.*) Face animée, affaissement ; délire, idée trompeuse sur son état ; pouls foible inégal, ou fort et régulier ; déjections involontaires. (*Vésicatoires aux jambes.*)

7. Trismus, déglutition très-difficile ; les yeux fixes, larmoyans, anomalies du pouls, chaleur modérée, soubresauts des tendons, toux sans expectoration. (*Julep camphré, potion fortifiante.*)

9. Dès la veille, escarre au sacrum ; somnolence, d'où l'on ne retire la malade qu'avec peine ; délire agité (quelques crachats).

10. Assoupissement, ou délire ; déjections involontaires, fétides, aussi bien que l'haleine et la transpiration ; sentiment de terreur, par la crainte de son mari qu'elle croit entendre ; le soir hémorragie utérine très-abondante, suivie d'une débilité extrême.

11. Nez glacé, le reste du corps d'une température modérée ; état voisin du coma ; cessation de l'hémorragie ; pouls foible, fréquent ; soubresauts des tendons, délire le soir.

12. Prostration ; toutes les excrétions d'une fétidité extrême ; les yeux fermés, chassieux.

13. Carus profond ; déjections involontaires, sanguinolentes; elles ont continué jusqu'à la mort. Plaies des vésicatoires presque insensibles.

14. Respiration grande, fréquente, mort.

Autopsie cadavérique. Les anfractuosités, les sinus du cerveau étoient gorgés d'un liquide lymphatique ; les autres cavités splanchniques n'ont présenté aucune altération.

Roch, âgée de soixante-dix ans, rentra le soir à la Salpêtrière par un temps pluvieux. Frisson, chaleur, douleur au côté gauche du thorax. Les jours suivans, alternatives de froid et de chaud. Constipation.

5e. *jour de la maladie.* Peu de céphalalgie, langue sèche, bouche amère, soif, gêne de la respiration, toux sans expectoration; chaleur modérée, pouls développé, fort, fréquent. Après midi, accès complet terminé par des sueurs partielles très-abondantes à la tête.

6. Face décolorée, les yeux ternes; difficulté dans l'articulation des sons ; hypocondre droit douloureux, sensible ; pouls développé, intermittent.

7. État soporeux interrompu par des rêvasseries; au matin, pouls foible. Pendant le paroxisme, face colorée, respiration stertoreuse, pouls fort, régulier, convulsif; la toux et les symptômes gastriques persistoient.

9. La boisson émétisée a provoqué quelques selles. Commencement d'aphonie, délire taciturne.

10. Les yeux ternes, chassieux; aphonie, diminution de la sensibilité, déjections involontaires. (*Vésicatoires. Vin.*)

11. Légère rémission, soif ardente, pouls irrégulier, intermittent, avec des variations très-fréquentes.

12. État comateux, mouvemens convulsifs des membres, des muscles de la face; déjections liquides, abondantes jusqu'aux derniers jours de la maladie.

13. Point de paroxisme, carus profond.

14. Sueur partielle, visqueuse; gêne extrême de la déglutition.

15. Soubresauts des tendons, odeur fétide, mort.

Autopsie cadavérique. Épanchement lymphatique dans le sinus latéral droit du cerveau. Cette cavité avoit une telle dilatation, que la paroi postérieure n'avoit guère que deux lignes d'épaisseur; épanchement lymphatique légèrement teint de sang dans les fosses temporales et occipitales de la base du crâne.

Marie Louise, âgée de soixante-quatre ans, étoit d'une forte constitution. A soixante et un ans, apoplexie qui se termina par une hémiplégie du côté droit. Il y a dix-huit mois, deuxième attaque. Depuis, elle se portoit bien, mangeoit beaucoup.

1er. *jour de la maladie.* Tout à coup perte des fonctions des sens et du mouvement volontaire.

2. (*Entrée aux infirmeries.*) Supination, face très-colorée, surtout les pommettes; aphonie, trismus, contraction tétanique des muscles du cou du côté droit, et des muscles fléchisseurs des avant-bras; mouvement continuel des doigts et des lèvres; peau halitueuse, pouls un peu fort. (*Vésicatoire à la nuque.*) Trois grains de tartrite de potasse antimonié ont fait vomir un peu et provoqué quelques selles. A deux heures, rougeur de la face plus intense, pommettes violettes, peau plus chaude; le soir, moins de roideur dans les muscles.

3. Somnolence d'où la malade ne sort qu'en lui parlant à haute voix : alors elle ouvre les yeux, qui sont fixes ou hagards, le mouvement rapide des lèvres et des doigts recommence; efforts pour articuler, paroxisme après midi, face très-colorée, assoupissement profond, chaleur de la peau plus vive, pouls fort, résistant, peu fréquent; pulsation forte des carotides, abdomen tendu, un peu météorisé. (*Potion fortifiante, vin, infusion d'arnica.*)

5. Légère rémission. La malade prononce quelques mots, paroxisme très-intense, face très-rouge, pommettes écarlates, nez violet, anomalies de la chaleur, ou bien elle est uniformément répartie; pouls dur, très-fréquent, dans d'autres instans foible; assoupissement, délire, incohérence dans les idées, illusion sur le danger de son état; quel-

ques mots proférés sans cause; alternatives brusques de contraction et de relâchement des muscles du cou, de la face; urine abondante, odeur plus pénétrante que les jours précédens. (*Sinapismes.*)

6. Face moins colorée, parole plus libre, réponses mieux suivies, pouls moins fort, toujours fréquent; pendant le paroxisme, carpologie ou immobilité des mains, perte de l'ouïe et de la vue, contraction tétanique des masseters, aphonie, déglutition impossible.

7. Larmoiement, déglutition plus facile, sueur visqueuse de la face; pommette gauche, nez très-froids, quoique très-rouges, le reste de la face brûlant; mains froides, pouls par momens peu différent de l'état de santé, d'autres fois dur, foible, très-fréquent. (*Sinapismes renouvelés.*)

9. Chute des traits, face livide, pommettes très-colorées, membres froids par intervalles, trismus le soir, coma, pouls fréquent, cédant sous le doigt; respiration fréquente, urine abondante, constipation opiniâtre : d'ailleurs même variation des symptômes, mêmes prescriptions.

10. Face violette, les yeux chassieux mi-fermés; peau visqueuse, chaude; odeur fétide, chaleur inférieure à l'état de santé, puis brûlante et sèche; pouls foible, pulsation vive des carotides; à 11 heures état comateux d'où rien ne peut retirer la malade; respiration fréquente, petite; parfois cris plaintifs,

soubresauts des tendons ; le soir sensibilité éteinte, paralysie des membres, pouls à peine sensible.

15. Mort à quatre heures du matin.

Autopsie cadavérique. La face conserve une teinte bleuâtre. Quelques taches scorbutiques sur les avant-bras.

Les méninges adhéroient un peu au crâne ; leurs vaisseaux étoient gorgés de sang. Le lobe droit du cerveau a été ouvert par une incision perpendiculaire à sa convexité. On a trouvé un gros caillot de sang logé dans la substance même du lobule frontal, et qui s'étendoit dans le sinus latéral du même côté. Le caillot pouvoit peser trois onces. Les lèvres de la plaie faite au cerveau n'avoient que trois à quatre lignes d'épaisseur ; en sorte que le lobule frontal droit offroit dans son intérieur une cavité qui avoit un pouce de diamètre. Le lobe gauche du cerveau n'a présenté rien de particulier. Les vaisseaux de la base du crâne étoient très-gorgés de sang, le cervelet mollasse et comme macéré. Rien de notable dans le thorax et l'abdomen (la membrane hymen n'étoit point détruite : l'utérus plus volumineux, plus consistant, avoit perdu sa forme ordinaire.)

Espèce 4e. *Fièvre Meningo-gastrique ataxique.* (*Maligne gastrique* Finke.)

Chiquier, âgé de 17 ans, d'une constitution foible, très-adonné à l'étude, portoit depuis deux ans un ulcère à la jambe. Gardoit-il le lit, la plaie marchoit rapidement vers la cicatrisation; reprenoit-il ses occupations ordinaires, l'ulcère s'agrandissoit. Depuis un mois, Chiquier étoit employé à la Salpêtrière en qualité de pharmacien; il ressentit du malaise, du dégoût pour ses occupations journalières. Les deux jours suivans les symptômes s'aggravèrent, le malade eut des pressentimens sinistres.

1er. *jour de la maladie.* Frisson suivi de fièvre continue; insomnie.

Symptômes ataxiques.	*Symptômes gastriques.*	*Symptômes communs et accidentels.*
3. Délire, syncope durant la nuit; paroxisme avec délire violent.	Céphalalgie susorbitaire; désir des boissons acides; pouls plein, roide, fréquent.	Lassitudes générales, douleur des membres. (*Un grain de tartrite de potasse antimonié.*)
4. Face décolorée, délire taciturne, surdité, grande agitation dans le paroxisme.	Mêmes symptômes, douleur épigastrique.	Langue sèche, chaleur brûlante de la peau, légère hémorragie nasale.

Les jours suivans rémission, presque point de céphalalgie, légère hémorragie nasale; paroxisme matin et soir.

7. Carpologie, constipation opiniâtre, langue couverte d'un enduit blanchâtre, bouche amère. (*Boisson émétisée.*)

8. Mouvement convulsif des membres, des muscles de la face; resserrement des mâchoires.

9. Alternatives de délire taciturne et de mouvemens convulsifs; carpologie; chute du pouls; quelques points gangréneux à l'ulcère de la jambe. (*Vin de quinquina, eau de mélisse alcoolisée, vin.*)

10. Regard égaré, surdité, voix altérée; anomalies du pouls; tache gangréneuse au pied : le soir le pied étoit couvert de gangrène.

11. Gangrène circonscrite, pouls un peu relevé, cessation presque absolue des symptômes nerveux. Il n'y a eu qu'un paroxisme; un peu de sommeil.

12. Libre exercice des sens et des fonctions de l'entendement; langue humectée, un peu d'appétit.

16. *Léger minoratif*, apyrexie; convalescence. On ne s'occupa plus qu'à rétablir le malade, à cicatriser les plaies, qui étoient presque guéries un mois après.

Espèce 6e. *Fièvre Adinamique ataxique.*
(*Putride maligne* Pringle.)

1er. *jour de la maladie.* Augustine Petit, âgée de quatorze ans, tomba en syncope; frissons, céphalalgie, mêmes symptômes les jours suivans, diarrhée.

Le 3 (*Entrée aux infirmeries*).

4. Traits de la face altérés, voix presque éteinte, céphalalgie frontale, soif, chaleur vive de la peau; fréquence, roideur du pouls, éruptions cutanées fugaces; douleurs abdominales, déjections fréquentes, liquides; urine involontaire. (*Boisson vineuse.*)

5. Paroxisme violent, délire pendant la nuit.

6. Supination; visage gonflé, rouge; larmoiement, respiration fréquente, chaleur vive, pouls foible, fréquent; abdomen sensible au toucher.

7. Mouvemens convulsifs des muscles, de la face

et des membres ; écoulement d'une petite quantité de sang par la bouche, déjections noires, fétides, involontaires. (*Boisson émétisée, julep camphré, vésicatoires aux jambes.*)

10. Légère rémission ; hypocondres sensibles ; constipation ; escarre gangréneuse au coccix.

12. Articulation plus facile des sons, respiration suspirieuse ; délire, cris plaintifs pendant le paroxisme ; léger sommeil, progrès de l'escarre.

13. Langue humectée ; le paroxisme jusqu'ici variable s'est fixé à onze heures du matin. Respiration plus libre quoique fréquente ; abdomen tendu, douloureux ; tache gangréneuse au talon, délire le soir. (*Potion fortifiante.*)

15. Face moins altérée, syncope, sueur abondante. Après le paroxisme la malade demanda d'aller à la selle.

16. diarrhée, tendance de l'escarre à se détacher, un peu de sommeil la nuit ; surdité.

17. Expression de la douleur et de l'affaissement ; pouls foible, fréquent. L'escarre a laissé le sacrum presque à nu ; paroxisme léger.

18. Paroxisme de courte durée à trois heures ; quelques selles, appétit, un peu de sommeil entrecoupé de cris aigus.

20. La foiblesse, le dépérissement vont en croissant ; l'escarre présente un mauvais aspect et exhale une odeur fétide.

21. Paroxisme violent, nouvelle escarre au

trochanter gauche, et à la face interne du genou droit.

22. Le pouls s'est relevé; cris douloureux, voisins du délire. (*Potion calmante, vin, boisson nitrée.*)

23. Moins de surdité, langue bien dépouillée, appétit, chaleur modérée, respiration libre, pouls plus développé; cependant les escarres font des progrès.

Malgré le régime le plus propre à rétablir les forces, la malade est tombée dans l'étisie, qui, après un mois, a terminé ses souffrances. A cette époque elle étoit couverte d'ulcères gangréneux, et dans un état d'amaigrissement inexprimable.

T., élève en médecine, d'un tempérament très-irritable, s'étoit adonné à l'étude. Fréquentation des hospices et des amphithéâtres, veilles prolongées; quinze jours se passent dans un état de santé chancelante. Prélude de la fièvre meningo-gastrique, retours irréguliers de mouvemens fébriles.

1er. *jour de la maladie.* Frisson léger, suivi de peu de chaleur. Les jours suivans, symptômes gastriques, accès tous les soirs; abdomen tendu, borborismes. (*Boisson émétisée.*)

4. Une potion purgative provoqua des déjections abondantes; le lendemain, contraction spasmodique des muscles de la face.

6. Traits de la face plus altérés, accablement plus marqué, sensibilité extrême des yeux; érup-

tion miliaire ; quelques gouttes de sang par le nez : ce symptôme se renouvela les cinq jours suivans.

7. Affection de l'ame, suivie d'un paroxisme très-violent ; prostration des forces, point de mouvemens convulsifs ; le lendemain, sons à demi articulés, stupeur, confusion dans les idées.

9. Somnolence et délire, déjections involontaires ; le lendemain, somnolence plus profonde ; dents, langue fuligineuses.

10. Alternatives de somnolence et de délire furieux ; mouvemens convulsifs des muscles de la face, soubresauts des tendons ; sensibilité exaltée, anomalies du pouls, éruption pétéchiale. (*Vin de Bordeaux.*)

12. Larmes involontaires, convulsion des muscles du larynx ; par intervalles, gêne de la déglutition et de la respiration.

13. Rémission ; contractions musculaires plus rares ; langue moins fuligineuse.

14. Spasmes des muscles du cou ; urine abondante, aqueuse.

16. Peau moite, facilité à rester couché sur le côté ; nuit calme ; le lendemain sédiment briqueté des urines. (*Boisson vineuse ; gelée.*)

19. Peu de délire, apyrexie ; cessation des mouvemens spasmodiques, retour des facultés de l'entendement.

21. Retour des symptômes gastriques, vomis-

sement ; boisson émétisée ; urine plus facile, plus abondante.

Le 25, on purgea le malade : il partit pour la campagne où sa santé s'est parfaitement rétablie.

GENRE TREIZIÈME. *Fièvre Lente nerveuse.*

Espèce 3e. *Fièvre Pituiteuse maligne* (Stoll).

Une femme de cinquante-trois ans, autrefois religieuse, fut réduite à entrer à la Salpêtrière ; elle étoit triste, morose, mélancolique ; pendant quelques jours, perte d'appétit, tendance au sommeil ; enfin elle se rendit aux infirmeries.

1er. *jour de la maladie.* Frissonnement qui commença par les pieds, s'étendit ensuite des membres abdominaux à tout le corps ; chaleur toute la nuit, point de sueur.

2. Tristesse peinte sur le visage, débilité, yeux caves, sclérotique brillante ; pouls foible, lent, s'éloignant peu de l'état de santé ; frissonnement le soir, accompagné et suivi des mêmes phénomènes que la veille.

3., 4. Outre les symptômes précédens, resserrement douloureux de la poitrine, point d'oppression ; pouls parfois irrégulier, rougeur ou pâleur de la face, anomalies de la chaleur, accès le soir ; déjections faciles, quelquefois diarrhée.

8. Mains froides, joues chaudes ; poitrine froide, visage chaud. Anomalies de la chaleur et du coloris

de la face, plus prononcées pendant l'accès; assoupissement, respiration lente.

11. Œdématie de la main gauche, assoupissement plus profond; refus à tout ce qu'on lui présente.

15. Mort.

Autopsie cadavérique. Épanchement lymphatique dans les sinus du cerveau.

L'observation suivante offre une multitude de points de comparaison avec celle qui précède : elle fait voir les dangers de ce qu'on appelle époque critique pour les femmes. Combien de maladies légères au début, deviennent mortelles pour avoir abusé alors des remèdes, et négligé les ressources infinies d'un régime sagement dirigé !

Une femme de quarante-deux ans éprouvoit les irrégularités qui accompagnent les dernières périodes du flux menstruel; elle eut une fièvre tierce, qui au sixième accès parut céder aux évacuans répétés. Il ne restoit plus que des frissons fugaces, suivis d'un peu de chaleur; la malade étoit toujours couchée. Je conseillai l'exercice, des alimens fortifians, l'infusion de fleurs de tilleul et de camomille.

Ces moyens furent négligés : on revint aux évacuans. Deux mois s'écoulent. Je fus consulté de nouveau : la malade étoit si exténuée qu'elle étoit méconnoissable. Nulle lésion des sens ni de l'entendement, absence de tout signe propre à indiquer une affection organique; langue couverte d'un enduit muqueux, très-épais; impossibilité d'exécuter le plus léger mouvement; chaleur modérée, pouls à peine sensible; tous les soirs mouvemens fébriles, chaleur augmentée, bouche sèche, un peu de soif. J'ordonnai un vin généreux, les gelées animales et végétales : ce régime fut continué huit à dix jours. Alors je prescrivis les fortifians, les toniques; ils relevoient les forces, mais instantanément. Ce traitement fut suivi pendant dix-huit à vingt jours.

A cette époque l'estomac paroissoit extrêmement débilité : on ordonna vingt grains d'ipécacuanha, qui furent sans effet; deux grains et demi de tartrite de potasse antimonié ne réussirent pas mieux; enfin trois grains provoquèrent quelques selles : il y eut un peu de rémission; mais du quarante au quarante-cinquième jour la malade s'éteignit par degrés insensibles.

Genre quatorzième. *Fièvre Ataxique intermittente ou rémittente.*

Espèce 1re. *Pernicieuse* (Torti).

Variété. Intermittente algide.

La portière de la Salpêtrière, agée de trente-six ans, eut un accès de fièvre des plus violens: froid aux pieds extrême, grande prostration des forces.

Au deuxième accès, le froid se propagea jusqu'aux genoux et aux cuisses.

Le quinquina, le vin de Bordeaux, prévinrent le troisième accès.

Une femme agée de soixante-deux ans, fut saisie tout à coup d'un frisson; froid glacial aux pieds, aux mains; perte de connoissance.

Au cinquième accès (il revenoit tous les jours), le froid s'étendit jusqu'aux coudes et aux genoux; l'abattement étoit très-augmenté. (*Quinquina combiné avec de la cannelle, vin d'absinthe.*)

L'accès suivant présenta les caractères de la fièvre tierce bénigne. Retour des accès encore pendant six jours; ils s'affoiblirent par degrés : on ne prescrivit que le vin d'absinthe.

Variété. Intermittente soporeuse légère.

La veuve Souris, agée de soixante-dix ans, éprouva huit accès de fièvre tierce; ils anticipoient tous les jours, mais sans présenter de symptôme prédominant.

Le neuvième accès fut caractérisé par une chaleur très-vive et la perte de connoissance. (*Sulfate de soude dans une infusion de chicorée.*)

Le dixième anticipa de neuf heures; le frisson dura trois heures; chaleur avec perte de connoissance pendant neuf heures. (*Vin d'absinthe, bols amers.*)

Le douzième accès dura onze heures, les deux suivans beaucoup moins.

Le quinzième fut de huit heures, la perte de

connoissance ne dura qu'une heure et demie : ce fut le dernier accès.

Espèce 2e. *Pernicieuse gastrique.*

1er. *jour de la maladie.* Duval, veuve, agée de soixante-six ans, éprouva des frissons vers midi ; ils furent suivis de chaleur et d'un peu de moiteur. Les jours suivans, mêmes symptômes.

4. Apyrexie parfaite au matin ; l'accès fut marqué par des vomissemens de matières biliformes ; la malade entra à l'infirmerie.

5. Amertume de la bouche : l'émétique provoqua d'abondantes évacuations par haut et par bas.

7. Vomissemens fréquens pendant le frisson, perte de connoissance pendant la chaleur ; moiteur la nuit.

8. Symptômes gastriques : nouvel émétique, même succès ; la malade conserva un peu de connoissance pendant l'accès.

9. Accès très-violent, perte totale de connoissance, diarrhée qui commença avec le frisson et ne finit qu'avec la sueur.

10. L'accès eut la même intensité. (*Bols amers.*)

11. Point d'accès ; la fièvre n'a plus reparu. (*Bols amers pendant quelques jours.*)

Variété. Intermittente comateuse gastrique.

1er. *jour de la maladie.* Morand, sexagénaire, éprouve un violent frisson suivi de chaleur brûlante; point de sueur : mêmes accès les jours suivans.

5. L'accès débuta par un froid très-intense, dont la durée fut d'une heure et demie; le délire survint et fut suivi d'un état soporeux ; langue aride, brunâtre, respiration stertoreuse, chaleur âcre de la peau, sueur colliquative, prostration des forces.

6. Point d'intermission; le soir, exacerbation, perte de connoissance, face décomposée, mouvement convulsif des lèvres, haleine fétide, soubresaut des tendons, déjections involontaires, carus profond.

7. Aux symptômes précédens se joignit la paralysie des membres.

8. Symptômes modérés, rémission plus marquée entre deux et trois heures : on fit prendre deux gros de quinquina ; larges vésicatoires aux jambes. La nuit, selles copieuses; la malade fut mieux.

9. A six heures du matin, frisson suivi de chaleur; point de délire, point d'assoupissement; langue humectée sur les bords, céphalalgie forte, lassitude extrême; quelques taches gangréneuses aux plaies des vésicatoires.

10. Symptômes gastriques; le soir, refroidissement entrecoupé de bouffées de chaleur; sueur fugace, chute de l'escarre des vésicatoires, commencement d'œdématie aux membres.

Les jours suivans, grande débilité, vive douleur dans les plaies des jambes pensées avec la poudre de quinquina; insomnie.

16. Colique, déjections séreuses extrêmement fétides, pouls petit, très-foible; escarre au coccix.

La malade fut portée à la salle de chirurgie, où elle mourut d'un dévoiement colliquatif que rien ne put arrêter.

Joséphine Villy, âgée de soixante-treize ans, n'avoit jamais eu d'écoulement menstruel. Quatre mois avant, elle eut une attaque de paralysie; depuis, accès de fièvre intermittente.

1er. *jour de la maladie.* Tout à coup frisson violent, foiblesse, lassitude extrême suivie de chaleur très-vive; état soporeux.

2. (*Entrée aux infirmeries.*) A deux heures après midi, froid très-intense suivi de chaleur, état soporeux, délire, sueur abondante, céphalalgie, bouche mauvaise, douleur légère à l'épigastre, soif, constipation. (*Émétique.*)

6. Diminution des symptômes gastriques; même intensité de l'accès.

7. Accès moins violent que les jours précédens. (*Quinquina.*)

10. L'accès a retardé d'une heure. Le lendemain, urine involontaire. (*Vin d'absinthe.*)

12. Point d'accès : les symptômes gastriques déterminèrent l'usage d'un évacuant.

16. L'accès à neuf heures du soir, avec les mêmes symptômes.

17. Point d'accès, mais affaissement continuel.

18. Accès très-violent; état soporeux plus intense que jamais. (*Quinquina.*)

19. Point d'accès, mais la malade étoit toujours assoupie.

23. L'accès est encore revenu avec une intensité de symptômes alarmante; état soporeux extrême, sueur froide très-copieuse. (*Quinquina.*)

24. Point d'accès. (*Vin d'absinthe.*)

29. Il se déclara un dévoiement qui a continué jusqu'au 19 vendémiaire.

34. Retour à la santé, convalescence confirmée.

DEUXIÈME CLASSE.

PHLEGMASIES.

ORDRE PREMIER.

PHLEGMASIES DES MEMBRANES MUQUEUSES.

GENRE SEIZIÈME. *Catarrhe pulmonaire.*

Espèce 1re. *Catarrhe simple* (Hoff.).

JOSÉPHINE GARI, âgée de quatorze ans, étoit sujette à des hémorragies nasales; les menstrues n'avoient pas encore paru.

1er. *jour de la maladie.* Frissonnement suivi de chaleur, sueur, picotement dans le gosier, douleur thorachique, diarrhée.

2. Toux qui aggrave la douleur thorachique, point d'expectoration, paroxisme dans l'après-midi.

4. (*Entrée aux infirmeries.*) Face animée, douleur au côté gauche du thorax, excitée par le toucher et la toux; peau halitueuse, pouls fréquent, un peu mou; dans la nuit, quelques crachats striés. (*Boisson pectorale.*)

5. Douleur moins sensible au toucher, mais plus vive quand la malade tousse; toux plus fréquente,

crachats érugineux ; le lendemain, expectoration absolument muqueuse.

9. Toux fréquente, crachats muqueux, abondans; douleur thorachique à peine sensible.

10. Apyrexie, point de paroxisme. Convalescence.

1er. *jour de la maladie.* Une octogénaire éprouve les symptômes suivans : frisson, chaleur, douleurs vagues de la poitrine, avec sentiment d'ardeur dans cette cavité ; légère oppression, toux.

3. (*Entrée aux infirmeries.*) Sentiment d'ardeur dans le trajet de la trachée et l'intérieur du thorax ; toux, expectoration muqueuse. Le soir, paroxisme.

6. Amertume de la bouche, légère épigastralgie. L'émétique dissipa ces derniers symptômes.

8. Crachats épais, opaques, abondans, plus faciles à expectorer.

17. Convalescence; pendant quelques jours encore, toux, crachats muqueux, mais apyrexie parfaite.

Variété. Catarrhe suffoquant.

Carpentier, âgée de soixante-quatre ans, avoit ressenti un peu de gêne dans la respiration depuis ses couches. A quarante-cinq ans, nouvelle désagréable : suppression des menstrues, qui avoient toujours été régulières et abondantes ; aussitôt gonflement douloureux de la face, dissipé le huitième jour par une hémorragie de la paroi interne de la bouche ; retour périodique du gonflement et de l'hémorragie, pendant plusieurs mois. A soixante-deux ans, hémorragie utérine qui dura sept mois.

Réduite à une extrême misère, couchée à nu sur un plancher humide, cette femme avoit été très-enrhumée l'hiver précédent. Une fois, elle cracha beaucoup de sang; l'affection catarrhale pulmonaire cessa; dévoiement pendant un mois, remplacé par l'œdème des pieds. Quelques jours après, retour du dévoiement, œdème général. Quelque temps se passe, écoulement abondant d'urine, et disparition progressive de la leucophlegmatie et du dévoiement. Il ne reste plus qu'un peu de gonflement aux pieds. Ce dernier symptôme disparoît tout-à-coup; oppression extrême, respiration très-difficile, toux, crachement de sang. Dans la nuit, anxiété.

2e. *jour de la maladie.* (*Entrée aux infirmeries.*) Face colorée; les yeux larmoyans, tristes; respiration courte, fréquente, avec sifflement; toux qui fait éprouver un sentiment de picotement dans toute la poitrine; crachement d'un sang noir, écumeux; suffocation menaçante; froid des membres; pouls plein, fréquent, dur; saignée du bras, suivie d'un soulagement très-marqué.

3. Respiration libre, expectoration facile, sommeil paisible.

5. Œdème des membres abdominaux, convalescence.

Garnier, âgée de vingt-deux ans, fut guérie à

quinze ans, de la gale qu'elle avoit depuis l'âge de dix ans. Dès-lors gêne de la respiration, toux habituelle. A seize ans, menstruation laborieuse, irrégulière, peu abondante. Un an après, éruption, sur les membres thorachiques, de boutons sphériques de deux lignes de diamètre, parcourant leur période dans l'espace de trente-cinq à quarante jours. Même éruption les printemps suivans. Cette année, apparition des boutons; mais disparition subite par l'impression d'un air froid; il est resté à leur place des tâches brunâtres: aussitôt douleur vive au côté droit du thorax; oppression, toux fréquente; expectoration de matières visqueuses; paroxisme durant la nuit, terminé au matin par une sueur abondante. Cet état a persisté les jours suivans.

12. Depuis la disparition des boutons (*Entrée aux infirmeries.*), douleur thorachique insupportable; oppression extrême; suppression de l'expectoration; bientôt après: perte de connoissance; bouche remplie de mucosité épaisse; respiration bruyante indiquant l'engorgement des bronches; vésicatoire sur le côté gauche de la poitrine, où la douleur s'étoit portée.

14 Accroissement rapide des symptômes; face violette; pouls intermittent; froid des membres; mort.

Autopsie cadavérique. La membrane muqueuse du voile du palais, du pharynx étoit rouge, enflammée; celle de la trachée, des bronches, étoit noirâtre et comme gangrenée ; mucosité dans les bronches. Les poumons étoient d'ailleurs sains.

Espèce 3e. *Catarrhe gastrique.*

Maucler, âgée de 46 ans, est exposée, par sa profession, aux intempéries de l'atmosphère.

1er. *jour de la maladie.* Au matin, frisson suivi de chaleur et de sueur ; douleurs sous les côtes sternales gauches, toux sèche, fréquente : dans la nuit, expectoration de crachats striés.

Symptômes du catarrhe.	*Symptômes gastriques.*	*Symptômes communs.*
2. Douleur générale de la poitrine, plus forte au côté gauche ; toux fréquente, expectoration muqueuse ; pouls plein, souple.	Enduit jaunâtre de la langue, bouche amère, soif, nausées.	Céphalalgie, rougeur de la face, chaleur modérée de la peau ; paroxisme le soir.

3. L'émétique a provoqué le vomissement de matières jaunes et de déjections abondantes ; le soir, expectoration plus facile, plus abondante ; paroxisme léger. (*Boisson pectorale.*)

6. Crachats épais, opaques ; déplacement de la douleur thorachique.

7. Retour des symptômes gastriques (*Boisson émétisée.*), déjections copieuses, sommeil pendant la nuit.

8. Rémission très-prononcée, paroxisme plus fort, accroissement des symptômes thorachiques, expectoration plus rare.

9. Crachats plus faciles, abondans, opaques.

11. Rémission, plusieurs selles spontanées; le lendemain, point de paroxisme.

13. Mouvement fébrile très-léger. Le 14, doux purgatif. La malade entra en convalescence.

Marguerite Dunand, âgée de quarante ans, est d'une constitution robuste.

1er. *jour de la maladie.* Frisson suivi d'alternatives de froid et de chaud, douleur pleurodinique vers l'hypocondre droit, toux fréquente, et pendant la nuit plus violente, expectoration muqueuse, difficile.

4. Langue couverte d'un enduit blanchâtre, bouche amère, diminution de la douleur thorachique, respiration fréquente.

5. Évacuations provoquées par l'émétique, sueur abondante suivie d'un soulagement très-marqué. (*Infusion de guimauve avec le sirop de vinaigre.*)

6. Retour des menstrues (elles ont anticipé de quinze jours); crachats muqueux, plus épais; pouls moins fréquent.

8. Douleur pleurodinique plus vive, expectoration plus facile, peau moite, souple, légers symptômes gastriques.

10. Cessation de l'écoulement menstruel, rémission des symptômes. (*Alcool camphré en topique sur l'hypocondre droit.*)

12. Exaspération de tous les symptômes; néan-

moins nuit calme; le lendemain, rémission très-prononcée ; elle se soutint les jours suivans.

15. Respiration plus gênée, douleur thorachique plus vive ; toux, crachats épais, d'un blanc opaque. (*Julep pectoral.*)

16. Les symptômes gastriques dominoient : potion purgative qui a beaucoup évacué; convalescence.

Parison, âgée de soixante-sept ans, étoit à peine rétablie d'une fièvre tierce traitée par les purgatifs. Frisson violent, chaleur intense, bouche amère; frissons irréguliers les jours suivans.

6e. *jour de la maladie.* Céphalalgie frontale ; langue couverte d'un enduit épais; nausées; aridité de la peau, de la bouche, de la membrane nasale ; pouls petit, fréquent; respiration pénible, douleur générale de la poitrine, abdomen tendu, sensible; délire léger et fugace.

7. La boisson émétisée a provoqué des selles jaunâtres; le soir, peau moite, souple; toux, expectoration muqueuse, striée; douleur plus vive au côté droit du thorax. (*Julep pectoral, boisson vineuse.*)

8. Le soir, frisson léger, chaleur intense, crachats plus abondans, épais, jaunâtres. (*Infusion d'hysope.*) Les jours suivans, on réitéra la boisson émétisée.

12. Foiblesse augmentée, crachats plus rares; pendant le paroxisme, expectoration plus abondante ; nuit moins agitée.

15. Toux sans douleur thorachique, crachats épais, copieux; pouls plus développé, paroxisme à peine sensible, nuit calme.

Convalescence longue et difficile.

Une femme, âgée de soixante-trois ans, est conduite à l'infirmerie, le troisième jour de sa maladie. Elle présenta la réunion des symptômes gastriques et ceux d'un catarrhe violent. Elle avoit deux paroxismes, l'un à dix heures du matin; l'autre plus intense, plus prolongé, commençoit à sept heures du soir.

4e. *jour de la maladie*. Un grain de tartrite de potasse antimonié procura des évacuations abondantes par haut et par bas. Diminution des symptômes gastriques.

Les jours suivans, augmentation des symptômes propres au catarrhe, suppression des crachats, râlement. Le paroxisme du matin, très-foible dès le cinquième jour, fut à peine sensible le septième. Celui du soir augmenta progressivement d'intensité; il fut très-violent le septième jour; respiration stertoreuse; mort.

Autopsie cadavérique. Léger épanchement dans les deux cavités du thorax; adhérence du poumon avec la plèvre costale; lobe supérieur du poumon gauche gorgé de sang et comme carnifié; bronches remplies de mucosité.

Espèce 4e. *Catarrhe adynamique.*

Mariotte, âgée de soixante-huit ans, d'une constitution affoiblie, est affectée depuis deux ans d'un catarrhe survenu immédiatement après avoir fait couper ses cheveux.

1er. *jour de la maladie.* Frisson vif suivi de chaleur, syncope, délire; mêmes symptômes les jours suivans, excepté le frisson; toux, douleur thorachique.

Symptômes du catarrhe.	*Symptômes de la fièvre adynamique.*	*Symptômes communs ou accessoires.*
4. Oppression, râlement léger, toux; disparition de la douleur thorachique; crachats difficiles, muqueux, avec quelques stries.	Traits de la face altérés; voix tremblante; chûte des forces.	Langue couverte d'un enduit blanchâtre, pouls fréquent assez fort, paroxisme le soir; constipation.
5. Retour de la douleur fixée au côté droit du thorax, s'exaspérant par la toux; crachats plus rares.	Prostration; langue aride; peau sèche; pouls foible; assoupissement entremêlé de rêvasseries.	Insomnie. (*Vésicatoire sur le point douloureux; julep pectoral, boisson vineuse.*)

6. Frisson vers dix heures du matin, toux fréquente, crachats visqueux, abdomen tendu, constipation opiniâtre. (*Potion fortifiante.*)

7. Presque pas de douleurs thorachiques, crachats rouillés. (*Infusion d'hysope avec l'acétite d'ammoniaque.*)

9. Rêvasseries, idées confuses, oppression, crachats érugineux, rares; pendant la nuit, somnolence, syncopes, pouls fréquent, cédant sous le doigt, chaleur âcre de la peau.

10. Frisson à midi, sueur copieuse, précédée d'un état comateux; abdomen tendu.

11. Expectoration très-pénible, très-rare; sueur abondante, pouls fort, fréquent, paroxisme le soir.

12. Suppression des crachats, rêvasseries, langue fuligineuse, sueur (*Boisson émétisée.*), déjections fréquentes.

13. Rémission, respiration plus facile, douleur thorachique étendue; crachats muqueux, épais; chaleur modérée de la peau, pouls fréquent, point de délire, léger paroxisme le soir.

14. Retour des forces, convalescence. Dès le lendemain, on a permis l'usage des alimens.

René, âgée de soixante-quinze ans, habite la Salpêtrière depuis cinq ans; depuis dix, toux catarrhale, douleurs rhumatismales plus intolérables l'automne que le printemps. Ce printemps, ces douleurs ont été moins vives, ont duré moins longtemps, ont disparu il y a environ quatorze jours. Dès-lors malaise, inappétence.

1er. *jour de la maladie.* Au soir, frisson chaleur, sueur, dévoiement.

2. (*Entrée aux infirmeries.*) Supination, langue aride, haleine fétide, douleur au côté droit du thorax, sensible au toucher; toux fréquente, très-incommode; douleur, sensibilité de l'épigastre, pouls irrégulier, sueur.

3. L'émétique a fait vomir des matières amères; crachats verdâtres.

4. Toux sans expectoration, bruit des matières

muqueuses dans les bronches, débilité augmentée, pouls intermittent, s'effaçant sous le doigt. (*Boisson, julep pectoral.*)

5. Dents fuligineuses, langue aride, brune à la base; la douleur thorachique n'est plus sensible au toucher, mais exaspérée par la toux, qui est rare et bruyante; paroxisme très-fort. (*Vésicatoire sur le siége de la douleur.*)

6. Prostration, face livide, anaudie, râlement; point d'expectoration ni de paroxisme.

7. Aphonie, mort.

9. *Autopsie cadavérique.* Légère adhérence du poumon avec la plèvre costale du côté droit; poumon élastique, gorgé de mucosité mêlée de matière puriforme; les bronches remplies de mucosité jusqu'au-dessus de leur bifurcation. Les autres cavités splanchniques n'ont présenté rien de notable.

Catarrhe Gastro-adynamique.

Une femme âgée de soixante-quatre ans, d'un tempérament éminemment lymphatique, étoit depuis huit jours dans un état de santé chancelante.

1er. *jour de la maladie.* Frisson, chaleur, douleur pleurodinique au côté droit du thorax, toux sèche, respiration difficile, bouche amère, couverte d'un enduit jaunâtre; sensibilité de l'épigastre; le soir, paroxisme avec délire.

Symptômes du catarrhe.	*Symptômes gastriques.*	*Symptômes adynamiques.*	*Symptômes communs accidentels.*
2. Crachats rares, visqueux; douleur thorachique, sensible au toucher; toux.	Mêmes symptômes que la veille; chaleur vive de la peau.	Face décolorée; prostration; pouls foible, lent.	Dans la nuit, frisson, délire triste. L'émétique a provoqué des évacuations très-copieuses.

3. Toux violente, respiration plus libre; le soir, expectoration plus facile (persévérance des symptômes gastriques jusqu'à la fin de la maladie), pouls petit, foible.

4. Respiration fréquente, plaintive; crachats abondans, muqueux, opaques; douleur thorachique générale; traits de la face altérés, abdomen tendu, sensible; pouls petit, irrégulier; urine abondante. (*Julep pectoral, infusion d'hysope avec l'accétite d'ammoniaque et le sirop de guimauve.*) Le lendemain, l'intensité des symptômes gastriques décida l'usage de l'émétique.

6. Expectoration presque nulle, rêvasseries la nuit.

7. Crachats faciles, muqueux, opaques; abdomen souple, constipation opiniâtre, pouls plus développé, régulier; paroxisme léger.

8. Langue humectée, cessation de la douleur thorachique, pouls à peine fébrile, retour des forces, diarrhée.

9. Expectoration toujours abondante, disparition des symptômes gastriques, point de paroxisme.

10. Apyrexie, convalescence.

Anne Potier, âgée de quarante-trois ans, fut saisie de frisson : chaleur, douleur dans l'hypocondre droit, toux. Les deux jours suivans, frissons irréguliers.

4e. *jour de la maladie.* Nausées, bouche amère, symptômes thorachiques augmentés.

5. (*Entrée aux infirmeries.*) Céphalalgie violente, visage animé, langue couverte d'un enduit jaunâtre, nausées fréquentes, crachats muqueux, légèrement striés.

6. L'émétique décida seulement quelques selles. Le soir, cessation presque absolue de la douleur thorachique, céphalalgie diminuée, bouche moins amère, pouls plus fréquent, un peu d'accablement.

7. Gêne de la respiration, crachats abondans, jaunâtres, pouls très-fréquent, foible; violent paroxisme, délire dans la nuit.

8. Prostration, face d'un rouge livide, langue brune, aride, respiration fréquente. (*Boisson pectorale, julep pectoral.*)

9. Retour de la douleur de l'hypocondre droit, expectoration moins abondante; le soir, râlement, pouls fréquent, irrégulier, foible; selles verdâtres, très-fétides.

10. Les yeux larmoyans, ternes; langue fuligineuse, crachats rares, muqueux; chaleur âcre de la peau, pouls plus foible. (*Vésicatoire sur le côté droit de la poitrine.*)

11. Pouls un peu relevé; le soir, délire taciturne, suppression des crachats, râle.

12. Perte des fonctions des sens, sueur froide, froid des membres, mort.

Autopsie cadavérique. Adhérences nombreuses, mais peu étendues, du poumon avec la plèvre costale; poumons élastiques gorgés de mucosités.

Une femme âgée de soixante-cinq ans, d'une constitution affoiblie, se portoit assez bien. Elle s'expose à l'air froid :

1er. *jour de la maladie.* Frisson, chaleur, douleur générale dans le thorax, toux fréquente, symptômes gastriques. Même état les jours suivans.

4. (*Entrée aux infirmeries.*) Crachats muqueux.

5. Langue couverte d'un enduit jaunâtre, bouche amère, nausées, gêne légère de la respiration, douleur profonde dans toute la cavité droite du thorax, toux fréquente, crachats difficiles, douloureux, écumeux; pouls petit, fréquent. L'émétique n'a point fait vomir; diarrhée.

6. Accablement, langue brune, aride; mêmes symptômes gastriques que la veille; douleur générale des deux cavités thorachiques, expectoration presque nulle. (*Vésicatoire sur le côté gauche de la poitrine, potion fortifiante, julep pectoral.*) Le soir, prostration, suppression des crachats.

7. Langue un peu humectée, crachats visqueux,

rares ; pouls moins foible, régulier; le soir, prostration, oppression, somnolence.

8. Râle, refroidissement général, crachats grisâtres; le soir, face hippocratique, aphonie, mort.

10. *Autopsie cadavérique*. Bronches remplies de mucosité; parenchyme des poumons sain.

Genre vingt-quatrième. *Pleurésie.*

Espèce 1re. *Pleurésie simple.*

Émilie Biget, âgée de dix-neuf ans, a été élevée à la Salpêtrière. A dix-huit ans, les menstrues ont paru pour la première fois; elles n'ont presque pas coulé depuis. Convalescente d'une fièvre meningo-gastrique, elle se livra à un exercice fatigant : sueur, exposition à l'air froid, alternatives de frisson et de bouffées de chaleur, douleur thorachique très-vive, oppression, toux sèche.

3e. *jour de la maladie.* (*Entrée aux infirmeries.*) Mêmes symptômes, paroxisme le soir.

4. Face animée, douleur pongitive sous la mamelle gauche, oppression, toux sèche, augmentant la douleur thorachique; pouls plein, dur, très-fréquent; peau halitueuse, paroxisme suivi de sueur, apparition passagère du flux menstruel.

5. Saignée du pied, suivie de syncope; néanmoins soulagement momentané (dans l'après-midi, état comateux, symptômes nerveux inquiétans, qui se dissipent le soir).

6. Face plus colorée; d'ailleurs mêmes symptômes thorachiques, retour des menstrues; paroxisme, avec sueur prolongée dans la nuit.

7. Légère hémorragie nasale, face moins rouge, surtout les pommettes; rémission des symptômes thorachiques, pouls moins fréquent, paroxisme léger, suivi de sueur.

8. Apyrexie, point de douleur de côté ni d'oppression; convalescence.

Creté, âgée de soixante-trois ans, tourmentée depuis long-temps d'un asthme convulsif (*Genre* 54e. *Espèce* 4e.), fut employée aux cuisines de la Salpêtrière. Exposition à un courant d'air, tandis que le corps étoit en sueur.

1er. *jour de la maladie.* Frisson violent, douleur thorachique, oppression qui empêche de rester couchée, toux douloureuse.

3. (*Entrée aux infirmeries.*) Rougeur des pommettes, langue humectée, muqueuse; douleur pongitive répondant aux sixième et septième côtes sternales droites; oppression, respiration petite, fréquente, douloureuse; toux excitant la douleur thorachique, pouls fort, fréquent; chaleur vive de la peau; le soir, refroidissement général, chaleur, sueur légère.

4. Rémission au matin; pendant le paroxisme, pommettes plus colorées, oppression augmentée, douleur plus vive, chaleur plus intense, pouls dur,

plus fréquent. (*Julep pectoral.*) Le lendemain, symptômes très-violens.

6. Rémission. La douleur thorachique n'est plus sentie que lorsque la malade tousse; quelques crachats difficiles, écumeux, légèrement striés; pouls moins fréquent, souple; moiteur de la peau, paroxisme léger, toux sèche, sommeil.

7. Toux rare, peu douloureuse; respiration libre, crachats muqueux. Le soir, paroxisme très-fort; sueur abondante toute la nuit.

8. Crachats muqueux, jaunâtres; sueur, paroxisme à peine sensible : la toux ne répond plus qu'à l'abdomen. (Depuis long-temps la malade éprouve une douleur au-dessous de l'ombilic : l'attention éveillée par ce symptôme, a fait reconnoître l'existence d'un squirre de l'intestin grêle.)

9. Retour des symptômes thorachiques; après midi, chaleur vive, sueur abondante.

10. Apyrexie, sueur. Le lendemain, crachats muqueux, sueur. Convalescence pendant laquelle la malade a eu une attaque d'asthme.

Espèce 2e. *Pleurésie gastrique.*

Marguerite Cambier, âgée de trente-quatre ans, élevée à la Salpêtrière, jouit d'une constitution robuste. Depuis quinze jours, menstrues moins abondantes qu'à l'ordinaire.

1er. *jour de la maladie.* Exposition au froid, le corps étant échauffé : frisson vif, chaleur; douleur de côté, gêne de la respiration; légère hémorragie utérine.

2. (*Entrée aux infirmeries.*) Céphalalgie sus-orbitaire, bouche amère, langue couverte d'un enduit blanchâtre avec des lignes jaunes; douleur, sensibilité à l'épigastre; chaleur vive de la peau, pouls plein, fort; paroxisme, face colorée, surtout les pommettes; douleur aiguë répondant aux sixième, septième, huitième côtes droites, arrivée par l'inspiration et la toux.

3. Frisson, chaleur; sueur légère : l'émétique a fait rendre des matières amères. Le soir, paroxisme très-fort, oppression augmentée, douleur thorachique plus intense; toux sèche, très-douloureuse; saignée du bras droit, soulagement. (*Boisson pectorale.*)

4. Symptômes très-augmentés, oppression extrême, respiration précipitée; nouvelle saignée qui a soulagé. Dès-lors symptômes gastriques très-intenses, peau brûlante, pouls fort, développé; soif vive.

5. La douleur s'est portée à l'épaule : rémission des symptômes pleurétiques, vomissement, déjections copieuses décidées par la boisson émétisée; paroxisme modéré; un crachat muqueux mêlé de stries de sang.

7. Face peu colorée, douleur souscapulaire à peine sentie, toux rare, peau moite, pouls souple, peu fréquent; déjections copieuses, paroxisme léger.

8. Les symptômes ont repris plus d'intensité; paroxisme plus fort, mais suivi de sueur abondante; sommeil.

9. Respiration libre, point de toux ni de paroxisme; plusieurs selles. Dès le lendemain, apyrexie, convalescence.

Gérard, agée de soixante-trois ans, asthmatique, sujette aux catarrhes pulmonaires, avoit craché un peu de sang l'été précédent.

1er. *jour de la maladie.* Refroidissement général; chaleur, céphalalgie, bouche amère, nausées, vomissement.

3. Mêmes symptômes gastriques; tout à coup, douleur pongitive au côté droit du thorax; respiration très-douloureuse, oppression extrême.

4. Accès de fièvre complet; toux, crachats striés; un purgatif procura plusieurs selles; nuit tranquille. (*Boisson pectorale.*)

6. Symptômes plus intenses, pommette gauche très-rouge, traits de la face altérés, pouls dur, précipité; nuit très-agitée. (*Julep pectoral.*)

7. Rémission; légère expectoration suivie de soulagement; pouls souple, peau moite, bouche amère, soif : la rémission se soutint le lendemain; dans la nuit, sueur très-abondante, sommeil.

9. Respiration libre, point de douleur thorachique, toux plus rare, expectoration abondante, sueur.

12. Symptômes gastriques, boisson émétisée, vo-

missement de matières amères, déjections. Le lendemain, apyrexie, appétit : il restoit un peu de foiblesse.

Convalescence longue, orageuse, marquée par beaucoup de foiblesse et des retours fréquens d'embarras gastriques.

Espèce 3e. *Pleurésie adynamique.*

Mora, agée de soixante-sept ans, étoit d'une constitution affoiblie.

1er. *jour de la maladie.* Frisson violent, douleur pongitive sous les dernières côtes sternales droites; toux sèche. Le lendemain, vomissement spontané.

4. (*Entrée aux infirmeries.*) Supination; respiration courte, douloureuse; douleur thorachique très-aiguë, point d'expectoration, pouls fréquent, foible; paroxisme pendant la nuit; quelques crachats muqueux.

5. Embarras gastrique; vomissemens provoqués par l'émétique; le soir, paroxisme, rougeur de la face, accablement, larmoiement, quelques crachats rouillés.

6. Regard étonné, prostration, respiration convulsive, pouls lent, foible; point d'expectoration, râle, aphonie, mort le lendemain.

8. *Autopsie cadavérique* : adhérences très-nombreuses des poumons avec la plèvre costale; surface du poumon droit sphacelée, tissu de ce viscère gorgé de mucosité.

Genre vingt-cinquième. *Gastrite.*

Espèce 2e. *Gastrite par métastase.*

Une femme âgée de soixante-deux ans avoit eu plusieurs attaques de goutte: depuis quelques jours douleur lancinante, rougeur, gonflement du pied gauche; emportement de colère, disparition subite des symptômes goutteux : deux heures après, cardialgie, douleur gravative de l'estomac, sentiment de constriction dans la région épigastrique, oppression augmentée par la plus petite quantité de boisson. Les jours suivans, accroissement des symptômes.

4e. *jour de la maladie.* Langue sèche, couverte d'un enduit brunâtre; soif vive, pouls petit, serré; froid des membres. La potion suivante soulagea très-promptement. (*Ether sulfurique, sirop de guimauve, eau de mélisse simple; sinapismes aux pieds.*)

6. Symptômes plus intenses que jamais; pouls intermittent, foible; après midi, cessation de toute douleur, chute des forces; le soir, vomissement de matières noirâtres; mort.

8. *Autopsie.* Tunique péritonéale de tout le conduit alimentaire, phlogosée. L'estomac présentoit un rétrécissement très-marqué; la membrane muqueuse de ce viscère étoit épaissie, rougeâtre, sillonnée, enduite d'une matière visqueuse, noirâtre.

R. Giraud, âgée de soixante-dix-huit ans, quoique née de parens sains, a été d'une foible constitution; elle exerçoit la profession de tailleuse : dérangemens fréquens des fonctions du système gastrique.

Depuis trois mois, perte d'appétit, lassitudes spontanées, santé chancelante. Pour soutenir un fardeau pesant, elle le pressa fortement contre l'épigastre et l'hypocondre gauche : cette compression fut bientôt suivie de fréquentes envies de vomir; vomissement de matières jaunâtres; peu à peu, vomissement plus fréquent, journalier, presque continu. Enfin les alimens eux-mêmes furent rejetés jusqu'au 15. Accroissement successif de symptômes.

16e. *jour depuis la compression.* (*Entrée aux infirmeries.*) Face livide, traits altérés, amertume de la bouche, tumeur dure, oblongue, douloureuse, sensible au toucher, située dans l'espace circonscrit par l'épigastre, l'ombilic et le cartilage des côtes asternales gauches; douleur sourde dans toute la cavité abdominale, constipation, œdème des pieds, peu de sommeil.

17. Douleurs plus intenses, progrès de l'œdème qui s'est étendu aux jambes, aux cuisses.

18. Soif brûlante, douleur épigastrique, lancinante; mouvement fébrile, dévoiement. (*Boisson adoucissante, potion calmante.*)

19. Nausées, suppression des vomissemens par excès de foiblesse; enflure des membres thora-

chiques, douleurs intolérables. Le lendemain, mort.

21. *Autopsie.* Épanchement dans l'abdomen d'une petite quantité de fluide séreux, puriforme; estomac refoulé vers l'hypocondre gauche; les parois de ce viscère épaissies, dures, à l'intérieur noirâtres, ulcérées. Les deux ouvertures cardiaque et pylorique sans altération; vésicule biliaire très-distendue.

OBSERVATIONS pour servir à l'histoire des lésions organiques de l'estomac.

Anne Miché, âgée de trente-huit ans, avoit été appliquée à faire de la broderie dès l'âge le plus tendre. Toute sa vie, elle avoit été sujette à de fréquens dérangemens des fonctions du système gastrique. Depuis l'âge de vingt-cinq ans, dans l'intention de fortifier son estomac, elle prenoit tous les matins à jeun un petit verre d'eau-de-vie.

Pour dissiper quelques symptômes gastriques, la malade prit deux grains de tartrite de potasse antimonié. Huit jours après, mêmes médicamens; vomissement continuel; pendant quinze jours l'estomac ne pouvoit supporter seulement un verre d'eau; néanmoins la malade prit deux purgatifs à un jour d'intervalle. Aux vomissemens, succéda une foiblesse extrême de l'estomac : douleurs lancinantes très-vives, excitées surtout par la présence des alimens.

Un mois après avoir pris le premier émétique, *entrée aux infirmeries.* Langue muqueuse, soif vive, anxiété, sensibilité épigastrique, douleur déchirante de l'estomac. Les boissons mucilagineuses, les potions calmantes, modérèrent les symptômes sans les dissiper entièrement.

Cinq mois après, la malade revint aux infirmeries : Épigastre habituellement sensible au toucher, douleur constante dans cette région, augmentée après les repas; à des époques irrégulières de la journée, l'épigastre devient le siége d'une douleur sourde, gravative, qui augmente progressivement, reste intolérable pendant deux à trois heures : alors anxiété, cardialgie, efforts de vomissement. Enfin elle vomit, s'il y a des alimens dans l'estomac : aussitôt après, sueur générale, soulagement. Une frayeur, une contrariété, une nourriture trop abondante, déterminent le retour de cet état.

Outre les symptômes précédens, tous les matins, amertume de la bouche, nul désir des alimens; après le repas, rapports acides, nidoreux; souvent nausées; quelquefois vomissement de matières muqueuses abondantes; rarement les alimens sont-ils rejetés s'ils ne sont décidés par quelque cause existante; constipation; la peau est jaune, habituellement chaude : on ne sent aucune tumeur dans la région épigastrique.

Fleuri, d'une constitution robuste, d'un caractère vif, enjoué, avoit abusé des liqueurs alcoolisées : néanmoins, elle avoit joui d'une bonne santé.

Elle eut une indigestion : depuis, vomissement de tout ce qu'elle prenoit.

Un mois après l'indigestion, sentiment de constriction à la gorge, soif continuelle, vomissement des alimens, tantôt peu d'heures, tantôt quarante-huit heures après le repas, mais toujours elle les rendoit à demi digérés; constipation; tous les soirs, accès de fièvre intermittente quotidienne. (G. 6e. Esp. 1re. N. ph.)

3e. *mois.* Sueurs partielles, colliquatives; la peau, qui auparavant étoit aride, est devenue souple, et a resté ainsi jusqu'à la mort; fièvre continue.

5e. *mois.* Traits de la face altérés, couleur plombée, rapports fétides, fréquens; vomissement des alimens, sorte de picotement dans tout l'abdomen, point de douleur ni de tumeur; diminution progressive des forces, amaigrissement, mort.

Autopsie. Membrane muqueuse de l'estomac ulcérée dans une très-grande étendue; l'ouverture pylorique étoit un peu dilatée; nulle altération des autres viscères abdominaux.

Françoise Millier, âgée de quarante et un ans, avoit été exercée à faire de la dentelle dès sa plus tendre enfance. Ce genre de travail, le défaut d'exercice, la mauvaise nourriture, les mauvais traitemens, la firent tomber dans le marasme (elle avoit douze ans): elle fut guérie par la diète lactée, continuée pendant une année entière. Après sa guérison, elle revint à sa première manière de vivre. A vingt et un ans, hémorragie nasale qui dura trois jours consécutifs, et qui réduisit la malade à un tel degré d'affoiblissement, qu'elle ne put bouger de son lit que quatre mois après.

A vingt-huit ans, elle fit la traversée pour l'Amérique; jamais sa santé n'a été aussi bonne. Au retour, quatre ans après, pendant le voyage, maux d'estomac continuels, nausées, vomissement, œdème des jambes. Arrivée en France, elle avoit une leucophlegmatie, dont elle ne guérit qu'au bout d'un an.

Depuis, continuation des douleurs d'estomac; elles devenoient plus vives régulièrement tous les mois, et se calmoient par le vomissement de matières muqueuses.

A trente-deux ans, contrainte d'entrer à la Salpêtrière, elle y reprit sa première profession : la maladie fit peu de progrès les premières années.

Depuis quinze mois, irrégularité de la menstruation; douleurs d'estomac plus vives, plus fréquentes; impossibilité de garder les alimens : de là dégoût, langueur, dépérissement, cardialgie continuelle; douleur, sensibilité extrême de l'épigastre, vomissement de matières muqueuses, constipation opiniâtre. La malade sent les matières qu'elle doit rejeter. Les douleurs augmentent à mesure que le vomissement est près d'avoir lieu : le vomissement est suivi d'un soulagement passager. Peu d'heures après, les douleurs reprennent leur intensité; elles augmentent progressivement, jusqu'à ce que la malade vomisse de nouveau. Si l'estomac contient des alimens, l'excrétion muqueuse est plus facile, plus prompte, mais jamais accompagnée des alimens eux-mêmes. Outre ces symptômes, amaigrissement extrême, face livide, chaleur sèche de la peau, surtout à la paume des mains et à la face plantaire des pieds; pouls petit, serré; sueurs partielles : tous les soirs, frissons fugaces suivis de chaleur, soif, fréquence du pouls.

Carabin, âgée de 70 ans, avoit été livrée à une profession sédentaire qui l'obligeoit d'appuyer la poitrine sur le métier (boutonnier). Dès sa jeunesse, elle vomissoit de temps en temps des matières muqueuses; néanmoins, elle a joui d'une santé assez bonne. Les quatre années qui précèdent l'entière cessation du flux menstruel : sueur abondante presque habituelle.

Elle se laissa tomber sur le côté; huit jours après, nouvelle chute sur l'extrémité abdominale du sternum; enfin elle se laisse cheoir sur le dos. Ces trois chutes accidentelles déterminèrent des douleurs assez vives dans l'hypocondre droit et la région sternale. Dès-lors, excrétion muqueuse plus fréquente, plus abondante.

4e. *mois.* Douleur sternale lancinante; besoin de prendre des alimens plusieurs fois le jour. Lorsque les alimens solides passent derrière le quart abdominal du sternum, ils y excitent des douleurs cruelles.

5e. *mois.* Abandon de toutes sortes d'alimens solides. La malade ne s'est plus nourrie que de riz, de bouillon, de pain trempé; de fruits, de vin.

7e. *mois.* Diarrhée qui a duré huit jours, et qui obligeoit la malade d'aller à la garde-robe chaque fois qu'elle prenoit des alimens, ce qui arrivoit toutes les trois à quatre heures; devenue très-foible, on la porta aux infirmeries, on rétablit ses forces, et elle fut renvoyée.

10e. *mois.* Nouvelle diarrhée; mêmes effets.

(*Entrée aux infirmeries.*) Douleur profonde, fixe, lancinante, répondant au quart abdominal du sternum; vomissement sans effort de matières muqueuses, mêlées de petits brins, gris, noirâtres. La malade sent les matières du vomissement franchir le siége de la douleur: soulagement après son excrétion. Besoin de prendre des alimens toutes les deux ou trois heures; ce besoin est accompagné de l'augmentation de la douleur sternale, d'un sentiment de défaillance, de l'excrétion de matières muqueuses; il éveille souvent la malade, pendant la nuit; ayant à dessein retardé de le satisfaire, tous les symptômes s'exaspèrent et font craindre à la malade de tomber en syncope. Dès qu'elle a pris quelque chose, la douleur sternale se modère, l'excrétion muqueuse cesse; bien-être général; impossibilité de prendre plus de deux onces d'alimens à la fois; à mesure qu'ils sont poussés vers l'estomac, ils augmentent la douleur sternale. Outre ces symptômes : peau sèche, rude, chaleur âcre; pouls petit, fréquent; membres grêles, amaigrissement.

10e. *jour depuis son entrée.* Œdème des pieds, diminution de l'excrétion muqueuse; peu de jours après, l'excrétion cessa; urine plus rare, l'enflure s'étendit aux jambes, aux cuisses, aux bras, enfin au thorax; face bouffie, livide; leucophlegmatie générale (la peau étoit plus tendue le matin; elle ne conservoit pas long-temps l'impression des doigts); impossibilité de se coucher horizontalement, par la crainte de suffoquer; dyspnée au plus léger mouvement; douleur sternale constamment lancinante, pouls grêle, très-fréquent, urine rare. (*Muriate d'ammoniaque, oxymel scillitique, mélisse alcoolisée.*)

33. Retour du vomissement, mais moins abondant, mêlé d'une plus grande quantité de substances noires, brunes, et sans soulagement.

36. Oppression plus grande, progrès de l'enflure; diarrhée; point d'urine depuis deux jours.

39. Chute des traits de la face, matière du vomissement très-fétide, semblable à une décoction de quinquina, mêlée de brins noirs, et d'une

substance ressemblante à du blanc d'œuf. Frisson dans l'après-midi; douleur profonde le long des attaches du diaphragme du côté droit; toux. (*Potion fortifiante.*)

41. Respiration courte, suspirieuse; pouls concentré, grêle, très-fréquent; urine très-rare et en petite quantité.

45. Nausées, rapports très-fétides, la malade sent les gaz franchir le siége de la douleur.

46. Vomissement chaque fois qu'elle prend de la boisson; cessation du dévoiement; bras droit désenflé; douleur thorachique sternale atroce; toux; efforts pour vomir; soif dévorante.

47. Retour du dévoiement et de l'enflure du bras droit, respiration stertoreuse, membres froids, urine très-copieuse; le lendemain, mort.

50. *Autopsie cadavérique*. La peau du tronc brune, épaisse, dure; les tégumens de la tête et du cou, d'un rouge violet; la peau des membres luisante, d'un blanc opaque, et très-distendue; abdomen très-volumineux, laissant sentir la fluctuation; point de tumeur.

Epanchement d'une grande quantité de sérosité roussâtre dans l'abdomen. Les tuniques du conduit alimentaire pâles; l'épiploon, les intestins n'ont offert rien de remarquable. Le cardia présentoit une tumeur dure de deux pouces de diamètre; le pylore offroit aussi une tumeur semblable oblongue. L'estomac ouvert, on a trouvé dans son intérieur, une petite quantité de liquide brunâtre, des débris noirâtres semblables aux matières du vomissement; la membrane muqueuse étoit un peu rougeâtre. La tumeur cardiaque ouverte, a présenté un ulcère; les parois du pylore avoient l'apparence cartilaginée, l'ouverture pylorique étoit un peu rétrécie, mais on n'a reconnu aucune trace d'ulcération; l'œsophage ouvert étoit livide, mais sans altération.

Epanchement séreux dans le thorax, poumon droit fortement adhérent aux parois thorachiques; un peu de sérosité dans le péricarde; on n'a trouvé aucune lésion dans le cœur.

Chiffard, âgée de 53 ans, tailleuse, avoit été employée à l'âge de 35 ans, aux infirmeries de Bicêtre, pour administrer les frictions mercurielles; elle continua le même service à l'hospice des Capucins. Peu après qu'elle fut dans ce dernier hospice: douleurs très-vives à l'estomac, bientôt elles devinrent très-fréquentes. Plusieurs émétiques furent administrés.

Obligée de quitter son service, elle entra aux infirmeries de la salpêtrière: rapports acides continuels, vomissemens fréquens, constipation, douleur vive, fixe à l'épigastre où l'on sentoit une tumeur. (*Boisson calmante.*)

Deux mois après son entrée, face altérée, livide; soif vive, amaigrissement. (*Tisane adoucissante, potion calmante.*)

Les quinze jours suivans, le mal fit des progrès très-rapides : douleur épigastrique très-violente, élancemens, abdomen tendu, sensible au toucher ; vomissement plus fréquent ; la plus petite quantité de boisson fait éprouver un sentiment très-pénible de gonflement de l'estomac; pouls petit, foible; peau aride; constipation. Quelques jours après, le ventre se relâcha, déjections ternes, fétides; peu à peu les forces diminuèrent, la sensibilité s'éteignit; mort, le sixième mois de la maladie.

Autopsie cadavérique. Aussitôt qu'on eut ouvert l'abdomen, il se dégagea une grande quantité de gaz très-fétide; épanchement d'une grande quantité de liquide verdâtre; tous les viscères abdominaux étoient dans une sorte de macération; l'épiploon dur, rouge, comme carnifié, roulé sur lui-même, étoit ramassé sous la grande courbure de l'estomac; celui-ci très-volumineux; la tunique muqueuse de ce viscère étoit presque détruite; près du pylore on a trouvé un large ulcère de trois pouces de diamètre; le pylore étoit sain.

Le foie avoit perdu son volume et sa couleur ordinaires, la vésicule biliaire étoit très-distendue.

Les poumons avoient contracté des adhérences avec la plèvre costale; le cœur, comme tous les autres muscles, étoit pâle, flasque, et n'avoit pas le volume ordinaire.

Michaud, âgée de 66 ans, avoit toujours joui d'une bonne santé; elle étoit fileuse. Depuis quatre mois, douleur à l'hypocondre gauche, nausées d'abord, puis vomissement de matières vertes, noirâtres, d'un très-mauvais goût, tantôt immédiatement, tantôt douze heures après le repas. Quinze jours après son entrée aux infirmeries, il fut impossible de retenir les alimens solides; la malade ne put supporter que l'eau vineuse, et une petite quantité de bouillon; les forces ont rapidement baissé dans les derniers jours, toute sorte de liquides, excepté le vin, étoient aussitôt rejetés; douleur gravative répondant à l'extrémité splanchnique de l'estomac; le moindre mouvement faisoit entendre le bruit d'un fluide agité dans ce viscère; tension douloureuse du muscle sterno-pubien droit, douleur au dos, s'étendant jusqu'à l'épaule, oppression. Enfin, angoisse extrême, face décomposée; mort, deux mois après son entrée aux infirmeries.

Autopsie cadavérique. L'épiploon adhéroit au foie; adhérence de l'estomac avec le grand lobe; cette adhérence ne put être détruite qu'en déchirant le tissu même de l'estomac; les deux tiers de ce dernier étoient épaissis, durs, ulcérés intérieurement; le reste de la tunique muqueuse étoit rougeâtre.

Le péritoine, le diaphragme adhéroient fortement à la face convexe du foie.

Epanchement séreux dans la cavité gauche du

thorax, le poumon gauche adhéroit au diaphragme au même point où celui-ci étoit uni au foie. Le tissu des deux poumons étoit sain; ils avoient l'un et l'autre des connexions avec la plèvre costale.

Tronchet, blanchisseuse, âgée de 62 ans, avoit échappé à une maladie très-grave; pendant la convalescence qui fut très-longue, leucophlegmatie; depuis trois mois, guérison parfaite.

1er. *mois de la maladie*. Vomissement des alimens, tantôt immédiatement, tantôt quelques heures après les repas; quelquefois la matière du vomissement étoit mêlée de sang; constipation ou diarrhée; douleur aiguë à l'épigastre et aux deux régions rénales; tumeur dure, oblongue occupant le trajet de la portion moyenne du colon; bruit semblable à celui d'un fluide agité dans l'estomac; chaque vomissement excitoit des douleurs atroces derrière l'appendice abdominale du sternum.

4e. *mois*. (*Entrée aux infirmeries.*) Face livide, débilité, amaigrissement, alimens rejetés deux ou trois heures après les repas.

5e. *mois*. Dès le onzième jour de ce mois, impossibilité de prendre des alimens solides.

14. Traits de la face altérés, prostration.

16. Mort après cinq mois depuis les premiers vomissemens.

18. *Autopsie cadavérique*. La portion moyenne du colon placée plus bas que dans l'état ordinaire;

estomac adhérent au petit lobe du foie, cette adhérence offroit une tumeur dure, squirreuse ; la paroi postérieure de l'estomac adhéroit au pancréas ; elle étoit détruite en partie par l'ulcération qui avoit son foyer dans ce dernier organe ; l'extrémité splanchnique de l'estomac étoit remplie de liquide puriforme, brunâtre.

Mercault, veuve âgée de soixante-quatre ans, avoit passé sa vie à cultiver la terre ou à filer. Cessation de la menstruation dès l'âge de trente-deux ans ; depuis, santé chancelante et altérée par diverses maladies ; à quarante ans hémorroïdes qui n'ont pas coulé, et ont causé des douleurs très-vives.

Depuis quelques mois, cette femme se portoit mieux ; son grand âge la fit entrer à la Salpêtrière.

Dès les premiers jours, elle éprouva les symptômes suivans, qui ne la quittèrent plus qu'avec la vie : perte d'appétit, anxiété épigastrique, digestion laborieuse, avec issue de vents par haut et par bas; vomissement d'une partie des alimens mêlés de mucosités ; constipation. Quelque temps après, sentiment de gonflement et de bouillonnement dans la région épigastrique, diminution des forces et de l'embonpoint.

3e. *mois*. Digestion plus laborieuse, douleur aiguë de l'estomac après avoir mangé, envie de vomir, efforts, rarement vomissement ; désir des alimens salés.

4e. *mois*. Cette femme qui avoit toujours été sobre, ne put résister à son appétence pour les alimens salés : elle eut une indigestion qui dura plusieurs jours, après laquelle son estomac ne put plus retenir que le bouillon et le vin. Douleur épigastrique lancinante, élancemens dans la région hypocondriaque gauche; constipation opiniâtre ; même appétence des alimens salés.

5e. *mois*. Chute des forces; vomissement de matières liquides, vertes, noirâtres, laissant une impression âcre au gosier ; œdème des membres abdominaux, mouvement fébrile continu, plus marqué le soir. Perte totale des forces ; découragement, diarrhée colliquative ; deux jours après, mort.

Autopsie. Le grand épiploon épaissi de plusieurs lignes, dur, squirreux, adhérent aux côtes sternales gauches; l'estomac, par sa face antérieure, adhéroit au lobe gauche du foie, par sa face postérieure, au pancréas. La moitié pylorique de l'estomac avoit acquis un demi-pouce d'épaisseur ; la tunique muqueuse de la moitié cardiaque de ce viscère, étoit phlogosée ; vers le pylore elle étoit noirâtre, inégalement détruite, ulcérée : la portion de ses parois par laquelle l'estomac adhéroit au foie, étoit entièrement détruite.

Lecomte, âgée de soixante-treize ans, se présente aux infirmeries. Depuis quelques années, toux catarrhale, diminution des forces. Il y a trois mois, perte de son mari, chagrins violens, tristesse, morosité, insomnie, perte d'appétit, selles rares. Depuis quelques jours, vomissemens des alimens, quelquefois mêlés de matières noirâtres. Le vomissement est sans effort, sans douleur, tantôt immédiatement après le repas, tantôt une ou deux heures après; les matières rejetées laissent après elles un goût acide dans la bouche qui est souvent pâteuse, amère, salée. Abdomen un peu tendu, point douloureux; épigastre un peu sensible; amaigrissement extrême, pouls lent, foible; peau aride, médiocrement chaude; frissons vagues. La fièvre hectique est maintenant déclarée.

Une femme, âgée de soixante-neuf ans, avoit passé sa vie à garder des troupeaux. Une chèvre la renverse d'un coup de corne porté entre l'ombilic et l'appendice abdominal du sternum; néanmoins il ne se manifesta aucun symptôme grave. Depuis cet accident, l'épigastre est sensible à la plus légère pression.

Deux ans après (*Entrée aux infirmeries.*), douleur gravative à l'épigastre, dans cette même région; tumeur très-douloureuse quand on la presse; elle a deux pouces de diamètre; pouls dur, fréquent; frissons irréguliers. (*Cataplasme émollient pendant huit jours.*)

9e. *jour depuis l'entrée aux infirmeries.* La tumeur a doublé de volume, elle est plus douloureuse, on y sent de la chaleur, des pulsations: on a cru reconnoître la fluctuation.

10. Une petite toux détermina quelques efforts; la malade éprouva un sentiment de déchirement à la région épigastrique : aussitôt diminution de la tumeur, borborismes, déjections liquides, abondantes ; elles ont persisté pendant deux jours.

13. Il ne reste plus que de légères douleurs à l'épigastre; disparition totale de la tumeur; jusqu'au trente-cinquième jour, la malade alla de mieux en mieux; par intervalles, frissons légers, entrecoupés de bouffées de chaleur; douleur sourde et constante aux hypocondres et à l'épigastre; elle mangeoit bien, les déjections étoient faciles, mais les forces ne se rétablissoient pas; maigreur extrême; chaque jour elle se lève, mais au moindre mouvement lassitude, foiblesse voisine de la syncope.

Le mois suivant, diminution des forces, amaigrissement augmenté, mouvement fébrile continu, plus marqué le soir; peau aride, chaleur vive; la malade ne peut se coucher que sur le côté droit; douleur épigastrique et hypocondriaque plus vive, s'étendant au thorax; gêne de la respiration, rougeur des pommettes, étouffement, surtout si la malade reste sur son séant; hoquets fréquens, borborismes, vents très-fétides; selles régulières, leur excrétion suivie de douleurs plus aiguës à l'épigastre.

1er. *jour du* 4e. *mois*. Impossibilité de quitter le lit.

16. Douleurs plus fortes, étendues à tout l'abdomen; syncope au plus léger mouvement.

17. Dévoiement.

18. Prostration, les yeux ternes, parole difficile; langue rouge, aride; peu de soif. Mort le lendemain.

Autopsie. Intestins légèrement phlogosés, adhérens à l'épiploon et à la paroi antérieure de l'abdomen; la petite courbure de l'estomac dure, squirreuse, épaissie d'un pouce, adhéroit au lobe moyen du foie; la paroi postérieure de l'estomac, également squirreuse, étoit fortement unie au pancréas, qui étoit dans un état de squirre. Par sa grande courbure l'estomac étoit adhérent au colon. La tunique muqueuse de ce viscère, enduite d'une substance noirâtre, puriforme, très-fétide, présentoit un clapier dans lequel on pouvoit introduire un doigt, et qui conduisoit à sa petite courbure qui faisoit corps avec le foie. Une autre ouverture aussi large, établissoit une communication directe entre l'estomac et l'iléum. La rate, les reins, n'offroient aucune altération : on n'a trouvé rien de remarquable dans la poitrine.

Adone, âgée de soixante et onze ans, teignoit des peaux de lapin en jaune. (Le mercure entre dans la composition de cette couleur.)

(*Elle entre aux infirmeries.*) Depuis quinze mois, douleur à la région ombilicale, qui augmente progressivement.

L'hiver dernier la digestion devint pénible; vomissement de matières noires, vertes, avec des douleurs d'estomac qui se renouvellent souvent.

Depuis quelques jours la douleur d'estomac n'a point paru; respiration gênée, pénible; hypocondre droit douloureux; le toucher fait reconnoître une dureté qui s'étend tout le long des côtes asternales droites : on sent aussi une dureté à la région ombilicale, siége des premières douleurs et auxquelles la malade rapporte l'origine de son mal.

20e. *jour depuis son entrée aux infirmeries.* Régions épigastrique et ombilicale plus douloureuses, respiration plus gênée, déglutition difficile.

24. Douleur très-aiguë à l'hypocondre droit, langue sèche, soif violente.

25. Débilité extrême, pâleur de la face, traits altérés.

29. Vomissement de matières noires; alternatives de froid et de sueur.

31. Mort.

Autopsie. Le lobe droit du foie dépassoit les côtes asternales; ce lobe avoit pris un si grand volume, que le pylore avoit été déplacé, repoussé en avant; de sorte qu'il étoit situé entre l'ombilic et le rachis. Dans le foie on a trouvé quelques points comme lardacés; deux glandes d'un assez gros volume sur le trajet des vaisseaux hépatiques.

La vésicule biliaire contenoit cinquante petites concrétions de forme polygone. Le canal cholédoque avoit acquis un diamètre égal à celui des uretères.

Le déplacement du pylore avoit donné à l'estomac une direction presque perpendiculaire : le pylore a présenté une tumeur dure, squirreuse ; en la divisant on a reconnu un ulcère, fongueux, calleux, noirâtre.

Le poumon droit avoit contracté de légères adhérences avec les parties voisines ; le gauche adhéroit si fortement à la plèvre costale, qu'il s'est déchiré avant qu'on ait pu détruire ses adhérences

GENRE VINGT-SIXIÈME. *Entérite.*

Espèce 1re. *Entérite aiguë.*

Élisabeth Marinier, âgée de trente-six ans, d'une forte constitution, avoit eu plusieurs affections légères de poitrine; depuis dix jours, ses menstrues avoient coulé à l'ordinaire.

1er. *jour de la maladie.* Lotion des pieds dans l'eau tiède : bientôt après, douleurs très-vives au-dessus de l'ombilic, abdomen tendu, pouls peu fréquent, chaleur de la peau. (*Potion antispasmodique, composée avec l'œther sulfurique, l'eau de fleurs d'orange et le sirop de guimauve; lavement émollient.*) Un peu de sommeil.

2. Rémission; paroxisme le soir, pouls peu fréquent, constipation, dysurie, froid des pieds. (*Eau d'orge avec le sirop de vinaigre.*)

4. Le soir, bouche pâteuse, chaleur très-forte, pouls serré, concentré, peu fréquent; dans la nuit, douleur très-vive, borborisme, abdomen si douloureux que la malade peut à peine supporter un cataplasme émollient; froid des membres abdominaux.

5. Face très-animée, quelques nausées; une fois vomissement d'une très-petite quantité de matière jaunâtre; abdomen plus tendu, plus sensible; pouls dur, plein, fréquent; saignée du bras, suivie de soulagement; le soir paroxisme très-fort.

6. Même état, toujours froid aux pieds. (*Petit lait, d'ailleurs même médicament.*)

7. Rémission très-prononcée, urine; la malade a voulu se lever; le soir paroxisme très-violent.

8. Douleurs abdominales modérées; mouvement fébrile plus foible; peau très-moite : on permit des pruneaux; urine abondante, facile.

9. Une selle spontanée, point de paroxisme; dès le lendemain apyrexie, convalescence.

Charlotte, âgée de trente ans, avoit depuis plusieurs mois des flueurs blanches. Le corps échauffé, elle plonge les pieds dans l'eau froide : aussitôt suppression de la leucorrhée; diarrhée; dans la nuit, frisson, chaleur, douleurs abdominales.

2e. *jour de la maladie.* Douleur aiguë, fixée aux régions ombilicale et hypogastrique; sentiment de chaleur brûlante dans l'abdomen, météorisme, constipation.

4. Abdomen très-sensible, pouls foible, chaleur modérée; foiblesse dans le bain, un peu de rémission après; sueur légère pendant la nuit. (*Eau d'orge avec sirop de vinaigre, bain tiède.*)

5. Les douleurs abdominales s'étendent vers l'épigastre, borborisme, urine peu abondante, avec ardeur. (*Fomentation émolliente sur l'abdomen.*)

6. Augmentation des douleurs; froid, torpeur des membres abdominaux, sentiment de strangulation, pouls très-foible.

7. Rémission, léger sommeil. (*Lavement émollient, infusion de fleurs de tilleul avec le sirop de guimauve.*

8. Douleurs étendues dans tout l'abdomen; mouvement convulsif des muscles de la face, état comateux; somnolence toute la nuit.

10. Exacerbation légère, suivie de plusieurs heures de sommeil; une selle spontanée; apparition des menstrues.

La rémission fut soutenue les jours suivans; le 13 on a observé un petit dépôt à la vulve; le 17 on a purgé la malade: la santé s'est rétablie promptement.

Marie-Joseph, âgée de soixante-douze ans, avoit éprouvé diverses attaques de goutte accidentelle, qui avoient déterminé la rétraction de plusieurs doigts; crampes habituelles; douleurs légères de coliques depuis huit jours, lassitude spontanée, malaise, diminution de l'appétit.

1er. *jour de la maladie.* Refroidissement, frisson, syncope, colique. (*Alcool, eau de mélisse alcoolisée.*) Douleurs abdominales augmentées, diarrhée pendant deux jours; la colique diminua par degrés les jours suivans; sentiment de foiblesse, céphalalgie, frissons fugaces, irréguliers; les excrétions avoient repris leur cours ordinaire : la malade se croyoit guérie.

8. Frisson violent, colique, vomissement, déjections alvines, soif brûlante.

9. (*Entrée aux infirmeries.*) Au matin, frisson, céphalalgie susorbitaire, bouche amère, langue jaune, soif intense; vomissemens spontanés, ou provoqués par la plus petite quantité de boisson; abdomen tendu, douloureux, sensible, surtout dans la région colique et au-dessus de l'ombilic; parfois élancemens, borborisme, sentiment brûlant dans la cavité abdominale; pouls serré, un peu dur, peu fréquent; chaleur vive de la peau; selles fréquentes, ténesme, urine rare, avec ardeur.

10. Augmentation des symptômes, impossibilité de retenir un lavement; après midi, paroxisme, face animée, matière du vomissement, jaune verdâtre, très-fétide. (*Lavement avec le miel et l'infusion de mercuriale; fomentations émollientes; infusion de guimauve avec le sirop de vinaigre pour boisson.*)

14. Le lavement a fait rendre quelques matières; soulagement léger, urine plus facile. Dans

la nuit, chaleur très-vive, suivie de frissonnement.

15. Rémission, pouls plus développé; quelques selles. Dans la nuit, frisson léger, cardialgie, nausées, hoquet, vomissement.

16. Abdomen plus tendu, météorisé, borborismes, chaleur très-forte, soif brûlante; pouls serré, foible, avec quelques intermittences. A midi paroxisme; le soir cessation du vomissement, déjections fréquentes, urine facile : la boisson a été retenue, sommeil.

17. Paroxisme léger; dans la nuit, douleurs abdominales très-vives, selles spontanées, sommeil paisible.

18. Point de céphalalgie, langue humectée, pâteuse; abdomen plus souple, peu sensible.

20. Point de douleurs; appétit. La malade marche sur le pavé, nus pieds : aussitôt refroidissement, chaleur âcre, hoquet, nausées, soif brûlante; abdomen très-distendu, douloureux, sensible; borborismes qui font saillir les intestins au travers des parois abdominales.

21. Vomissement de matières jaunes, vertes, très-fétides, pouls foible, serré, intermittent; débilité extrême; selles avec ténesme : le vomissement a cessé le soir. (*Mêmes médicamens.*)

22. Rémission. (*Sinapisme aux pieds.*)

23. Apyrexie; abdomen souple; urine facile; déjections moins fréquentes.

24. Convalescence qui a été longue et pénible.

Langlois, âgée de soixante-deux ans, d'une constitution foible, menoit une vie inactive; constipation habituelle.

5e. *jour de la maladie.* La malade est portée aux infirmeries; constipation opiniâtre depuis vingt-deux jours; vomissement spontané, ou excité par la plus petite quantité de liquide; nausées continuelles, abdomen tendu, très-sensible, pouls petit, serré, un peu fréquent.

6. Débilité extrême; impossibilité de recevoir les lavemens; elle n'a pu rester que quelques minutes dans le bain.

7. Le vomissement se modéra le soir; le dix il avoit cessé, mais les douleurs et la tension abdominales continuoient.

10. Abdomen souple, sans douleur, volumineux sans météorisme.

13. Le pouls qui s'étoit relevé, devint petit, foible, sans consistance; constipation.

15. Deux selles abondantes, état de débilité augmenté; mort le lendemain.

Autopsie cadavérique. Liquide puriforme épanché dans l'abdomen; conduit intestinal distendu par une très-grande quantité de matières stercorales, ses parois phlogosées dans presque toute son étendue, sphacelées en quelques points.

Elisabeth Chevelin, fille, âgée de trente-sept ans, eut un violent chagrin: depuis, suppression des menstrues; le printemps suivant, fièvre intermittente irrégulière qui a cessé pendant l'été; les accès sont revenus à l'automne; ils persistent depuis environ un mois.

1er. *jour de la maladie.* Pendant l'accès, céphalalgie susorbitaire, langue sèche, bouche amère, soif, épigastralgie, douleur et sensibilité dans tout l'abdomen qui est un peu météorisé; déjections fétides; oppression, toux sèche.

2. Continuation de l'état fébrile, et des autres symptômes; à six heures du soir, accès; nuit très-agitée.

3. Après l'accès, la chaleur s'est soutenue mordicante. (*Décoction d'orge avec le sirop de vinaigre.*)

5. Langue âpre, couverte d'un enduit jaune sur les bords, abdomen plus souple; pendant l'accès, symptômes très-violens, vomissement fréquent, spontané ou provoqué par la boisson.

9. Douleur, tension, sensibilité abdominales très-augmentées; soif brûlante; cessation du vomissement, dévoiement abondant, fétide; pouls très-foible, chaleur âcre; escarre à la région du coccix; accès le soir.

12. Langue sèche, noire; haleine fétide, chute des forces, œdématie des jambes.

13. Symptômes plus intenses, enflure du bras, de la main droite, pouls petit, fréquent. (*Boisson vineuse.*)

14. Altération des traits de la face qui est livide,

prostration, point de frisson, mais paroxisme très-fort. (*Boisson vineuse, camphre et quinquina.*)

17. Pouls petit, fréquent; douleurs abdominales atroces; le soir, exacerbation, cris plaintifs, pressentimens sinistres; mort.

19. *Autopsie cadavérique.* Épanchement dans l'abdomen, d'une petite quantité de liquide jaunâtre; intestins pâles, présentant quelques taches gangréneuses; les glandes mésentériques plus développées que dans l'état ordinaire, quelques-unes plus rouges; le foie, les parois de la vésicule biliaire, la bile qui y étoit contenue, avoient perdu leur couleur; la rate a paru moins volumineuse.

Eudes, âgée de soixante-cinq ans, étoit sujette, dès son enfance, à des coliques et à des vomissemens spontanés; depuis la cessation de la menstruation, les coliques étoient plus fréquentes, elles étoient excitées par le plus léger écart dans le régime; douleur habituelle, fixe dans l'abdomen, souvent constipation de plusieurs jours.

Depuis quelques jours, santé chancelante, perte de l'appétit; néanmoins les déjections n'étoient pas suspendues.

1er. *jour de la maladie.* Exposition à l'air froid; frissons entremêlés de chaleur, céphalalgie, borborygmes, dès le soir; douleurs abdominales; dans la nuit, nausées, hoquet, efforts de vomissement, rapports fréquens, vomiturations.

3. (*Entrée aux infirmeries.*) bouche très-amère, langue muqueuse, abdomen tendu, résistant, peu sensible; douleur fixe, parfois lancinante à l'ombilic et aux deux régions coliques; sentiment très-douloureux du tiraillement de l'épigastre; la plus petite quantité de boisson provoque des nausées plus fortes; hoquet, vomissement d'une petite quantité de liquide très-fétide, jaune, présentant le caractère des matières fécales; urine rare, pouls foible, serré, peu fréquent. (*Cataplasme émollient, lavement que la malade n'a pu recevoir, infusion de graines de lin nitrée, sirop de vinaigre.*) Très-légère exacerbation après midi.

4. Vomissement plus abondant, douleurs plus vives, nuit calme. (*Sirop de diacode, infusion de tilleul.*)

5. Outre les douleurs abdominales, la malade se plaint de douleurs dans les lombes; mouvement fébrile plus marqué, abdomen plus volumineux, tympanite, soif très-intense.

6. Vomissement dans le bain; rapports acides, fétides, hoquet; soif dévorante, pouls plus foible; le soir, douleurs plus aiguës, lancinantes; abdomen plus sensible.

7. Syncope dans le bain, refroidissement général, chute des traits de la face, haleine fétide; la malade ne se plaint plus que des douleurs lombaires; abdomen plus tendu, plus sonore, peu sensible; pouls à peine perceptible, respiration laborieuse.

A deux heures le mal étoit empiré : face altérée, sentiment de froid général, pouls très-foible ; le soir, anaudie, point de hoquet, ni de nausées, ni de douleurs ; foiblesse extrême ; froid des membres, respiration fréquente, élevée ; mort dans la nuit.

9. *Autopsie*. Les parois de l'abdomen très-distendues, circonscrites par la couleur bleue verdâtre qu'elles avoient prise depuis la mort.

En ouvrant l'abdomen, on a piqué l'intestin grêle : il s'est dégagé une très-grande quantité de gaz très-fétide ; l'épiploon, les tuniques des intestins étoient d'un rouge violet ; on a déroulé le conduit intestinal, on l'a ouvert en plusieurs points, il s'est épanché beaucoup de gaz et des matières stercorales liquides. L'extrémité de la courbure du colon qui unit cet intestin au rectum étoit un peu dilatée ; elle adhéroit fortement par sa paroi postérieure aux parties voisines qui étoient épaissies, dures. L'union du colon avec le rectum a présenté une tumeur squirreuse, qu'on a ouverte : dans cet endroit, le conduit intestinal étoit rétréci de manière à ne laisser passer qu'un tuyau de plume ; l'intérieur du rétrécissement avoit tous les caractères de l'ulcération squirreuse ; au-dessus du resserrement, une grande quantité de matières fécales qui n'avoient pu franchir cet obstacle. En voulant séparer la tumeur squirreuse du tissu cellulaire, au moyen duquel elle adhéroit aux parois de la cavité pelvienne, il a coulé une ou deux onces de pus fétide.

Observations pour servir à l'histoire des affections organiques des intestins.

Louise Andreat, âgée de trente-quatre ans.....

A l'âge de vingt-neuf ans, elle fit une maladie aiguë très-grave, qui se termina par une anasarque. Celle-ci se dissipa sans traitement : depuis lors, état constant de maladie marqué par la succession des phénomènes suivans :

Immédiatement après la guérison spontanée de l'anasarque, la gorge fut affectée : la respiration, la toux, l'expectoration, l'éternuement font beaucoup souffrir la malade. Un mois se passe, l'affection de la gorge cesse; douleur dans la poitrine, surtout lorsque la malade tousse; respiration courte; douleur fixe à la région ombilicale.

La malade fit trois chutes sur le côté gauche : la région lombaire de ce côté est restée toujours douloureuse; trois mois se sont écoulés sans pouvoir se mettre sur son séant, quoiqu'elle se levât et marchât en dépit de la douleur.

Suppression des menstrues durant plusieurs mois; hémorragie par l'anus qui dura trois mois; l'hémorragie cesse, les menstrues reparoissent, mais moins abondantes.

Diarrhée : les matières étoient jaunes, vertes, grises, blanches; un écoulement grisâtre par la vulve remplace la diarrhée; après plusieurs mois l'écoulement cesse ; une fièvre intermittente se déclare, les règles reparoissent.

Cette succession de phénomènes morbifiques s'est terminée par un dévoiement colliquatif qui, après un an, entraîna la malade au tombeau. Les matières fécales ne s'échappoient qu'avec des douleurs extrêmes; elles étoient mêlées de substances muqueuses, glaireuses, de lambeaux de concrétions membraniformes; les deux derniers jours, une grande quantité de sang s'est mêlée aux déjections.

Autopsie. Les deux tiers de la portion grêle de l'intestin étoient logés dans la cavité pelvienne; le commencement de l'iléon étoit noir, la tunique muqueuse présentoit un ulcère cancéreux.

Le foie étoit gris, rouge, blanc; cette dernière couleur dominoit.

Les deux poumons adhéroient si fortement aux côtes, qu'on a déchiré le tissu de ces organes, plutôt que de détruire leurs adhérences.

Le cœur avoit perdu presque le tiers de son volume ordinaire.

Une femme âgée environ de cinquante-cinq ans, se présente aux infirmeries, le trimestre d'automne de l'an 8. Cette femme avoit toujours joui d'une bonne santé; depuis six mois elle avoit une hémorragie intestinale, qu'elle disoit être des hémorroïdes : amaigrissement, perte d'appétit, diminution des forces;

elle ne se plaignoit absolument d'autres douleurs, que de coliques fugaces et très-légères. Trois jours après son entrée aux infirmeries, elle est frappée d'une apoplexie complète, et meurt le lendemain. Le cerveau ne présenta rien de remarquable : nul épanchement dans les cavités de cet organe, ni dans la base du crâne; mais on fut très-étonné de voir un large cancer ulcéré, occupant presque tout le rectum, le reste de cet intestin et la portion gauche du colon étoient rougeâtres, violets, comme sphacelés; la vessie, l'utérus étoient sains.

ORDRE TROISIÈME.

PHLEGMASIES DES GLANDES, DU TISSU CELLULAIRE OU DES VISCÈRES.

GENRE VINGT-NEUVIÈME. *Péripneumonie.*

Espèce 1re. *Péripneumonie simple.*

1er. *jour de la maladie.* Marqui, âgée de soixante-dix-neuf ans, sans cause existante connue, fut attaquée d'un frisson : douleur de côté, difficulté de respirer, toux, chaleur très-vive, nuit très-agitée.

2. Oppression, respiration douloureuse, douleur profonde, répondant aux côtes asternales du côté droit; toux fréquente; crachats mêlés de sang

(amertume de la bouche, sécheresse de la langue); pouls dur et fréquent.

3. Après midi, la gêne de la respiration, la douleur thorachique diminuèrent ; il n'y eut plus de sang dans les crachats. (*Eau des quatre fleurs.*)

4. Pouls moins dur, langue muqueuse. (Le sulfate de soude dans la décoction de chicorée, procura quelques selles.) Le paroxisme augmenta la douleur thorachique; au commencement de la nuit, sueur abondante; sommeil.

5. Expectoration facile, muqueuse, plus épaisse; léger mouvement fébrile; point de paroxisme; cessation de la douleur.

6. Il ne reste plus qu'un peu de fréquence dans le pouls; la respiration est libre; expectoration de bonne qualité.

7. Convalescence.

1er. *jour de la maladie.* Une femme âgée de cinquante-cinq ans; accablée de fatigues et de veilles, se mit au lit : lassitude générale, malaise, douleur vive au côté droit du thorax augmentant par l'inspiration; oppression.

3. (*Entrée aux infirmeries.*) Douleur fixe, profonde, expectoration légère; saignée du bras, suivie de soulagement; paroxisme le soir. (*Boisson pectorale, julep.*)

6. visage pâle, pommettes colorées, oppression forte, douleur thorachique très-intense; toux dou-

loureuse, crachats mêlés de sang; pouls fréquent et un peu roide, chaleur halitueuse de la peau.

7. Rémission, urine abondante, paroxisme léger; insomnie.

8. Apyrexie, toux légère, quelques crachats muqueux; paroxisme à peine sensible; embarras gastrique.

9. Cessation de la douleur thorachique, respiration libre, mouvement fébrile le soir.

12. On donna un purgatif; convalescence.

Lebeau, âgée de soixante-quinze ans, étoit sujette aux affections catarrhales, surtout depuis son séjour à la salpêtrière.

1er. *jour de la maladie.* Au sortir de son lit, exposition à l'air froid: aussitôt frisson; le froid se prolongea jusqu'au soir, et la chaleur qui survint alors, augmenta pendant la nuit.

2. Au matin, douleur fixe répondant aux dernières côtes asternales droites; crachats mêlés de sang, plusieurs retours de chaleur fébrile.

4. (*Entrée à l'infirmerie.*) La langue muqueuse, un peu sèche, néanmoins appétit. (*Eau des quatre fleurs.*)

5. Extension de la douleur; crachats faciles, légèrement rouillés; la malade ayant resté à terre les pieds nus, éprouva un frisson suivi de chaleur qui se prolongea jusque dans la nuit; la douleur de côté devint circonscrite: toux plus fréquente,

expectoration plus difficile, gêne de la respiration; pouls un peu dur et fréquent.

6. Rougeur de pommettes ; crachats jaunes, mêlés de sang, paroxisme. (*Tisane pectorale ; julep pectoral.*)

8. Rémission des symptômes, douleur thorachique moins vive; oppression moindre.

10. La douleur n'est sentie que lorsque la malade tousse ; crachats épais, muqueux, quelques-uns sont encore teints de sang; pouls à peine fébrile.

11. Crachats absolument muqueux.

12. Cessation de la douleur ; convalescence.

Variété. Pleuro-péripneumonie avec carnification.

Geoffroi, âgée de soixante-quinze ans, sujette aux affections de poitrine, étoit convalescente d'un catarrhe simple ; la nuit avoit été calme, et le sommeil profond.

1er. *jour de la maladie.* A peine levée, frisson suivi de chaleur très-intense; l'oppression faisoit craindre l'étouffement, douleur gravative répondant aux dernières côtes asternales du côté droit; le soir un bouillon provoqua le vomissement de matières jaunâtres, amères ; dans la nuit oppression, difficulté de respirer extrêmes; toux sèche exaspérant la douleur.

2. Toux plus fréquente, crachats écumeux, for-

tement mêlés de sang; l'oppression moindre; face peu colorée, pouls fort, fréquent, soif, agitation.

3. Douleur thorachique presque pas sentie, langue noire vers la base; somnolence, oppression augmentée, crachats supprimés. (*Tisane pectorale, look.*)

4. Pouls plein, développé, fréquent, crachats rares mêlés de sang; la nuit, douleur pongitive; point de paroxisme.

5. Exaspération de tous les symptômes; crachats supprimés; paroxisme très-fort, face colorée; les crachats ont reparu; ils cessèrent de nouveau pendant la nuit; perte absolue des sens. (*Vésicatoire.*)

6. Les bronches se remplirent de mucosités qui ne pouvoient être expectorées; sueurs froides de la face; mort.

Autopsie. La face costale du poumon droit, dans le siége où la malade rapportoit la douleur, présentoit une concrétion membraniforme verdâtre; le grand lobe étoit entièrement carnifié; l'autre poumon étoit gorgé de mucosités.

Elisabeth Orset, âgée de quarante-sept ans, d'un tempérament irritable, a été mère de douze enfans; sa profession l'expose à la vapeur de l'acide nitrique, et aux brins de duvet qui s'envolent lorsqu'on débourre les peaux de lapin: elle souffre souvent de la poitrine, et éprouve une toux habituelle.

1er. *jour de la maladie.* Frisson, chaleur, douleur thorachique fixe, augmentée par la toux; oppression.

3. (*Entrée aux infirmeries.*) Face animée, pommettes colorées; douleur fixe au côté gauche du thorax, toux fréquente, douloureuse, crachats mêlés de sang; paroxisme après midi. (*Boisson pectorale.*)

7. Oppression extrême; vésicatoire sur le point douloureux. (*Julep pectoral.*)

15. Point de paroxisme; crachats muqueux, abondans; pendant la nuit, sueur principalement sur la poitrine et entre les épaules; le pouls étoit encore fébrile.

23. Peu d'oppression; douleur entre les épaules quand la malade tousse, crachats épais, muqueux; pouls fréquent, chaleur vive de la peau; sueur pendant la nuit. Le vésicatoire coule beaucoup, et a été entretenu pendant plus d'un mois.

Continuation de la douleur du côté gauche de la poitrine, toux, expectoration muqueuse, pouls fébrile, sueurs partielles.

Trois mois après, amaigrissement; impossibilité de coucher sur le côté gauche; douleur thorachique, respiration courte; oppression, toux surtout le matin, crachats épais, blanchâtres, amers, salés, fétides; chaleur vive de la peau qui est sèche, rude; parfois frissons irréguliers, fugaces, très-souvent le soir et pendant la nuit; chaleur plus vive, pouls plus fréquent; sueur générale, partielle sur la poitrine entre les épaules; sommeil de peu de durée, éveil en sursaut; palpitations, essoufflement si la malade monte un escalier ou marche vite; face décolorée, lèvres rouges, dents cariées, vacillantes, gencives pâles comme ulcérées, soif constante, digestion pénible, après les repas douleur gravative à la région épigastrique; alternatives de rémission qui font espérer la santé, suivies d'un état pire qui fait craindre la mort.

1er. *jour de la maladie.* Legrand fut prise de frisson suivi d'une fièvre très-intense.

2. Douleur profonde au côté droit de la poitrine; oppression, expectoration difficile, quelques crachats mêlés de sang; exacerbation, pommettes très-colorées.

5. (*Entrée à l'infirmerie.*) Les signes de l'embarras gastrique firent donner un grain de tartrite de potasse antimonié, lequel fit cesser la constipation. (Tous les symptômes diminuèrent, mais l'oppression fut aussi forte.)

6. Au matin, la douleur thorachique étoit peu sentie, le soir elle reprit sa première intensité. (*Eau des quatre fleurs, julep.*)

7. Pouls un peu intermittent; le soir frissonnement intérieur.

8. Symptômes augmentés; voix aiguë; aussitôt après l'application du vésicatoire, avant qu'il eût pu agir, la malade dit n'avoir plus de douleur.

9. Abdomen météorisé; vomissement spontané; syncope fréquente, aphonie.

10. Pommettes encore un peu colorées; froid des membres.

11. Mort.

Autopsie cadavérique. La face costale du poumon droit étoit recouverte d'une concrétion membraniforme; les trois lobes adhéroient ensemble; les trois quarts supérieurs avoient acquis la consistance du foie; le poumon gauche avoit contracté quelques légères adhérences, mais d'ailleurs il étoit dans l'état naturel.

Chambon, âgée de soixante et onze ans, accablée de chagrins de la perte de ses meubles, de la mort d'un ami auquel elle prodigua tous ses soins: depuis, l'idée de sa fin prochaine la poursuivoit par-tout.

1er. *jour de la maladie.* Frisson très-violent, chaleur très-intense; sentiment de contusion dans tout le corps; douleurs plus vives à la région épigastrique et sous les côtes asternales droites (Vomissement de matières très-noires, langue amère, soif vive.); pouls dur, fréquent, urines involontaires.

2. Face animée, oppression plus forte, crachats noirâtres, mêlés de sang. (*Eau des quatre fleurs, julep.*)

4. Symptômes augmentés; la saignée ne soulagea pas.

5. Cessation de la douleur, quoique l'oppression fût plus grande; respiration bruyante; crachats rouillés le matin, supprimés le soir; la consti-

pation céda à l'émétique; la malade répandoit une odeur fétide.

6. Météorisation de l'abdomen, respiration grande et fréquente; mort dans la nuit, cinquième jour après son entrée à l'infirmerie.

Autopsie. Concrétion membraniforme à la face costale de l'extrémité abdominale du grand lobe du poumon droit; sa substance avoit acquis la consistance propre au foie, et sa texture paroissoit homogène comme celle de ce dernier viscère.

Cette ouverture a présenté une particularité qui mérite d'être notée. Au commencement de l'automne an 5e., la femme Chambon fut prise de douleurs vives à l'épigastre, avec des vomissemens continus de matières biliformes. Elle fut guérie à l'Hospice du Nord; mais depuis elle étoit sujette aux indigestions; elle ne pouvoit digérer les légumes secs, quoique le fromage même en grande quantité ne l'incommodât point. Le foie étoit sain, les tuniques de la vésicule biliaire avoient acquis une épaisseur triple; elles renfermoient une once et demie de bile altérée, puriforme; deux concrétions ovoïdes, lisses, polies à leur surface, qui avoient la grosseur d'un œuf de pigeon.

Variété. Pleuro-péripneumonie avec sidération.

1er. *jour de la maladie.* Vallet, âgée de soixante-trois ans, fut prise, à trois heures après midi, de frisson au dos: douleur profonde au côté droit du thorax, respiration douloureuse, oppression.

2. toux sèche.

3. Expectoration difficile et en petite quantité; soif extrême.

5. Oppression augmentée, impossibilité de rester couchée; expectoration très-pénible de matières muqueuses, puriformes, mêlées de sang.

7. Parole clapissante; saignée qui n'a pas soulagé. (*Tisane pectorale, julep.*)

8. Langue aride, d'un rouge foncé; douleur lancinante; pouls déprimé, moins fréquent; le soir, pouls plus dur, plus fort, plus fréquent; douleur, oppression extrêmes.

9. Pouls intermittent, irrégulier surtout le soir; confusion des idées, carpologie.

10. Mort, le cinquième jour après l'entrée à l'infirmerie. La malade étoit allée plusieurs fois par jour à la selle pendant sa maladie.

Autopsie. poumon gauche intact; le droit avoit contracté des adhérences avec le péricarde; sa face costale étoit recouverte d'une concrétion membraniforme; le parenchyme de ce viscère avoit la consistance molle d'une bouillie. On a trouvé dans son intérieur de petites vomiques qui contenoient une matière puriforme, sanguinolente, semblable aux crachats expectorés.

Cloel, âgée de soixante-quatre ans, étoit sujette aux

affections de poitrine : frisson; douleur au côté gauche du thorax, dyspnée; toux, expectoration sanguinolente; mêmes symptômes les jours suivans, paroxisme.

16e. *jour de la maladie.* (*Entrée aux infirmeries.*) Douleur thorachique persistante, face plombée, pommettes violettes, expectoration épaisse, puriforme. (Symptômes gastriques qui ont décidé l'usage de l'émétique.)

17. Disparition des symptômes gastriques; accroissement des symptômes thorachiques, la douleur s'est portée au côté droit du thorax.

20. Froid général; le lendemain, pouls serré, petit; langue aride, noirâtre, tremblante; crachats très-difficiles. (*Potion fortifiante, julep pectoral.*)

22. Respiration stertoreuse; prostration, suppression des crachats, râlement; mort.

24. *Autopsie.* Epanchement d'une sérosité sanguinolente dans les cavités thorachiques; concrétion membraniforme sur le poumon droit; le gauche adhéroit à la plèvre costale dans toute son étendue; le parenchyme du poumon étoit gonflé, sa couleur ressembloit à la chair, il se déchiroit avec la plus grande facilité.

Les bronches étoient gorgées de mucosité.

Espèce 2e. *Péripneumonie gastrique.*

Depargi, âgée de cinquante-deux ans :

1er. *jour de la maladie.* Frisson, assoupissement;

au réveil, chaleur, douleur vive sous les côtes asternales droites; les jours suivans, paroxisme, rougeur de pommettes.

Symptômes de la péripneumonie.	*Symptômes gastriques.*	*Symptômes communs.*
6. Douleur pongitive au côté droit de la poitrine, gêne de la respiration, toux, expectoration muqueuse.	Douleur pulsative à la tête; bouche pâteuse, amère; langue recouverte d'un enduit jaunâtre; pesanteur à l'épigastre.	Chaleur forte de la peau, pouls plein, fréquent; paroxisme le soir. L'émétique provoqua des évacuations abondantes.

7. Le matin, diminution des symptômes; ils reprirent leur intensité après midi; le soir, nausées; sueurs et vomissemens spontanés, la nuit. (*Julep pectoral.*)

8. Rémission le matin; un nouvel émétique fit vomir des matières vertes, épaisses; paroxisme plus foible que les jours précédens.

9. Expectoration plus facile, crachats rouillés, toux fréquente; après le paroxisme, rémission très-marquée; selle spontanée.

12. Expectoration plus facile, crachats abondans plus épais; langue humectée; urine copieuse; point de paroxisme.

La bouche restant amère, la langue épaisse, on a donné un purgatif le 24 et le 28.

Une femme âgée de soixante-sept ans, affoiblie par l'abus des liqueurs alcoolisées, avoit eu plusieurs affections de poitrine.

1er. *jour de la maladie.* Dans la nuit, frisson,

chaleur forte en même temps; douleur thorachique, gêne de la respiration, toux.

2. Rougeur de la face; respiration petite, fréquente; oppression; douleur fixe, profonde, au côté droit du thorax; toux; pouls dur, fréquent; céphalalgie susorbitaire, langue couverte d'un enduit blanchâtre, bouche amère. L'émétique a décidé un vomissement de matières jaunâtres, mêlées d'un peu de sang.

3. pommettes violettes, respiration grande, fréquente; toux fréquente; crachats mêlés de sang; soif vive, nausées, paroxisme après midi.

5. L'émétique provoqua quelques selles; rémission de tous les symptômes.

6. Douleur thorachique plus étendue, crachats muqueux, faciles; symptômes gastriques.

10. (*Doux minoratifs.*) Apyrexie; point de paroxisme, le lendemain.

13. Convalescence.

Bernard, âgée de soixante et un ans, avoit depuis trente ans un renversement de l'utérus; depuis dix-huit mois il s'étoit manifesté un écoulement habituel, tantôt blanc, tantôt rouge, lequel s'est supprimé quinze jours avant, après un exercice trop prolongé, et une exposition à l'air froid : dès-lors, état incertain de santé.

1er. *jour de la maladie.* Frisson à quatre heures du soir, jusqu'à sept; douleur au côté gauche de la poitrine; toux, gêne de la respiration; chaleur vive, céphalalgie violente; amertume de la bouche, soif, nausées, anxiété à l'épigastre.

Les jours suivans furent à peu près de même; les accès allèrent en s'affoiblissant.

6. Crachats mêlés de sang; la malade entra à l'infirmerie; paroxisme, point d'accès.

7. Un grain de tartrite antimonié de potasse procura des vomissemens et quelques selles.

8. Diminution des symptômes gastriques; le soir, détente générale; moiteur, sommeil pendant la nuit.

9. Douleur thorachique étendue à l'épaule; peu de sang dans les crachats; un peu de sueur la nuit.

10. Le soir, tous les symptômes s'exaspérèrent; nuit très-laborieuse.

11. Un nouvel émétique procura trois selles; nuit plus calme.

12. Crachats faciles, muqueux; les symptômes gastriques se soutenoient toujours; exacerbation, le soir.

13. Efforts de toux très-considérables; quelques stries dans les crachats; moiteur, sommeil.

14. Crachats muqueux; symptômes gastriques diminués; apyrexie.

16. toux et douleur thorachique entièrement dissipées; convalescence.

Poussain, âgée de soixante-cinq ans, étoit sujette aux affections catarrhales.

1er. *jour de la maladie.* A trois heures après midi, violent frisson, chaleur; douleur répondant aux côtes asternales droites, toux, crachats muqueux.

Accès tous les jours à peu près à la même heure; le 4, les crachats furent teints de sang.

6. Rougeur de la face, douleur pongitive; toux; pouls dur, fréquent; altération, langue muqueuse, bouche amère, ventre serré; le soir après l'accès, pouls souple, moins fréquent; peau moite; crachats muqueux. (L'émétique décida des évacuations abondantes.)

7. Après l'accès, la rémission ne fut pas aussi considérable que la veille; insomnie. (*Eau des quatre fleurs, julep pectoral.*)

8. Symptômes augmentés; amertume de la bouche, langue sèche, constipation (*Boisson émétisée.*), quelques selles; l'accès fut suivi d'une rémission bien marquée; sueur, urine abondantes pendant la nuit.

9. Il n'y eut qu'un paroxisme, ainsi que le lendemain.

10. Les symptômes quoique diminués se soutenoient encore; le soir, deux selles spontanées; urine épaisse, copieuse.

11. Sueur très-abondante; douleur de côté presque entièrement calmée; langue muqueuse,

bouche amère. On prescrivit un minoratif qui fut répété le 18 : dès-lors, rien n'entrava plus la marche de la convalescence.

Héron étoit tourmentée depuis quelque temps de l'*ischiade nervosâ* : on avoit appliqué un vésicatoire sur la tête du péroné.

1er. *jour de la maladie*. A son réveil elle resta sur son lit, sans vêtemens, exposée à l'impression de l'air froid d'une croisée : le soir, toux, oppression ; la nuit, douleur profonde, répondant aux premières côtes asternales ; toux douloureuse, chaleur vive.

2. Rougeur des pommettes, langue recouverte d'un enduit jaunâtre; un grain de tartrite antimonié de potasse détermina le vomissement de matières jaunes porracées; le soir, crachats teints de sang.

3. Toux très-pénible, provoquant des nausées; douleur de côté poignante, langue sèche, noirâtre; pouls dur, fréquent. (*Eau des quatre fleurs.*)

5. La boisson émétisée a procuré quelques selles verdâtres. Oppression extrême, pouls plus foible pendant l'exacerbation.

7. Respiration courte, oppression augmentée; crachats mêlés de sang. (*Boisson pectorale.*)

9. Le matin, rémission; le paroxisme rendit l'état de la malade aussi alarmant que les jours précédens.

10. Expectoration plus facile ; crachats mu-

queux, épais; les symptômes gastriques dominoient; le paroxisme fut léger.

11. Dans l'après-midi, oppression; douleur thorachique augmentée; le pouls étoit foible et serré; tendance à l'assoupissement.

14. Amélioration sensible, crachats épais, jaunâtres; paroxisme très-léger.

15. La douleur n'étoit plus sentie qu'en toussant; langue humectée, apyrexie.

19. La malade étoit bien, elle fut contrariée : le paroxisme fut très-intense.

20. Tout rentra dans l'ordre, et la convalescence marcha promptement.

Une femme, âgée de soixante-trois ans, commissionnaire, étoit sujette aux affections catarrhales.

1er. *jour de la maladie.* Après soupé, frisson avec accablement; vomissement de matières jaunes, amères; dévoiement; douleur à l'épigastre et au côté droit du thorax; toux fréquente; expectoration douloureuse et rare.

2. (*Entrée aux infirmeries.*) Face animée, crachats écumeux, un peu jaunes; la douleur répond à la première et septième côtes; pouls plus fréquent, paroxisme après midi.

3. Frissons légers.

6. Face décolorée; respiration petite, fréquente; douleur épigastrique plus forte; crachats très-difficiles, verts; pouls plus foible. (*Un grain de*

tartrite de potasse antimonié, julep pectoral.)

7. Dévoiement très-abondant de matières vertes; crachats supprimés; après-midi, frayeur à la vue d'un épileptique; peu après, mort.

Autopsie. Poumon droit carnifié avec quelques points puriformes et sanieux.

Espèce 3e. *Péripneumonie adynamique.*

Une femme, âgée de soixante-dix-neuf ans, tourmentée depuis quelques années d'une toux catarrhale, éprouvoit depuis deux ans un peu de gêne dans la respiration, sans douleur.

1er. *jour de la maladie.* Vers sept heures du soir, frisson qui se prolongea dans la nuit; gêne de la respiration augmentée; douleur thorachique; crachats teints de sang.

Symptômes péripneumoniques.	*Symptômes adynamiques.*	*Symptômes communs.*
2. Gêne de la respiration, oppression, douleur au côté droit, répondant aux côtes asternales; crachats teints de sang.	Bouche sèche, langue aride, gercée, brune; débilité.	Parcxisme le soir, mais peu prononcé.
3. oppression augmentée; crachats supprimés.	. . . .	Constipation.
4. Toux petite, rare.	. . . .	Pouls dur, fréquent.
5.	. . . .	(Un grain de tartrite de potasse antimonié procura trois selles peu copieuses; somnolence.)
6.	. . . .	Symptômes moins intenses.
7. Pommettes colorées.	Langue noire, abdomen météorisé.	
8. Oppression extrême; point de toux, douleur étendue jusqu'à la région rénale.	Pouls petit, fréquent, déprimé; prostration.	Diarrhée; le soir légère rémission.

Symptômes péripneumoniques.	*Symptômes adynamiques.*	*Symptômes communs.*
9. Respiration plus libre, toux rare, crachats difficiles, face moins colorée.	. . . .	Pouls développé. (A neuf heures, la malade prend un bouillon avec trop de précipitation : elle se sent suffoquer, vomit des matières noires, vertes, fétides, et tombe dans un état de débilité extrême.)

10. Suppression des crachats; pouls foible, très-fréquent; sueur partielle, froide; mort.

Autopsie. Le poumon droit avoit la consistance du foie, et étoit gorgé de sang, dans les bronches presque point de mucosité; le poumon gauche étoit sain.

1er. *jour de la maladie.* Françoise, âgée de soixante-quatre ans, asthmatique, ressentit tout à coup une douleur aiguë au côté gauche du thorax, avec frisson, anxiété, syncope.

2. (*Entrée aux infirmeries.*) Toux fréquente, crachats rares, visqueux, légèrement mêlés de sang; oppression très-grande; face décomposée, pouls presque imperceptible; le soir, paroxisme à peine sensible. (*Vésicatoires aux jambes, julep.*)

3 et 4. Pouls développé, fréquent; face colorée, douleur de côté plus intense; le bruit déterminé par la présence des mucosités dans les bronches, cessa; crachats jaunâtres, mêlés de sang; paroxisme très-fort. (*Saignée. Julep pectoral.*)

6. Oppression extrême, crachats très-difficiles,

mêlés de matières fuligineuses; face décomposée, langue noire, aride; chute du pouls. (*Boisson vineuse.*)

7. Point de toux, expectoration presque nulle; point de paroxisme.

8. Délire.

9. Respiration stertoreuse, suppression des crachats; pouls très-foible, intermittent.

11. Prostration, froid des membres; mort.

Marie Sisande, âgée de soixante-dix ans, sujette aux affections catarrhales, fut prise de frisson.

2e. *jour de la maladie.* Douleur gravative au côté droit de la poitrine; oppression forte, toux fréquente, crachats mêles de sang; face décolorée, anxiété, langue sèche, aride, couverte d'un enduit brunâtre. (*Julep pectoral, boisson vineuse.*)

3. Les crachats ne furent plus teints.

4. Altération des traits de la face; pouls foible, intermittent; respiration stertoreuse; toux presque nulle, presque pas d'expectoration; point de paroxisme.

5. Au soir, prostration; face hippocratique; mort.

Une femme, âgée de soixante-dix ans, après la perte de sa fortune, fut contrainte d'entrer à la salpêtrière: depuis, santé chancelante; après quelques jours de malaise, lassitudes spontanées.

1er. *jour de la maladie.* Frisson, chaleur; sueur partielle.

2. Nouveau frisson, pendant lequel douleur vive au thorax; le soir, entrée aux infirmeries.

3. Douleur profonde au côté droit du thorax; oppression, toux, crachats teints de sang; pouls fréquent, développé; langue sèche, noirâtre; déjections involontaires; légère exacerbation, sommeil.

5. Peu de toux, expectoration rare, respiration plus petite; douleur de côté plus vive, sensible au toucher; langue un peu humide sur les bords, point de déjections. (*Vésicatoire sur le point douloureux, julep pectoral.*)

7. Rien d'alarmant; le pouls étoit plus développé. Un parent de la malade vint lui parler d'arrangement de famille : dans la nuit, délire, crainte de la mort.

8. Quelques crachats rouillés, noirâtres; face livide, haleine fétide.

9. Suppression de l'expectoration, respiration stertoreuse; aphonie, mort.

Espèce 4e. *Péripneumonie gastro-adynamique.*

Roussel, âgée de soixante-deux ans, avoit éprouvé de grands chagrins par la perte de son mari et de sa fortune; ces chagrins l'avoient suivie à la salpêtrière où elle étoit entrée depuis un an.

1er. *jour de la maladie.* Au sortir d'un dîné,

elle s'échauffe à courir, elle rentre toute en sueur dans le dortoir : frisson, chaleur intense, point de sueur, léger sommeil.

Symptômes péripneumoniques.	*Symptômes gastriques.*	*Symptômes adynamiques.*	*Symptômes communs accidentels.*
2. Douleur sourde au côté droit du thorax, le long des attaches du diaphragme.	Bouche amère ; sentiment de pesanteur à l'épigastre.		Céphalalgie.
3. Face colorée ; oppression, parole difficile, crachats mêlés de sang, impossibilité de coucher sur le côté droit.	Céphalalgie frontale, soif vive, chaleur âcre de la peau.	Débilité extrême, langue brune, rude, crachats fétides, dents fuligineuses.	Pouls dur, fréquent ; paroxisme le soir.
4. Pommettes légèrement colorées.		Langue aride, noire, pouls irrégulier.	Rêvasserie. (*Boisson pectorale.*) L'émétique a décidé des évacuations abondantes.

5. Douleur thorachique peu sentie; pouls moins foible, bouche moins amère, langue humectée sur les bords, légère sueur. (*Julep pectoral, boisson vineuse.*)

6. Toux fréquente, crachats plus faciles, douleur thorachique plus vive; pouls plus développé, un peu de sommeil, sueur abondante.

7. Oppression légère, respiration plus libre, facilité à se coucher sur les deux côtés, crachats muqueux, peu de soif, pouls régulier.

8. Douleur thorachique plus forte que le jour précédent, elle a passé à l'épaule; bouche pâteuse, retour des forces, paroxisme léger, insomnie.

9. La douleur n'est plus sentie que lorsque la malade tousse, crachats absolument muqueux, paroxisme à peine sensible, sommeil.

10. Respiration libre, langue humectée, point de paroxisme, convalescence.

Delanes, âgée de quatre-vingt-cinq ans, n'avoit jamais eu que de légères indispositions : depuis quelques jours, état de santé douteuse.

1er. *jour de la maladie.* Après midi, frisson, chaleur, soif ardente; douleur au côté droit de la poitrine, oppression, sueur dans la nuit.

2. Frisson moins intense, chaleur plus forte, surtout à la face; douleur thorachique moindre, toux très-douloureuse.

3. Disparition de la douleur thorachique; accablement, oppression plus grande, crachats mêlés de sang; face très-animée; douleur à la région épigastrique; bouche amère; langue brune, aride; soif; pouls développé; constipation.

4. Paroxisme pendant la nuit; quelques selles. (*Eau d'orge avec l'oxymel.*)

5. Légère sensibilité à l'épigastre; crachats muqueux, faciles; oppression extrême; débilité très-grande; paroxisme très-violent. (*Boisson pectorale, vin.*)

6. Débilité augmentée; pouls moins fort, plus fréquent; nausées; paroxisme plus léger. (L'émétique n'a pas fait vomir, il a décidé quelques selles.)

7. Face toujours animée, gêne de la respiration augmentée, point de paroxisme, symptômes adynamiques plus intenses, pouls foible, intermittent; quelques selles durant la nuit. (*Julep camphré, potion fortifiante.*)

8. Prostration, haleine fétide, respiration abdominale; frissonnement de onze à deux heures, confusion dans les idées, râlement.

9. Mort.

10. *Autopsie.* Le poumon droit avoit la couleur et la consistance du foie : lorsqu'on a coupé son tissu, il a coulé un liquide épais, plutôt grisâtre que sanguinolent.

Deveux, âgée de soixante-huit ans, portoit depuis plusieurs années un ulcère à la jambe droite; il s'étoit fermé depuis trois mois, sans que la santé de la malade en eût d'abord paru altérée.

1.er *jour de la maladie.* Frisson, chaleur, douleur au côté de la poitrine, toux fréquente, paroxisme.

3. Céphalalgie susorbitaire, amertume de la bouche : l'émétique a provoqué des évacuations abondantes par haut et par bas.

4 et 5. Accablement, douleur de tête et de poitrine diminuée, oppression, toux douloureuse, paroxisme léger. (*Julep pectoral.*)

6. Respiration plus difficile, crachats mêlés de sang, oppression plus grande.

7. Aridité de la langue, soif insupportable; pouls fréquent, moins fort.

8. Respiration haute, fréquente, rougeur des pommettes; langue noire, aride, gercée, croûtes noires sur les lèvres, dents fuligineuses, haleine fétide, chaleur âcre de la peau, pouls irrégulier. (*Vésicatoires aux jambes, julep camphré.*)

9. Pâleur de la face, rougeur des pommettes; danger de suffocation si la malade reste couchée horizontalement; expectoration plus pénible, crachats rares, jaunes, mêlés de sang; pouls foible, fréquent, irrégulier; sensibilité de l'abdomen, surtout des hypocondres.

11. Moins de gêne dans la respiration; pouls plus régulier; langue un peu humectée, bouche amère; constipation; paroxisme moins violent. La boisson émétisée a provoqué plusieurs selles.

12. Crachats muqueux, épais; langue chargée de mucosité; paroxisme très-fort; insomnie, agitation.

14. Symptômes augmentés, crachats mêlés de sang; paroxisme plus léger.

15. Respiration facile, crachats de bonne qualité; chaleur de la peau modérée, pouls fréquent, mais développé; plaies des vésicatoires rouges, suppuration abondante.

17. Apyrexie, appétit, convalescence.

Geoffroi, âgée de soixante-dix-sept ans, d'une

constitution très-robuste, habite la Salpêtrière depuis un an.

Depuis un mois environ, perte de l'appétit, malaise; la face avoit pris une légère nuance jaunâtre. Un jour entr'autres elle éprouve, au matin, un mouvement fébrile, caractérisé par une chaleur plus vive; bouche amère; un peu de céphalalgie, mais point de frisson ni de sueur.

1er. *jour de la maladie.* La malade fut contrariée: frisson violent; vomissement de matières jaunes, amères; chaleur forte. Le lendemain, elle fut très-accablée et dans une sorte de somnolence.

3. (*Entrée aux infirmeries.*) Supination, point de céphalalgie; face colorée, langue couverte d'un enduit jaunâtre, épigastre sensible, hypocondre droit douloureux; pouls plein, dur; oppression, douleur profonde à la région sternale. Le soir, paroxisme, sentiment de débilité; face plus colorée, principalement les joues et le menton; langue brune, sèche, chaleur vive de la peau; oppression plus grande; toux, quelques crachats muqueux.

4. Langue très-brune, épigastralgie très-forte; après midi, paroxisme; joue gauche plus colorée; toux qui réveille la douleur sternale; quelques crachats douloureux, verdâtres, mêlés de sang.

5. Bouche amère, langue couverte d'un enduit blanchâtre; oppression augmentée; pouls fréquent, plus foible; constipation. L'émétique a provoqué

quelques selles fétides. Assoupissement ; crachats verts, fétides pendant le paroxisme.

6. Prostration ; pouls moins développé, chaleur âcre, face très-colorée ; point d'expectoration.

7. Paroxisme suivi d'un peu de sommeil ; crachats muqueux ; oppression ; sentiment d'un poids au bord abdominal du sternum.

9. Rémission ; langue humectée, pouls plus développé ; crachats faciles ; épigastre à peine sensible, mais toujours douleur gravative au sternum, augmentée par la toux.

10. A l'heure du paroxisme, refroidissement des pieds suivi de chaleur ; sueur ; joues, menton colorés. Le lendemain légère hémorragie nasale.

12. Persévérance de la douleur gravative qui rend la respiration très-laborieuse, surtout quand la malade est couchée horizontalement ; quelques crachats muqueux, langue bien humectée, paroxisme léger.

14. L'appétit, les forces ne reviennent pas. Froid aux pieds qui a duré plusieurs heures, suivi de bouffées de chaleur ; rougeur de la face ; moins d'oppression ; déjections spontanées. Même froid les jours suivans. (*Boisson pectorale.*)

18. La malade s'est levée : le pouls reste fréquent ; oppression, gêne de la respiration si la malade reste couchée sur le dos ; petite toux sèche ; point de frisson. Le lendemain, légère hémorragie nasale précédée d'un peu de refroidissement des pieds.

21. Frisson par le dos suivi d'un frisson général ;

chaleur vive, pouls fréquent, dur; oppression plus forte; pommette gauche colorée, ainsi que le menton; toux plus fréquente avec quelques crachats amers, salés, blancs, épais, puriformes. Le soir, nouveau frisson; pouls serré, dur, peu fréquent. Pendant la nuit, sueur partielle autour du cou, sur la poitrine. (*Julep pectoral.*)

22. Au matin, toux, crachats abondans, épais, puriformes, suivis de soulagement; point de sommeil, légère sueur à la tête. (*Boisson pectorale, eau vineuse.*)

24. Crachats muqueux, oppression plus grande. Le soir, légère exacerbation; constipation.

25. Crachats opaques, épais, grisâtres, fétides. Dans la journée ils ont présenté de légères stries; toux fréquente, douloureuse; sueur partielle.

26. Crachats moins abondans, écumeux; moins de pesanteur à la région sternale; état des forces meilleur; pouls toujours fréquent, un peu tendu; refroidissement des pieds.

28. Crachats très-abondans, épais, opaques, point écumeux, mêlés d'un peu de mucosité; petite toux sèche. Après midi, chaleur, pouls plus fréquent. Cet état fébrile a persisté toute la nuit et a été suivi de sueur générale.

29. Crachats faciles, muqueux; peu d'oppression. Les jours suivans, l'expectoration un peu abondante n'a plus présenté aucun caractère puriforme; la douleur gravative au sternum a disparu;

la malade se couche dans tous les sens. Le soir il n'y a plus de mouvement fébrile; les forces se rétablissent; enfin la convalescence est parfaite. (On a ordonné du lait.)

Genre trentième. *Hépatite.*

Espèce 1re. *Hépatite superficielle.*

Marie Driard, âgée de soixante-sept ans, avoit une menstruation très-irrégulière; elle avoit cessé à quarante-cinq ans. Dès-lors, douleur sourde à l'hypocondre droit, avec gonflement de cette région; coliques fréquentes, digestions laborieuses; constipation habituelle.

Une année avant, disparition de la douleur hypocondriaque: ictère, leucophlegmatie ascite; guérison après quatre mois d'un traitement approprié; divers retours de la douleur hypocondriaque; digestion pénible, lente; soif constante, oppression légère, gêne de la respiration, diminution progressive des forces, abdomen tendu, sensible au toucher; urine rare, constipation.

Depuis un mois, face décolorée, oppression augmentée, pouls foible, concentré; abdomen volumineux, tendu, résonnant; borborigmes, fluctuation légère, obscure; œdématie des pieds, insomnie; urine rare avec un sédiment briqueté. Ces symptômes ont augmenté par degrés avec des alternatives de rémission; enfin la malade a succombé.

Autopsie. Le péritoine, la tunique péritonéale du conduit intestinal étoient légèrement phlogosés. Tout le tissu cellulaire de la cavité abdominale a paru boursouflé, emphysémateux. Épanchement d'une petite quantité de fluide séreux entre les circonvolutions des intestins.

Le foie n'avoit point son volume ordinaire; la vésicule biliaire très-petite, paroissoit racornie; le canal cholédoque étoit entièrement oblitéré.

Une femme, âgée de soixante et onze ans, avoit été souvent malade; elle étoit sujette à des céphalalgies fréquentes et à de violentes coliques. A cinquante-six ans, elle eut une hydropisie ascite dont elle fut parfaitement guérie. Depuis, coliques plus vives, plus fréquentes; douleur gravative continue dans l'abdomen, particulièrement dans le côté droit; elle éprouve un sentiment qu'elle compare au mouvement du fœtus pendant la grossesse.

A soixante-dix ans, apoplexie jugée par une hémiplégie du côté droit.

Enfin, elle a succombé à une apoplexie complète.

Autopsie. Épanchement lymphatique dans le sinus latéral gauche du cerveau. Les fosses occipitales contenoient une grande quantité de fluide rougeâtre.

Le poumon droit adhéroit à la plèvre costale; son tissu avoit la consistance du foie. Le poumon gauche avoit contracté quelques légères adhérences.

Le lobe moyen du foie avoit acquis le volume du grand lobe; celui-ci n'avoit guère que la moitié de son volume ordinaire à la face concave du lobe droit.

On a trouvé un kyste qui avoit cinq à six pouces de diamètre. Ce kyste débordoit les côtes asternales, comprimoit le rein droit qui en étoit aplati; ses parois étoient en grande partie irrégulièrement ossifiées; dans l'intérieur, elles renfermoient un liquide blanc, transparent, un peu visqueux.

La portion moyenne du colon avoit subi un léger déplacement. L'intestin grêle étoit refoulé dans la cavité pelvienne.

GENRE TRENTE ET UNIÈME. *Néphrite.*

Espèce 3e. *Néphrite calculeuse.*

Leclerc, âgée de cinquante-trois ans, avoit éprouvé une néphrite très-violente. Pendant cette maladie, qui dura trois mois, elle vomit toutes sortes d'alimens. Dès-lors, douleurs fugaces et légères dans les régions rénales; elle eut deux fois une rétention d'urine; la seconde fut suivie de l'excrétion des concrétions urinaires; depuis cette époque, l'urine de cette femme a charié souvent.

Depuis deux ans les douleurs rénales sont plus vives, plus fréquentes.

Deux mois avant, elle éprouva une douleur semblable à celle d'une vrille qu'on eût tournée pour l'enfoncer dans le rein droit. En même temps elle sentit comme un corps étranger qui se déplaçoit. Depuis, douleur rénale plus supportable; mais elle éprouve des douleurs atroces un peu plus bas, vers la portion supérieure de l'uretère, où la malade croit avoir une tumeur. Urine rare.

Depuis quelques jours, douleurs plus aiguës dans les deux régions rénales, principalement dans la droite, ainsi que dans la région coxale. Dysurie plus fatigante, douleur gravative aux parties de la génération. (Les bains, les émulsions, les potions calmantes, modérèrent momentanément les symptômes.)

Enfin, le pouls est devenu tres-foible, la face hippocratique; mort.

Autopsie. Le foie gorgé de sang, plus volumineux que dans l'état ordinaire.

Les reins paroissoient sains à l'extérieur; en divisant le droit, on a trouvé deux petites concrétions ovoïdes, irrégulières, dans le bassinet. Le rein gauche, les uretères, la vessie, étoient intacts.

L'utérus squirreux, ses dépendances sans altération.

Fumée, veuve, âgée de cinquante-cinq ans, éprouve, depuis une opération qu'elle a subie à l'âge de trente ans, de la difficulté en urinant. L'émission de l'urine est suivie et précédée de douleurs vives.

A cinquante-trois ans, elle eut une maladie grave.

Depuis, symptômes précédens plus intenses, sentiment de frémissement dans la région lombaire gauche; douleurs plus vives, si la malade est assise ou debout; elles se modèrent, si elle est étendue sur son lit. Envie d'uriner fréquente, urine bourbeuse.

Deux ans après, difficulté d'uriner augmentée, abdomen douloureux, sensible : il se déclara un petit mouvement fébrile; frissons irréguliers.

15e. *jour depuis son entrée aux infirmeries.* Douleurs abdominales très-violentes; elles se calmèrent par la sortie de quelques vents; la fièvre continua.

19. Rapports fréquens, abdomen météorisé, suppression d'urine, constipation.

20. Abdomen très-volumineux, oppression, pouls presque insensible; refroidissement des membres abdominaux; sueur partielle froide; mort.

22. *Autopsie.* Abdomen distendu par une grande quantité de fluides gazeux; épanchement puriforme dans la cavité abdominale; tous les intestins sphacelés, adhérens entr'eux et avec les parois de l'abdomen; cinq à six onces d'un liquide séreux renfermé dans un kyste formé par la membrane propre du rein gauche; le tiers supérieur de ce viscère absolument détruit. Les uretères, la vessie étoient parfaitement sains.

GENRE TRENTE-DEUXIÈME. *Rhumatisme.*

Espèce 1re. *Rhumatisme aigu.*

Une femme de quarante-cinq ans éprouvoit les irrégularités de la menstruation. Elle s'expose à l'air froid : aussitôt douleur dans la région lombaire gauche, augmentée par le plus léger mouvement du tronc.

3e. *jour de la maladie.* (*Entrée aux infirmeries.*) Même douleur, chaleur vive de la peau, pouls fréquent, soif. Le soir, symptômes augmentés. (*Infusion de tilleul avec le sirop de vinaigre.*)

5. Sueur légère, rémission des symptômes; bras droit très-douloureux, surtout si la malade veut le mouvoir.

8. Cessation de la douleur lombaire, douleur sensible au toucher, étendue à tous les muscles du thorax; oppression, pouls dur, fréquent; chaleur très-vive.

9. Mêmes symptômes; frissons fugaces, céphalalgie très-forte.

11. Sueur abondante; sommeil.

15. Rémission très-marquée, pouls à peine fébrile, chaleur modérée; quelques douleurs fugaces dans les membres abdominaux.

17. Point de douleur. La malade entra en convalescence.

Manète, infirmière à la Salpêtrière, d'une constitution délicate, avoit une toux catarrhale chronique; elle étoit souvent malade et saignée fréquemment. Elle avoit été prise, depuis un mois et demi, d'une diarrhée qui avoit cessé depuis quinze jours.

1er. *jour de la maladie*. Frisson, chaleur; engourdissement du bras droit qui est douloureux. Deux émétiques ont fait vomir des matières muqueuses. L'affection s'est portée, le quatrième jour, sur les muscles des lombes : chaleur vive, pouls fréquent, un peu tendu. (La malade éprouve de temps en temps le sentiment d'un globe qui s'élève de l'épigastre vers la gorge, gêne la respiration avec crainte de suffocation.)

7. Eruption fugace anomale sur la peau; elle diminua dès le lendemain.

11. Desquamation de la peau; douleur, engourdissement léger, gonflement de la main droite. Lorsque la malade fut dans le bain, tension pénible de la poitrine, étouffement : le bain détermina les mêmes phénomènes les jours suivans.

18. Cessation de l'engourdissement de la main; apyrexie, sueur abondante, sommeil, prurit général.

20. La rémission se soutenoit.

24. Exposition à l'air frais : vive douleur, gonflement à la partie gauche du cou; point de prurit.

26. Déjections alvines abondantes, sollicitées par un peu de chicorée que la malade a mangée.

30. Cessation de la douleur du cou ; retour du prurit.

Les jours suivans, la démangeaison a été très-incommode, surtout pendant la nuit ; il y a même eu des phlyctènes, mais point de fièvre.

42. Tous ces symptômes ont disparu, et la malade est revenue à son état ordinaire.

Espèce 2e. *Rhumatisme chronique.*

Bardon-Denise, âgée de soixante-dix-sept ans, a été élevée à la Salpêtrière, et a passé sa vie à travailler dans des lieux bas, humides, peu aérés. A trente-neuf ans, cessation des menstrues, maladie très-grave à cette époque ; depuis, douleurs qui ont parcouru toutes les régions du corps ; la tête, particulièrement au sommet, est souvent douloureuse ; les douleurs sont devenues presque habituelles ; elles augmentent lorsque l'état de l'atmosphère change ; elles sont plus supportables en été, elles deviennent très-vives l'automne et l'hiver ; elles sont quelquefois si fortes, que la malade est obligée de garder le lit.

1er. *jour.* Frisson, douleur dans les muscles des cuisses, des lombes, chaleur vive de la peau.

2. Nausées, vomissement spontané, locomotion impossible.

3. (*Entrée aux infirmeries.*) Face colorée, douleur au sommet de la tête, exaspérée par le tou-

cher; douleur très-vive aux lombes, aux cuisses, augmentant par le mouvement du tronc et des membres abdominaux; pouls fréquent, dur; frissons entremêlès de bouffées de chaleur, langue humectée sur les bords, soif; douleurs atroces pendant la nuit. (*Eau des quatre fleurs avec sirop de guimauve.*)

4. Rémission au matin, mais pendant la nuit symptômes plus intenses que la veille, un peu de sueur. (*Infusion de menthe avec sirop de guimauve.*)

7. Céphalalgie modérée, mouvement du tronc et des membres moins douloureux, douleurs des cuisses très-aiguës pendant la nuit, peau halitueuse. (*Sels purgatifs.*)

8. Rémission au matin, pouls à peine fébrile, douleurs fugaces dans les diverses régions du corps, quelques coliques, sueurs.

9. La malade a voulu marcher, mais elle a senti les jambes foibles. (*Infusion de tilleul avec le sirop de vinaigre.*)

11. Douleurs des cuisses modérées; elles ont été fugaces dans les autres régions, par momens très-aiguës.

13. Un purgatif a provoqué des déjections abondantes; sommeil, sueur copieuse.

15. Apyrexie; il ne reste plus que des douleurs modérées habituelles. La malade est sortie des infirmeries peu de jours après.

D'Amour, âgée de soixante-quatre ans, avoit joui d'une bonne santé. A quarante-deux ans, cessation de la menstruation; peu après, affection de l'utérus, contre laquelle on prodigua les saignées, les bains, les injections; enfin, on prescrivit un cautère au bras. Dès lors, la malade éprouve des douleurs presque continuelles dans les membres. Les muscles thorachiques sont souvent affectés : de là une oppression parfois si forte, que la malade craint de suffoquer; palpitations, anxiété précordiale, etc.

1er. *jour.* Contradiction, emportement de colère, colique très-violente, déjections sanguinolentes, gêne de la respiration, anxiété épigastrique; sentiment de suffocation, qui permet à peine d'articuler les sons.

6. Point de colique, constipation depuis deux jours, cardialgie, oppression extrême.

7. L'éther sulfurique, combiné avec l'eau de mélisse et le sirop de guimauve, a calmé l'anxiété, la cardialgie, l'oppression; pendant la nuit, agitation. (*Infusion d'hysope avec le sirop de vinaigre pour boisson.*)

8. Rémission très-marquée, parole plus facile, douleur épigastrique modérée; les jours suivans la malade étoit presque dans son état habituel, et vouloit sortir des infirmeries.

30. Après midi, frisson; douleurs très-aiguës dans les genoux, surtout dans le droit; anxiété précordiale, étouffement, palpitations; pouls dur,

fréquent; chaleur vive, sueur fugace pendant la nuit.

31. L'affection s'est portée sur les muscles du côté droit du thorax ; la douleur étoit augmentée par la toux, l'inspiration, le mouvement et le toucher; peau halitueuse, très-chaude.

32. La douleur s'est étendue aux muscles du cou ; paroxisme après midi.

33. Face très-colorée, langue couverte d'un enduit jaune, parois du thorax d'une sensibilité extrême ; inspiration très-douloureuse, palpitations ; le soir, parois abdominales très-douloureuses, très-sensibles.

34. Tous les muscles des régions antérieures du thorax et de l'abdomen sont affectés, particulièrement du côté droit, sur lequel la malade ne peut supporter les draps; assoupissement. Agitation pendant la nuit.

35. Céphalalgie très-violente, les yeux gonflés, brillans; bouche pâteuse, soif; pouls dur, serré. Après midi, refroidissement général, suivi de céphalalgie susorbitaire ; face plus colorée, chaleur brûlante, pouls fréquent, palpitations; le côté gauche du tronc plus douloureux que le droit.

37. Rémission ; peu d'oppression, les parois thorachiques et abdominales sont moins douloureuses ; l'affection s'est portée aux muscles des lombes. Le soir, constriction des muscles du pharynx, étouffement.

38. Pieds très-douloureux, crampes des jambes, douleurs modérées dans diverses régions du tronc.

40. Sentiment douloureux, qui des pieds se propage jusqu'à la tête, et provoque des vertiges.

42. Frisson, chaleur, douleur aux cuisses. Dans la nuit, toux, expectoration, sueur.

Enfin, les douleurs se sont modérées par degrés, et la malade est revenue à l'état de souffrance où elle étoit avant cette attaque de rhumatisme.

Laluhiot, âgée de soixante-neuf ans, a toujours eut beaucoup d'embonpoint. (L'usage de l'eau de la Seine a constamment déterminé chez elle la leucorrhée.)

Vie inactive jusqu'à l'âge de trente-cinq ans : à cette époque, séjour à la campagne, pendant lequel la malade se livra avec passion à la culture d'un jardin, se levant de grand matin pour le labourer, malgré la rosée ou les gelées d'hiver. Habitation dans un appartement nouvellement bâti; peu après rhumatisme aigu qui s'étendit à tous les muscles du tronc. Depuis, elle a éprouvé fréquemment, surtout au renouvellement des saisons, des douleurs légères et fugaces dans les membres et les muscles du tronc.

Accablée de chagrin et d'infortunes, elle fut contrainte, il y a trois ans, d'entrer à la Salpêtrière, où elle est logée dans un dortoir extrêmement humide.

Quelques mois après son entrée à l'hospice, hernie supubienne. Les douleurs sont devenues progressivement plus fortes et continuelles; elles affectent principalement les muscles du tronc.

L'hiver dernier, malgré la rigueur du froid, et ses douleurs, elle fit une course, fatigua beaucoup, sua, et reçut la neige sur le corps : dès lors, les douleurs se sont exaspérées, la locomotion est devenue impossible; incontinence d'urine habituelle.

Pendant les chaleurs de l'été suivant, les douleurs se calmèrent. Pissement de sang qui dura huit jours, sans que la malade éprouvât aucune douleur dans les régions rénales, ni dans la vessie; le sang s'écouloit avec l'urine sans dysurie.

Enfin, au retour de l'automne, les douleurs sont devenues plus vives, les brouillards les ont rendues intolérables; la malade est entrée aux infirmeries, et a présenté les symptômes suivans :

Douleurs qui occupent tous les muscles du thorax, en sorte que, selon l'expression de la malade, elle est prise dans un double étau; ses douleurs augmentent par le toucher, par une forte inspiration, la toux, et le plus léger mouvement du tronc; elles s'exaspèrent lorsque l'état de l'atmosphère change, et à l'approche de la nuit; elles se modèrent lorsque la malade éprouve une sueur abondante. Quelquefois les douleurs s'étendent jusques aux membres : mouvemens spasmodiques, crampes fréquentes dans les membres abdominaux. La peau est chaude, le pouls fréquent, souvent tendu, la digestion laborieuse, l'incontinence d'urine habituelle.

3e. *jour de son entrée aux infirmeries.* On prescrivit la teinture ammoniacale de Gaïac, que la malade ne put supporter.

5. *Infusion de tilleul, avec vingt goutes de laudanum pour boisson.* Sueur copieuse pendant la nuit, accompagnée d'un soulagement très-marqué.

7. Les douleurs reprirent leur première intensité. On réitéra la même boisson; la malade fut peu soulagée.

Cet état de souffrance a continué pendant plusieurs mois, sans que rien ait paru calmer les douleurs atroces qu'épouva la malade; néanmoins l'estomac a repris un peu d'énergie, et au printemps la malade a pu être renvoyée à son dortoir.

J. B. Fleuri, âgé de trente-deux ans, avoit joui d'une santé robuste, jusqu'à l'âge de vingt-trois ans, époque de la mort de sa femme. Pendant les cinq premiers mois qui ont suivi cette perte, chagrin porté à l'excès, confusion des idées, penchant au suicide. On lui conseilla d'aller à l'armée, où il recouvra la santé après un an.

Pendant sept ans, exposition à tout ce que la guerre a de plus pénible et de plus dangereux pour la santé; enfin, accès de fièvre intermittente tierce, suivie de douleurs rhumatismales au bras droit avec perte du mouvement de ce bras. Il obtint son congé, et en retournant à son pays natal, guérison subite des douleurs et de l'engourdissement du bras.

Quelque temps après, douleur au bras gauche; l'articulation radio-cubitale paroissoit ankilosée, le bras gauche offroit une tumeur qui fut prise pour anévrismale. L'amputation fut jugée indispensable; néanmoins un vésicatoire appliqué sur le bras fit disparoître la tumeur, le bras recouvra sa mobilité ordinaire.

Deux ans se passèrent depuis cette guérison, sans autre mal que quelques douleurs légères, fugaces, à la tête, aux bras, aux membres abdominaux. Au commencement du printemps, douleur déchirante à la cuisse gauche, augmentée par le mouvement du membre. Quinze jours après, l'affection se porta au bras du même côté, s'étendit bientôt à la région costale gauche du thorax, et occasionna les symptômes suivans, qui ont progressivement augmenté: douleur sourde répondant à la région du cœur, palpitations, les battemens du cœur sont sensibles à l'œil, difficulté de respirer. Ces symptômes se renouvellent plusieurs fois le jour, le plus petit mouvement les détermine: le malade monte-t-il un escalier, il est essoufflé, près d'étouffer; il ne veut, ne peut se coucher sur les côtés; sommeil fugace, éveil en sursaut; pouls petit, fréquent du côté droit, presque insensible du côté gauche; émaciation générale; vomissement des alimens indigestes, ou pris en quantité.

Pendant les grandes chaleurs de l'été suivant, deux bains de rivière ont occasionné l'engourdissement de la moitié gauche du corps. Les symptômes précédens ont augmenté ; sueurs pendant la nuit, progrès de la leucophlegmatie, on sentoit même une fluctuation dans l'abdomen. On appliqua un vesicatoire au bras gauche ; on donna des boissons légèrement antispasmodiques et sudorifiques, sans que l'état du malade fût meilleur.

Un mois après, il se livra à un charlatan qui lui fit prendre pendant huit jours les drastiques les plus violens : tous les symptômes avoient cessé, le malade se crut guéri ; mais peu de jours après il fut victime de sa fausse confiance. On n'a pas pu faire l'ouverture du cadavre.

Epèce 3e. *Rhumatisme gastrique.*

Ruime, âgée de soixante-quatre ans, couturière, fut affectée de manie à l'âge de cinquante-quatre ans, époque de la cessation des menstrues, et de la perte de son mari. Le traitement débilitant fut sans succès. Conduite à la Salpêtrière, quatre ans après, elle recouvra l'usage des fonctions de l'entendement. A soixante ans, elle eut un lombago très-violent ; depuis quelques jours état de santé douteux.

1er. *jour de la maladie.* Après un léger repas, frisson très-vif, qui dura deux heures ; chaleur, douleur à la région lombaire gauche.

2. Frissons vagues dans la journée, chaleur, douleurs augmentées pendant la nuit; nausées.

3. (*Entrée aux infirmeries.*) La douleur fut étendue aux muscles du dos; elle étoit exaspérée par le plus léger mouvement du tronc; épigastralgie: l'émétique provoqua le vomissement de matières amères. Le soir, l'affection se porta aux muscles du côté gauche du thorax; oppression, gêne de la respiration; pouls serré, fréquent.

4. Accroissement des douleurs et de l'oppression; cessation des symptômes gastriques. (*Infusion de tilleul avec sirop de guimauve.*)

5. Les douleurs se sont portées aux muscles lombaires et thorachiques du côté droit.

6. Rémission, peau halitueuse; le soir, exaspération des symptômes.

7. Frisson suivi de chaleur, sueur abondante, constipation.

8. Rémission, urine copieuse briquetée, une selle spontanée, sensibilité exquise des parois abdominales; céphalalgie susorbitaire, bouche pâteuse, soif; épigastralgie, accès complet, syncope pendant le frisson.

9. Disparition de la douleur lombaire; douleur intolérable le long des attaches du diaphragme; point d'accès, diminution des symptômes gastriques.

10. Apyrexie, peau halitueuse, langue humectée, douleurs très-modérées. Dès le lendemain, on put regarder la malade comme entrée en convalescence.

Louise Messy, âgée de 33 ans, bien menstruée, avoit habité, plusieurs années, dans des lieux fort humides; néanmoins elle avoit joui d'une bonne santé.

1er. *jour de la maladie.* Tout à coup douleur au genou gauche, qui l'empêcha de marcher, et la priva du sommeil jusques au 3e. La douleur disparut complétement.

4. Affection morale très-vive : dès le lendemain, douleur au bras droit, gêne dans le mouvement de ce membre; bouche amère, peu d'appétit.

7. (*Entrée aux infirmeries.*) Mêmes symptômes.

8. Douleur très-aiguë à la région moyenne du bras droit, exaspérée par le mouvement; langue humectée, bouche amère; céphalalgie. (Flux menstruel.)

9. Même état de la douleur qui augmente par la chaleur du lit, et diminue lorsque la malade expose son bras à l'air frais; paroxisme le soir. (*Eau d'orge avec sirop de vinaigre, liniment volatil.*)

11. Douleur moins vive, mouvement plus facile, paroxisme léger.

14. Les symptômes gastriques persistent : purgatif qui provoqua des selles copieuses.

18. Même état de la douleur, mouvement plus libre, céphalalgie moindre, bouche moins amère, chaleur modérée de la peau.

26. Mouvemens du bras faciles et peu douloureux.

33. Nulle douleur, point de symptômes gastriques. Convalescence.

Espèce 4e. *Rhumatisme goutteux.*

V.... âgé de vingt ans, élève en médecine, est issu de parens sujets aux affections rhumatismales. Son père rend souvent des concrétions urinaires; un de ses oncles paternels est mort de cette dernière maladie. Ce jeune homme est d'un tempérament irritable, d'un caractère vif et emporté.

A l'âge de seize ans, application opiniâtre à l'étude de l'anatomie et de la chirurgie; parfois douleurs vagues, légères, dans les membres, particulièrement dans les articulations.

A dix-huit ans, rhumatisme qui avoit son siége dans les muscles des lombes. Une saignée, les boissons délayantes furent employées; les sueurs survinrent, et la maladie fut jugée au 8e. jour. Peu de temps après, affection hypocondriaque portée à un tel degré, que l'on craignit pour les jours du malade. Retour à la santé parfaite depuis dix-huit mois.

Depuis huit mois, changement dans un climat plus froid, études opiniâtres, veilles prolongées, mauvaise nourriture; deux bains de rivières pris pendant l'été, occasionnèrent chaque fois des douleurs lombaires, assez vives pour faire cesser l'usage de ces bains, un mois après.

1er. *jour de la maladie.* Il s'échauffe à la course, malgré une pluie froide et abondante : tout à coup douleur sourde, gênante pour la marche, fixée sur le muscle iléo-aponévrotique de la cuisse droite; néanmoins, sommeil.

2. Au réveil, douleur très-vive, déchirante au plus léger mouvement de la cuisse; le soir, tension, rougeur, sensibilité surtout en un point; la douleur se propagea vers l'aine, chaleur vive, urine très-colorée. (*Friction avec l'éther acétique, sans nul soulagement.*)

3. La douleur se propagea jusques au trochanter, le malade ne put appuyer le pied par terre; peau brûlante, aride; pouls plein, fréquent; paroxisme le soir. (*Friction avec l'éther acétique, matin et soir, sans soulagement.*)

4. La douleur s'étendit jusqu'à la malléole externe; rougeur, gonflement, sensibilité au-dessus du trochanter, diminution de la première douleur; vers midi, douleur lancinante aux articulations fémoro-tibiales, tibiale-calcanéum, et au gros orteil du côté droit. Paroxisme le soir. Dans la nuit, douleur déchirante, au plus léger mouvement, dans les muscles dorsaux et l'iléo-aponévrotique de la cuisse gauche; peau moite, urine très-foncée, constipation. Dès cet instant, le malade ne put exécuter le plus léger mouvement du tronc, des membres abdominaux, sans augmenter horriblement ses douleurs; insomnie.

5. Rougeur, gonflement du genou droit et de la malléole externe du même côté; affection du genou et du pied gauches. Pendant la nuit, agitation voisine

du délire. (*Eau des quatre fleurs avec sirop de vinaigre : pour alimens, des fruits, une eau rougie ; le malade fut enveloppé dans la laine.*)

6. Pieds très-douloureux, surtout le gauche ; sueur abondante, visqueuse, fétide, qui a continué les jours suivans ; inquiétude, agitation, soif, léger saignement de nez sans soulagement. (*Une once de sirop de diacode, avec une once de sirop de vinaigre.*) Nuit plus calme, léger sommeil.

7. Rougeur, gonflement, sensibilité du genou et du pied gauches, avec rémission de la douleur ; affection commençante au pouce de la main gauche ; douleurs intolérables pendant la nuit, insomnie ressemblant au délire, douleur des muscles du dos, gêne de la respiration, affection des articulations scapulo-humérale, et radio-carpienne du côté droit.

8. Rémission légère au matin ; pouce de la main gauche rouge, tuméfié, sensible au toucher ; douleur des membres abdominaux plus supportable ; rougeur, gonflement, sensibilité autour de l'articulation de l'épaule droite, principalement sur l'acromion ; affection de l'épaule et du coude du côté gauche. (*Lavement matin et soir, deux grains d'opium muqueux.*) Nuit calme.

9. Affection de l'articulation coxo-fémorale droite, mouvement des membres abdominaux, quoique leur foiblesse, leur roideur ne permettent pas la locomotion ; rougeur, gonflement, sensibilité de l'épaule

gauche; le soir odontalgie, mastication très-douloureuse; l'urine a déposé un sédiment semblable à du petit sable d'un rouge brun. Un grain d'opium n'a point calmé. (*Lavement, même boisson.*)

10. Douleur intolérable des articulations scapulo-humérale et coxo-fémorale droites; affection de la main droite. Le soir, la rougeur, le gonflement, la sensibilité, indiquoient parfaitement toutes les articulations du carpe, du métacarpe, des phalanges de la main droite; odontalgie très-violente, éruption autour des articulations des pieds avec la jambe; cette éruption ressemble à de petites piqûres de puces, mais faisant saillie au-dessus de la peau.

11. Rémission générale très-marquée, sueur toujours très-copieuse; l'urine ne dépose plus, mais elle est très-brune; éruption étendue à toute l'habitude du corps. Le soir, les petits boutons étoient remplis d'un liquide blanchâtre; prurit; tous les doigts de la main gauche ont été successivement affectés, mais chaque petit accès partiel fut de plus courte durée que ceux des autres régions. Diminution de l'odontalgie, gêne de la déglutition, douleur le long des attaches du diaphragme, oppression, paroxisme moins violens. (*Même prescription.*)

12. Affection du doigt annulaire gauche, douleur lancinante au gros orteil droit; tous les boutons paroissent en suppuration. Le malade a pu marcher à l'aide de soutiens, malgré la roideur et la foiblesse des membres. Respiration laborieuse, augmentant

les douleurs; paroxisme plus fort, insomnie. (*Un grain d'opium* n'a point calmé.)

15. Point de douleur thorachique, respiration libre; douleur des deux épaules très-vive, augmentant par les mouvemens des bras, et s'étendant au deltoïde; urine limpide, citrine; insomnie, moins de sueurs; tous les doigts de la main ont été successivement affectés.

16. Appétit; douleurs sourdes, par momens elles deviennent aiguës, tantôt dans une région, tantôt dans une autre; point de paroxisme, pouls à peine fébrile.

18. Mouvement libre des bras, des mains, quoiqu'il reste un peu de gêne. Les jours suivans, douleurs sourdes, fugaces; roideur, foiblesse des membres.

30 au 35. L'épiderme est tombé en écailles, particulièrement celui qui répond aux articulations. Cette desquamation, qui a duré quinze jours, a suivi presque l'ordre dans lequel chaque région avoit été affectée. Le reste de l'hiver, douleurs fugaces, légères, surtout lors des variations atmosphériques. Au printemps, le malade n'éprouvoit plus aucune sorte de douleurs.

Théry, âgée de vingt-huit ans, avoit habité pendant plusieurs années des lieux bas et humides; depuis deux ans, habitation élevée, mais exposée à toutes les intempéries de l'atmosphère.

1er. *jour de la maladie.* Elle soupe à son ordinaire : dans la nuit, indigestion.

2. Elle but un peu d'alcool, vomit beaucoup : anxiété ; impossibilité de mouvoir la main gauche, dont les doigts, surtout le médius, se gonflèrent ; dès le soir, la douleur se porta à la face plantaire des deux pieds, mais le gonflement des doigts persista encore plusieurs jours.

3. Douleur bornée au pied droit : la malade ne put marcher ; frissons irréguliers, anorexie, pouls légèrement fébrile.

4. Apparition des menstrues qui ont été peu abondantes.

5. L'émétique évacua beaucoup. L'affection se porta au genou droit, avec une douleur intolérable : on appliqua dessus un cataplasme émollient pendant quatre jours.

9. La douleur, le gonflement cessèrent au genou ; l'affection se manifesta à l'épaule gauche, sans gonflement. La malade marcha un peu, à l'aide de béquilles.

12. Potion purgative qui provoqua plusieurs selles. Dès le lendemain, l'affection se manifesta à la région cervicale du cou, avec douleur : gêne dans les mouvemens de la tête, qui augmentent la douleur ; gonflement du cou les jours suivans.

18. Douleur très-aiguë, lancinante, à l'articulation coxo-fémorale. (*La malade étoit entrée la veille aux infirmeries.*)

19. Gonflement autour de cette dernière articulation, diminution de la douleur; les douleurs des mains, des pieds, des genoux, se font sentir encore surtout le soir; sueur générale, copieuse, continue pendant plusieurs jours, avec diminution progressive de toutes les douleurs.

23. Symptômes gastriques : un purgatif évacue copieusement; le soir, agitation, insomnie, douleurs plus aiguës.

24. Retour des menstrues qui coulèrent peu; douleurs modérées pendant quelques jours, elles augmentoient par momens, surtout lorsque l'état de l'atmosphère changeoit.

29. Douleurs presque nulles, locomotion facile.

30. Retour des douleurs; celle de l'articulation coxo-fémorale se propagea le long des muscles antérieurs de la cuisse et de la jambe droites.

31. Impossibilité de mouvoir la cuisse et la jambe droites, sans provoquer les douleurs les plus vives. (*Vésicatoires.*)

32. Symptômes plus modérés. Les dix jours suivans, rien de notable : quelques frissons suivis de chaleur, pendant trois soirs. On donna des bols composés avec le soufre sublimé, un oxide d'antimoine, et la cassonade. Les douleurs se modérèrent peu à peu; le quarante-deuxième jour elles avoient presque entièrement disparu, et la malade entra en convalescence.

Une fille, âgée de trente-deux ans, d'une forte constitution, bien menstruée, avoit passé toutes les nuits à veiller une malade pendant deux mois.

1er. *jour de la maladie.* Frisson suivi de chaleur; pendant la chaleur, légère douleur à l'articulation coxo-fémorale droite; cette douleur disparut le lendemain.

3. La malade prit un bain dans la rivière, et trouva l'eau très-froide.

5. Retour de la première douleur; le genou droit fut aussi affecté.

6. Augmentation de la douleur du genou qui se tuméfia le soir; frisson irrégulier, mouvement fébrile.

7. La flexion du genou augmente fortement la douleur. (Anorexie, amertume de la bouche.)

8. (*Entrée aux infirmeries.*) Même douleur, avec tension et gonflement du genou (langue couverte de mucosité jaunâtre); paroxisme plus fort que les jours précédens.

9. Diminution de la douleur coxo-fémorale; l'affection s'est portée au genou gauche.

10. Le carpe, le métacarpe de la main gauche ont été affectés.

12. Un peu de sueur dans la nuit, apparition des menstrues, cessation presque absolue des douleurs.

13. La sueur, les menstrues ont cessé; les douleurs ont reparu, mais avec moins d'intensité.

16. Douleur très-vive au coude, au poignet; celle du genou modérée; affection des muscles de la face

rachidienne du tronc, avec douleur augmentée par le mouvement du tronc.

19. Sueur qui a persisté pendant plusieurs jours : les douleurs se sont affoiblies progressivement ; toujours exacerbation le soir.

21. (Langue sèche, couverte d'un enduit brunâtre ; accablement, pouls très-fréquent, chaleur mordicante, selles abondantes.)

31. Pouls plus souple, langue humide, moins d'accablement.

34. Diminution du mouvement fébrile ; douleur fixée aux pieds, sans gonflement.

41. Tuméfaction du pied gauche ; il ne reste plus de douleur dans les autres régions.

46. Point de paroxisme, douleur bornée au gros orteil gauche, cessation des symptômes gastriques.

52. Mouvement libre, quoiqu'un peu douloureux ; les douleurs n'ont cessé entièrement que du cinquante-huitième au soixantième jour.

GENRE TRENTE-TROISIÈME. *Angine.*

Espèce 2e. *Angine trachéale*, ou *Croup.*

1er. *jour de la maladie.* Un enfant de seize mois fut à son lever moins gai qu'à l'ordinaire : léger coryza, toux. On le promena long-temps au grand air : dans la nuit, toux rauque, oppression, chaleur vive, agitation.

2. A six heures du matin, *un grain de tartrite de potasse antimonié dans quatre onces de lait*, fut ordonné à petites doses très-rapprochées ; on le donna à des intervalles trop longs, il fut sans effet.

A huit heures, face animée, bouche béante, narines dilatées ; voix aiguë, sifflante (1) ; glapissement, respiration stertoreuse, assoupissement, peau brûlante ; l'enfant portoit toujours la main au gosier ; point d'urine. *Nouvelle potion émétisée*, mais donnée à doses plus rapprochées : après quelques efforts, vomissement de matières muqueuses, épaisses, filantes. *Un bain de pieds*, qui ne fut pas assez chaud, augmenta la gêne de la respiration, et l'embarras du gosier. *Inspiration fréquente de l'éther sulfurique ; lavement avec le sulfate de soude ; éternuement provoqué par tous les moyens possibles ;* pour boisson, *infusion d'hysope avec le sirop de vinaigre.*

Dans le jour, tous les symptômes s'aggravent si on abandonne le malade à la tendance qu'il a pour tomber dans l'assoupissement.

---

(1) Il est difficile de donner le caractère de la voix propre à cette maladie. On peut la comparer à celle d'un poulet prêt à passer à l'âge adulte. Pourquoi ne pas adopter un mot spécifique? Puisque la voix est ici modifiée d'une manière particulière, j'ai choisi le mot de *voix croupale* pour exprimer cette modification dans les trois observations suivantes.

Le soir, *nouveau bain de pied, mais bien chaud*; il a soulagé un peu; *lavement* qui a provoqué une selle jaune. Sorte de rémission après l'effet de ces deux derniers médicamens. A neuf heures, tous les symptômes ont repris plus d'intensité : assoupissement extrême, stupeur. *Nouvel émétique* qui a fait vomir des matières glaireuses, et rendre des selles grisâtres. L'assoupissement a été moindre.

Dans la nuit, *liniment avec l'opium et le camphre appliqué en friction et en topique sur la région trachéenne du cou.*

3. Symptômes plus alarmans; *continuation des mêmes moyens, excepté de la potion émétisée.*

A sept heures du matin, peau moins sèche, sorte de rémission, calme apparent.

A neuf heures, mouvemens convulsifs; bientôt après, déjections copieuses, jaunes; dès-lors, urine laiteuse, abondante.

A midi, rémission très-sensible; respiration plus libre, voix moins glapissante, toux plus rare, appétit. *On a permis un bouillon.*

Dans la nuit, assoupissement très-profond; néanmoins, la rémission se soutenoit.

4. Les symptômes vont s'affoiblissant; dans la nuit, respiration bruyante, mais elle revenoit libre aussitôt qu'on secouoit l'enfant; liniment supprimé à cause de l'opium.

6. Sueur très-fétide, copieuse. Convalescence, pendant laquelle on a donné des purgatifs très-

doux, pour débarrasser entièrement le conduit alimentaire.

Une enfant de cinq ans, sujette aux affections catarrhales, avoit la respiration habituellement gênée. Elle fut saisie de douleur à l'épigastre : nausées. Le lendemain, il y eut un violent paroxisme. Le troisième jour, la petite malade se leva. Le jour suivant, les symptômes gastriques reprirent plus d'intensité. L'émétique fit beaucoup vomir et rendre deux vers. L'enfant, pour la seconde fois, paroissoit être mieux.

1er. *jour de la maladie.* A six heures du soir, étouffement si fort, qu'il y eut perte de la parole : aussitôt, respiration très-gênée, voix aiguë, sifflante.

2. Respiration plus difficile, voix croupale, toux petite, fréquente, étouffée, déglutition impossible. La petite malade portoit la tête en arrière, pour alonger le cou. (*Boisson émétisée, liniment camphré sur la région trachéenne; inspiration de l'éther sulfurique.*)

3 au matin. Mort.

Autopsie. Concrétion membraniforme, s'étendant du cartilage épiglotique à deux pouces au-dessus; les sinus du larynx étoient également revêtus d'une pareille concrétion.

La malade qui avoit conservé l'appétit avoit mangé dix heures avant sa mort; on a trouvé dans l'estomac, du pain qui n'avoit subi d'autre altération que celle de la mastication.

Il y avoit quatre vers dans les intestins.

Le lobe gauche du poumon avoit contracté une telle adhérence avec le diaphragme, qu'on n'a pu le séparer sans déchirer le parenchyme du poumon, dont le tissu étoit gorgé de mucosité.

Un enfant de trois ans, bien constitué, offrit des boutons sur diverses parties du corps, à la face principalement; la peau étoit couverte de rougeurs : néanmoins, il ne se plaignoit point et paroissoit se bien porter. Trois jours après, les boutons disparurent, les rougeurs se soutinrent, il se manifesta quelques symptômes gastriques. Le neuvième jour, les rougeurs se dissipèrent, mais le malade fut triste, morose, paresseux, sans appétit. Dès le lendemain :

1er. *jour de la maladie.* Gène extrême de la respiration, oppression, bouche béante, tête relevée, cou alongé; toux rauque, voix croupale, pouls foible; le malade porte souvent la main au cou. (*Un grain de tartrite de potasse antimonié, dans quatre onces d'eau.*)

2. Perte totale de la voix, toux petite, fréquente, sifflante; on aperçoit une concrétion membraniforme qui revêt l'arrière-bouche. (*Nouvel émétique sans effet; trois fois on a excité le vomissement, en irritant le voile du palais avec les barbes d'une plume; inspiration de l'éther sulfurique ; lini-*

ment camphré sur la région trachéenne du cou.) A midi, somnolence profonde continuelle. Le soir, les yeux devinrent fixes; dans la nuit, la toux et l'oppression semblèrent se modérer.

3. Mort.

Autopsie. La membrane muqueuse du voile du palais, du pharynx phlogosée, ainsi que celle de la trachée et des bronches. Celle-ci étoit recouverte d'une multitude de petites concrétions membraniformes, isolées, grisâtres et peu adhérentes à la membrane.

Un enfant, âgé de près de trois ans, avoit été élevé dans un dortoir de la Salpêtrière. Ce dortoir est d'une construction malsaine, et habité par deux cent-vingt femmes âgées. On s'aperçut que le corps de cet enfant étoit plus rouge qu'à l'ordinaire; cependant il jouoit et mangoit comme de coutume. Deux jours après, convulsions, perte des fonctions des sens : cet état dura trois heures; alors on vit de petits boutons varioleux à la face. Nuit tranquille, soif, abdomen douloureux. Le cinquième jour, l'éruption étoit achevée; les boutons étoient petits, nombreux et bruns à leur base; les plus gros étoient cristallins avec une aréole assez prononcée. Le lendemain :

6e. *jour de la maladie.* Le malade déchire ses boutons, se plaint d'avoir mal à la bouche : toux fréquente, voix rauque, difficulté d'avaler, il porte souvent la main au cou.

7. Tous les boutons sont cristallins, l'aréole se

soutient encore : voix croupale, déglutition très-gênée, très-douloureuse; oppression extrême, agitation, soif brûlante.

8. Accroissement de tous les symptômes; l'aréole a pris une couleur pâle.

9. Agitation excessive, salivation abondante, respiration stertoreuse; mort à 9 heures du soir.

11. *Autopsie.* Le voile du palais phlogosé présentoit de petits points blanchâtres peu élevés. Le larynx étoit entièrement bouché par une matière blanchâtre, muqueuse, qui s'étendoit jusqu'au tiers supérieur de l'œsophage; le reste de ce conduit offroit de petites concrétions membraniformes, blanchâtres, peu adhérentes.

Espèce 4e. *Angine tonsillaire.*

Une fille de trente-huit ans, d'un forte constitution, employée dans la Salpêtrière, avoit eu ses menstrues depuis quinze jours.

1er. *jour de la maladie.* Exposition à l'air frais. Dans la nuit, picotement douloureux à l'arrière-bouche, gêne de la déglutition.

3. (*Entrée aux infirmeries.*) Face très-colorée, gonflement du cou, gêne de la respiration, voix étouffée, douleur pongitive au gosier; le voile du palais étoit rouge, enflammé; nausées, soif, langue humectée, chaleur vive de la peau; pouls dur, plein.

4. L'émétique fit vomir des matières jaunâtres; symptômes de l'angine exaspérés; douleur lanci-

nante au gosier. Une petite saignée soulagea momentanément. (*Boisson , gargarisme avec l'eau d'orge et le sirop de vinaigre.*)

5. (*Application de huit sangsues autour du cou.*) Gonflement du cou augmenté; déglutition plus gênées; voix plus étouffée, ptyalisme. (*Cataplasme émollient à la face trachéenne du cou.*) Les menstrues ont coulé : rémission le soir, sueur légère pendant la nuit.

6. Excrétion de matières muqueuses, grisâtres, d'un goût très-mauvais; ptyalisme très-abondant, sueur ; pendant la nuit, sommeil.

7. Face moins colorée, déglutition moins gênée, pouls à peine fébrile, chaleur modérée, ptyalisme, sueur, sommeil.

8. Apyrexie. La malade a mangé, est entrée en convalescence quoique le ptyalisme ait continué encore pendant quelques jours.

1er. *jour de la maladie.* Une femme âgée de trente-deux ans, étoit à la veille de voir couler ses menstrues ; elle s'expose à l'air froid et à l'humidité : aussitôt, constriction de la gorge, gêne de la déglutition, voix rauque.

2. Symptômes augmentés , face très-colorée , point de tumeur extérieure ; le voile du palais, surtout du côté gauche, est d'un rouge vif ; gêne de la respiration, déglutition impossible, voix glapissante, chaleur vive de la peau , pouls serré , fré-

quent. (*Infusion de violette avec sirop de guimauve en gargarisme.*)

4. Douleur lancinante au gosier avec gonflement du cou ; toux étouffée, fréquente ; agitation extrême. (*Bains de pieds, application de la laine autour du cou.*)

5. Éruption générale de petits boutons rouges, ronds ; apparition des menstrues.

6. Lèvres couvertes de boutons transparens, de forme irrégulière. (*Gargarisme avec le lait et le sirop de violette.*)

7. Rémission très-marquée, excrétion douloureuse d'une matière grise, épaisse, très-fétide ; le voile du palais recouvert d'un enduit épais, grisâtre : on a appliqué dessus une dissolution alcaline.

8. Tous les boutons qui avoient acquis deux à trois lignes de diamètre, sont entrés en suppuration. Excrétion moins abondante.

Du 10 au 15. Tous les symptômes de l'angine ont disparu, les boutons se sont desséchés, et vers le vingtième jour, il s'est fait une desquamation générale de la peau.

Genre trente-quatrième. *Érysipèle.*

Espèce 1re. *Érysipèle simple.*

A***, âgé de vingt-neuf ans, élève en médecine, habite la Salpêtrière depuis deux ans. Très-adonné à l'étude, il passe les nuits à veiller, et dort le jour.

Il est sujet aux hémorragies nasales, et aux hémorroïdes. Lorsque celles-ci ne coulent pas, il se fait saigner. Le printemps dernier, il a négligé cette habitude.

Depuis deux mois, inquiétude, chagrin profond, état de santé douteux.

1er. *jour de la maladie.* Appétit vorace, course forcée, suivie de fatigue, frissons passagers qui se sont renouvelés toute la nuit.

2. Tension, douleur, rougeur, chaleur, gonflement sur toute l'étendue du nez. (*Eau d'orge avec sirop de vinaigre.*)

3. Deux grains d'émétique dans une pinte d'eau ont provoqué le vomissement de matières muqueuses, jaunes, verdâtres; le vomissement a continué pendant sept à huit heures, avec des mouvemens spasmodiques dans les membres et le tronc.

4. L'érysipèle s'est étendu à toute la face : peau très-sèche, chaleur vive.

5. Gonflement, rougeur vive, tension douloureuse de la face, toux; expectoration muqueuse, abondante, qui a duré vingt-quatre heures.

6. Flux hémorroïdal. (*Vin, vinaigre étendu d'une très-petite quantité d'eau, pour boisson.*)

7. Tuméfaction de la face augmentée, érysipèle plus étendu; paupières tuméfiées, rouges. Le soir, frisson très-fort; froid des pieds, suivi de chaleur très-vive. Dans la nuit, écoulement, par l'anus, d'un sang noir, très-fétide.

8. Face moins tuméfiée, commencement de la desquamation; pouls plus souple, moins fréquent; peau moins aride.

9. L'épiderme de la face tombe par écailles larges. Écoulement hémorroïdal modéré; éruption de beaucoup de vents. (*Eau d'orge avec sirop de vinaigre. Pour régime, un peu de fruits, pommes, oranges.*)

13. Un bain tiède a renouvelé la tension, le gonflement, la douleur de la face, ce qui a fait craindre un nouvel érysipèle; néanmoins, tout a disparu dès le lendemain. La desquamation a continué les jours suivans, et le malade est revenu à ses premiers exercices.

Espèce 4e. *Érysipèle gastrique.*

Marie Bédouin, âgée de soixante-deux ans, d'un tempérament lymphatique, avoit toujours joui d'une bonne santé; depuis quelques jours, malaise, lassitude, perte d'appétit.

1er. *jour de la maladie.* Frisson, chaleur; assoupissement toute la nuit.

2 au matin : Rougeur, tension douloureuse à la joue droite et sur le front.

3. (*Entrée aux infirmeries.*) Rougeur légère à la région moyenne du front, paupière droite tuméfiée; joue droite rouge, enflée, douloureuse; la douleur, la rougeur, la tension s'étendent jusqu'au menton. Au

centre de la joue droite, soulèvement de l'épiderme par l'épanchement d'un liquide jaunâtre; le reste de la face très-pâle. Langue humectée, bouche pâteuse, soif; pouls dur, un peu fréquent. Dans la nuit, froid très-vif aux pieds. (*Infusion de guimauve avec sirop de vinaigre.*)

6. Vers midi, cessation du froid aux pieds, sueur, œil droit moins gonflé; céphalalgie légère. Le soir, chaleur, soif, fréquence du pouls augmentées.

7. Symptômes gastriques plus tranchés; diminution de la tension, de la rougeur de la face.

8. Apyrexie; la joue droite n'est plus douloureuse, pas même par le toucher; desquamation commençant par les bords.

9. Chute de l'épiderme par plaques larges, minces; appétit, sommeil.

10. Un purgatif a provoqué plusieurs selles: disparition de la rougeur, progrès de l'exfoliation de l'épiderme.

15. Retour à la santé; sortie des infirmeries.

Une femme, âgée de soixante ans, avoit eu l'année précédente un érysipèle à la jambe; depuis quelques jours, état de santé douteux.

1er. *jour de la maladie.* Exposition à l'air froid; frisson, chaleur, céphalalgie susorbitaire, soif.

2. Nausées, bouche amère, sentiment de picotement très-douloureux à la jambe droite.

4. (*Entrée aux infirmeries.*) Symptômes gastri-

ques très-prononcés; paroxisme après midi. L'émétique fit vomir beaucoup.

6. Dans la nuit, jambe très-douloureuse, rémission des symptômes gastriques. (*Infusion de guimauve avec le sirop de vinaigre.*)

7 au matin. Douleur très-vive de la jambe, rougeur, chaleur, gonflement de cette partie. (*Infusion de tilleul avec le sirop de vinaigre.*)

La rougeur, la chaleur, le gonflement, la tension douloureuse firent des progrès, et occupèrent presque toute la jambe, le douzième jour.

12. Purgatif qui évacua beaucoup ; sueur dans la nuit ; diminution de la rougeur, de la tension.

13. Commencement de la desquamation ; on pouvoit presser la jambe sans exciter de douleur ; sueur, urine copieuse.

15. Desquamation par plaques ; cessation des symptômes gastriques. Le lendemain, on donna un nouveau purgatif, et la malade entra en convalescence.

GENRE CINQUANTE-NEUVIÈME. *Goutte.*

Espèce 2e. *Goutte asthénique.*

Marguerite Garnier, âgée de trente-cinq ans, avoit été d'une constitution très-débile, dès son

(1) Je place ici les gouttes qui appartiennent à l'ordre troisième de la quatrième classe de ma Nosographie. La

enfance. Elle est entrée à la Salpêtrière depuis deux ans.

A dix-huit ans, la menstruation s'établit avec beaucoup de peine. Cette fille, obligée de rester souvent dans un lieu froid et humide, fut attaquée, deux ans après, de douleurs dans les membres. Les articulations des membres abdominaux, des genoux, des pieds, en devinrent successivement le siége. Elle éprouva d'abord des engourdissemens, puis difficulté à mouvoir les membres, douleur lancinante, rougeur, gonflement des articulations. Au bout de deux mois, les douleurs devinrent très-violentes. On fit d'abord des applications émollientes, des saignées; on y substitua des bains, qui furent continués pendant près de six mois, quoique la malade s'en trouvât plus mal. Enfin, tous les symptômes cessèrent, il resta du gonflement et de la difformité aux poignets et aux doigts.

Un grand nombre d'attaques ont suivi cette première. Souvent l'affection s'est portée sur la poitrine, et a déterminé les accidens les plus alarmans. Depuis quelques années, la difformité des articulations

---

goutte n'est-elle pas soumise à l'influence des saisons? Peut-on l'omettre dans tout recensement des maladies propres à donner une idée de la constitution médicale? D'ailleurs la goutte que l'on observe à la Salpêtrière offre des caractères particuliers qui ne permettent pas de la confondre avec la goutte décrite par les auteurs.

est si considérable, la locomotion si gênée, que la malade sort à peine de son lit. Il ne reste plus à chaque main, que deux doigts libres. Les douleurs laissent rarement plusieurs jours de repos ; elles se transportent rapidement d'une articulation à l'autre : toutes les fois qu'elles sont violentes, il y a rougeur, tuméfaction. On s'est borné à prescrire un régime fortifiant, et à administrer quelques légers calmans, lorsque les symptômes prennent trop d'intensité.

Jeanne-Baptiste Sennevi a toujours été d'une constitution foible et nerveuse. La menstruation s'établit à treize ans, et fut toujours peu abondante.

A trente-quatre ans, elle accoucha pour la première fois : les lochies coulèrent peu, la fièvre de lait et le gonflement des seins ne vinrent pas à l'époque ordinaire. Huit jours après, séjour dans une chambre où elle ne pouvoit se garantir des rigueurs de l'hiver. Elle devint hydropique. Vers le même temps, douleurs dans les articulations des bras, des poignets, des doigts, des genoux ; elle éprouvoit d'abord un engourdissement, puis douleur, rougeur, gonflement, difficulté dans les mouvemens : sueurs légères qui soulageoient momentanément ; les symptômes se modéroient dans une articulation pour se manifester bientôt après dans une ou plusieurs autres. Durant une année, on employa contre l'affection goutteuse, et contre les autres maladies qui la compliquèrent, la saignée, les sangsues, les purgatifs, les bains, les sinapismes, les vésicatoires, etc. La saignée, les sangsues, diminuoient les symptômes. Chaque bain un peu froid faisoit disparoître la douleur et l'enflure; mais l'une et l'autre revenoient avec plus d'intensité. Enfin, après dix-huit mois, il y eut un peu de relâche. Elle a eu, depuis, plusieurs attaques: les articulations des poignets, des mains, des genoux, déjà difformes depuis la première, se sont contournées et gonflées davantage, leur mouvement est resté très-difficile. La douleur, la tuméfaction de quelques articulations se manifestent chaque fois que l'état de l'atmosphère change, et la malade éprouve alors, dans les parties affectées, un sentiment alternatif de froid et de chaud. Elle a été mise à un régime fortifiant, et à l'usage des antispasmodiques.

Louise Gilan, âgé de cinquante-trois ans, d'une constitution foible, a toujours demeuré dans des lieux bas, humides, froids, peu aérés; elle habite la Salpêtrière depuis onze ans.

La menstruation s'est établie à dix-sept ans; elle avoit été précédée de chlorose; elle a été très-irrégulière et accompagnée de phénomènes remarquables, mais jamais de leucorrhée.

Dès l'âge de quatorze ans, gêne de la respiration; les années suivantes, dyspnée dont les attaques se renouveloient chaque fois qu'il y avoit du retard dans les menstrues.

A trente ans, douleurs générales dans les membres, particulièrement dans les articulations, surtout celles des genoux; en même temps, crachement de sang. Cette attaque dura six semaines; la locomotion resta gênée pendant quelques mois.

A quarante-trois ans, cessation de la menstruation, dyspnée plus intense, hématémèse qui a persisté pendant quatre mois: on fit alors un grand nombre de saignées.

Vers la quarante-septième année, nuits passées aux portes des boulangers, exposition au froid, à la pluie, à l'humidité du pavé; peu après, douleurs qui affectèrent les articulations, notamment les genoux. Celles des membres thorachiques se tuméfièrent. Cet état douloureux dura peu, mais fut suivi de l'impossibilité d'exécuter aucune sorte de mouvement. Par un exercice modéré, elle revint par degrés à la santé, qui se soutint pendant cinq ans.

A cinquante-deux ans, les douleurs débutèrent par le gros orteil, d'où elles se portèrent aux autres articulations; les malléoles se tuméfièrent pour la première fois, la dyspnée disparut entièrement au début de cette attaque.

Depuis, la locomotion est très-gênée; douleurs moins vives, mais permanentes. Depuis trois mois, fièvre tierce, irrégulière, céphalalgie continuelle, digestions laborieuses, pouls constamment fébrile, gonflement des malléoles, difformités des genoux, des poignets, et des articulations des mains.

Marguerite Jonias, âgée de soixante-deux ans, née de parens très-sains, a eu une menstruation très-régulière, sans être exempte de leucorrhée.

Sujette, dès son enfance, à des sueurs abondantes des pieds et des mains, son père voulut la délivrer de cette prétendue incommodité; elle avoit alors vingt ans : immersion des mains dans le vinaigre presque bouillant; au sortir de ce bain, exposition des mains à un feu très-vif. Les sueurs disparurent, mais bientôt elle ressentit des douleurs légères, fugaces, dans les membres. A vingt-deux ans, toutes les articulations des membres furent successivement affectées; ces attaques, d'abord légères, duroient peu, et se renouveloient principalement aux approches de l'hiver, et s'étoient bornées aux grandes articulations. Elles sont devenues plus fréquentes plus douloureuses à mesure que la malade est avancée en âge.

Depuis cinquante ans, l'affection goutteuse s'est portée sur les petites articulations, aux pieds, aux mains; les attaques se sont rapprochées, de sorte que dans ce moment, il y a peu de jours exempts de souffrances.

L'hiver précédent, la malade avoit fait une chute sur les genoux, qui concentra les douleurs dans cette partie.

Quelques jours après, emportement de colère : cessation des douleurs aux genoux, frisson, chaleur vive, douleur thorachique très-aiguë, cardialgie.

3e. *jour de la maladie.* (*Entrée aux infir-*

meries.) Bouche amère, envie de vomir, soif, douleur épigastrique; respiration petite, fréquente, augmentant la douleur thorachique; toux sèche, douloureuse, point de douleur dans les membres, seulement roideur des articulations des mains et des pieds.

4. (*Sinapisme à la face plantaire des pieds; potion composée avec l'éther, le sirop de guimauve et l'infusion de tilleul.*) Rémission, légères douleurs articulaires. A huit heures du soir, exaspération des symptômes, oppression extrême.

6. Somnolence, douleurs dans les articulations des membres abdominaux, surtout des pieds; rémission des symptômes thorachiques; exacerbation le soir.

Les jours suivans, alternatives des symptômes thorachiques, et de douleurs articulaires. Enfin, les premiers se sont modérés par degrés; la malade est revenue à cet état de souffrance où elle étoit avant la rétrocession de la goutte.

Une femme âgée de soixante-sept ans, avoit éprouvé deux hémiplégies, l'une à vingt-cinq ans, l'autre à trente; les parties frappées devenoient le siége de douleurs vagues, dont les retours étoient irréguliers. vers la soixante-sixième année, elle eut trois attaques d'apoplexie, et resta dans l'impossibilité de se servir du côté droit.

Quelques mois après, les douleurs qui jusques

alors avoient parcouru les diverses articulations, se fixèrent aux malléoles du pied gauche : elles étoient lancinantes, avec rougeur et gonflement.

Trois mois après, immersion du pied affecté dans l'eau très-chaude : au même instant, disparition de la douleur ; deux heures après, pesanteur d'estomac, sentiment de constriction à la région épigastrique, oppression, crainte de suffoquer.

9e. *jour depuis la rétrocession de la goutte.* (*Entrée aux infirmeries.*) Symptômes augmentés ; langue brune, aride, soif dévorante ; pouls petit, lent ; membres dans le relâchement, froid de leurs extrémités. (*Potion avec l'éther sulfurique, sinapisme.*)

10. Rémission légère ; toujours prostration des forces. (*Même médicament.*)

14. Pouls intermittent, à peine sensible ; tous les symptômes cessèrent après midi. Le soir, nausées, vomissement ; mort.

16. *Autopsie.* Épiploon très-court ; ses vaisseaux étoient noirâtres : tunique péritonéale du conduit alimentaire, phlogosée. L'estomac offroit trois rétrécissemens très-marqués ; ses tuniques étoient épaisses, surtout la membrane muqueuse, qui étoit rougeâtre, sphacelée en quelques points, et présentoit des sillons profonds remplis d'un fluide épais, visqueux, brunâtre ; pylore rougeâtre, ses tuniques épaissies ; cœcum distendu par des gaz ; appendice cœcale pleine de mucosités, pénétrée d'air.

Jeanne Guichot, âgée de soixante-trois ans, avoit toujours été d'une constitution délicate, d'une susceptibilité extrême, et d'un caractère très-mélancolique.

A l'âge de cinquante ans, témoin des événemens des 5 et 6 octobre, elle fut très-effrayée des propos qu'elle entendit : elle ressentit tout à coup des douleurs au gros orteil gauche; ces douleurs parcoururent toutes les articulations de la cuisse, de la jambe, du pied gauche, passèrent ensuite à celles du côté droit. Les membres thorachiques furent aussi affectés; en même temps, elle éprouvoit des cardialgies, des rapports nidoreux, avec perte d'appétit. Cet état dura cinq mois. La locomotion étoit restée impossible. Les doigts des mains se roidirent, se fléchirent; leur mobilité fut détruite, et leurs articulations se gonflèrent. La malade eut recours aux charlatans; elle prit beaucoup de drogues, ne guérit pas, et s'affoiblit beaucoup. Enfin, s'abandonnant aux soins de la nature, les forces se rétablirent par degrés, et la locomotion redevint libre.

Depuis lors, retours fréquens de goutte, légers, provoqués par les variations atmosphériques, surtout pendant l'hiver. Cet hiver, elle a eu quelques petites attaques qui se sont dissipées promptement. Quelques jours avant d'entrer à l'infirmerie, elle avoit éprouvé une attaque légère, les douleurs avoient disparu tout à coup: aussitôt, douleur vive à l'estomac, avec sentiment de foiblesse; nausées, bouche amère.

3e. *jour de la maladie.* (*Entrée aux infirmeries.*) Cardialgie extrême, douleur épigastrique, oppression, respiration laborieuse, impossibilité de rester couchée ; le soir, pouls intermittent, très-foible ; mort dans la nuit.

Autopsie. Épanchement séreux dans la cavité droite du thorax ; le poumon du même côté recouvert d'une couche membraniforme ; son tissu plus compacte, plus consistant que dans l'état ordinaire, offroit des tubercules intérieurement.

Les glandes mésentériques étoient plus volumineuses, les cryptes de l'estomac plus développées.

La vésicule biliaire dilatée, contenoit un grand nombre de concrétions biliaires.

Les articulations des doigts des mains, soit dans les capsules articulaires, soit entre les ligamens, ont présenté des concrétions tophacées. Les tendons des muscles extenseurs des doigts étoient presque détruits.

Hasselot, âgée de soixante-dix ans, avoit toujours joui d'une bonne santé. A soixante ans, ayant perdu son mari et ses ressources, elle se mit portière : chagrin, cessation de ses premiers exercices, habitation dans un lieu froid et humide; quelque temps après, douleurs générales dans tous les membres, avec fièvre; impossibilité d'exécuter le plus léger mouvement. Cet état a duré un an, et il est resté après des douleurs habituelles, particulièrement dans les articulations.

A soixante-deux ans, entrée à la Salpêtrière. Elle souffrit beaucoup du froid pendant l'hiver, contracta une toux catarrhale. Les douleurs parcoururent toutes les articulations, et laissèrent des nodosités dans les poignets; les doigts se tordirent, les têtes des phalanges se gonflèrent. Depuis, douleurs articulaires constantes, mais modérées; elles s'exaspèrent par les variations de l'atmosphère.

L'hiver précédent, elle fut prise d'un vomissement spontané des alimens mêlés de beaucoup de mucosités, et d'une diarrhée qui dura deux mois; le vomissement persista; la malade s'affoiblit, et maigrit beaucoup. Au commencement de l'automne, elle vint aux infirmeries. Les calmans modérèrent le vomissement; l'ipécacuanha à petite dose le fit disparoître; l'estomac reprit son énergie. Elle fut renvoyée, n'ayant plus que ses douleurs habituelles.

Trois semaines après sa sortie des infirmeries, diarrhée qui a duré un mois, et a jeté la malade dans un grand amaigrissement. Les douleurs se bornèrent aux genoux, et devinrent très-violentes. La diarrhée cessa, les douleurs disparurent : aussitôt, cardialgie, anxiété, sentiment de suffocation, râlement; pouls foible, intermittent.

2e. *jour depuis la rétrocession de la goutte.* (*Entrée aux infirmeries.*) La potion avec l'éther sulfurique calma les symptômes, ils se dissipèrent progressivement; les forces se relevèrent, et les genoux redevinrent très-douloureux, surtout le droit. deux mois se passèrent dans des alternatives de vomissement de matières muqueuses, et de dévoiement. La malade tomba dans le marasme : pouls constamment fébrile; peau aride, rude, brûlante; tous les soirs, augmentation des douleurs, pouls plus fréquent, chaleur plus intense, soif brûlante, sueurs fugaces; enfin les forces s'épuisèrent entièrement. Huit jours avant sa mort, la malade ne pouvoit se soulever dans son lit, les articulations étoient très-peu douloureuses; elle ne pouvoit rendre des sons; elle éprouvoit des tintemens, des bourdonnemens autour des oreilles; enfin elle s'éteignit, arrivée au dernier degré du dépérissement.

Autopsie. Le corps étoit dans un état d'amaigrissement inexprimable; la peau étoit brune, très-sèche et dure; le diamètre de l'estomac n'étoit pas plus grand que celui du colon, ses tuniques n'offroient aucune altération. Le conduit intestinal contenoit des mucosités grisâtres. L'épiploon conservoit à peine quelque trace de graisse. Le tissu cellulaire, particulièrement celui qui entoure les articulations, étoit boursouflé comme si on l'eût soufflé avec de l'air; il étoit peu résistant, et se déchiroit avec la plus grande facilité. Les extrémités des os du métacarpe et des phalanges étoient gonflées et rongées par la carie; il ne restoit nul vestige des surfaces et des cartilages articulaires. Les capsules tendineuses des fléchisseurs des doigts étoient remplies d'une sorte de mucilage rougeâtre, boursouflé par quelque gaz.

Une femme, morte à soixante-huit ans d'une fièvre ataxique, avoit été souvent tourmentée d'une goutte asthénique. L'autopsie cadavérique montra les poignets gonflés, difformes, contournés ; le tissu cellulaire soucutané très-épais et très-dense ; les capsules et les ligamens articulaires sensiblement épaissis ; les cartilages de l'articulation radio-carpienne parurent entièrement désorganisés ; ce n'étoit plus qu'un tissu boursouflé, rougeâtre. Les têtes des os inégalement gonflées, étoient cariées dans plusieurs points de leur surface ; la plupart des os du carpe étoient réunis par une vraie continuité de substance osseuse ; quelques-uns étoient presque doublés de volume, et tellement ramollis, qu'on les coupoit facilement. Les os du métacarpe, également altérés, étoient unis à ceux du carpe.

Une femme d'une foible constitution avoit presque toujours habité des lieux humides. Une nourriture sobre et rarement accompagnée d'un peu de vin, ne la garantit pas de la goutte. Elle en fut attaquée à soixante-deux ans ; ses dernières années se passèrent dans des douleurs continuelles qui parcoururent les diverses articulations. Elle mourut d'une fièvre ataxique. A l'ouverture du corps, on trouva la difformité ordinaire aux articulations qui ont été le siége de la goutte. Mais ce qu'il y eut de plus remarquable, ce fut une collection de matières purulentes dans l'articulation du poignet droit, légère tuméfaction des têtes des os, ulcération des surfaces articulaires des os pisiforme et cunéiforme.

COROLLAIRES *tirés des observations précédentes.*

Je ne conçois guères d'autre réponse aux reproches faits à la médecine d'être purement conjecturale, que d'exposer une suite d'observations recueillies à différentes époques, dans un grand rassemblement de malades, et distribuées dans un ordre régulier de classification. J'ose ajouter que telle est actuellement la disposition des esprits et la marche suivie dans toutes les parties de l'histoire naturelle, qu'on ne doit guère se proposer d'autre méthode dans l'enseignement de la médecine.

On peut fixer à quelle époque les diverses parties de l'histoire naturelle, la botanique, la minéralogie, l'insectologie, etc. ont formé un corps régulier de doctrine, et ont mérité, à juste titre, le nom de sciences. C'est lorsque les objets connus qui étoient du ressort de chacune d'elles, sont venus se placer comme d'eux-mêmes dans un cadre donné, qu'ils ont été désignés et décrits par des caractères manifestés aux sens ; qu'on a pu, par conséquent, en transmettre la connoissance aux autres, et indiquer, même d'avance, la place que viendront occuper d'autres objets nouveaux, à mesure que l'esprit d'observation prendroit un nouvel essor. Le but de ma Nosographie a été de prouver qu'une époque semblable étoit arrivée pour la médecine, et celui du présent ouvrage est de le manifester par des exemples qui me sont propres.

Une maladie ne peut être manifestée que par ses symptômes, ou simultanés, ou successifs. Elle forme donc, suivant ces vues, une sorte d'idée complexe, un résultat de plusieurs idées simples; elle représente une modification particulière de l'économie animale d'une certaine durée ; considérée depuis son commencement jusqu'à sa terminaison, elle constitue un tout unique et pour ainsi dire indivisible. Son histoire graphique, pour offrir un tableau clair et facile à saisir, doit être dégagée de tout étalage d'érudition, de toute explication frivole, ou d'un vain appareil de formules de pharmacie. Elle doit être réduite à ses moindres termes, c'est-à-dire ne rapporter que les symptômes fondamentaux, et les rendre en style aphoristique. Ces histoires sont alors faciles à rapprocher les unes des autres : on saisit les ressemblances et les différences marquées des maladies, et la médecine peut parvenir ainsi à former un corps régulier de doctrine dont on puisse embrasser et transmettre à d'autres les principes.

Cette science, si étroitement liée avec toutes les autres parties de l'histoire naturelle, est comme entraînée par la disposition générale des esprits et le goût dominant du siècle. On a pu, dans tout autre temps, publier, pêle-mêle, les histoires d'une foule de maladies qui n'avoient aucune affinité entr'elles, et dont l'ensemble présentoit l'image d'un entassement sans ordre et sans méthode, autant par leur réunion que par le style lâche et diffus qu'on avoit adopté dans leur rédaction. On ne peut maintenant, sans blesser les lois du goût, suivre cette marche; et une impulsion générale nous porte à coordonner les faits en médecine, suivant leurs degrés d'affinité, c'est-à-dire à les classifier suivant la méthode des naturalistes. Comment, par exemple, puis-je rendre sensibles les caractères fondamentaux de la fièvre adynamique, et apprendre à faire bien distinguer ses formes variées, si ce n'est en réunissant plusieurs histoires (59, 60, 61, 62, 63, 64) sous le titre de l'espèce de cette fièvre? Comment puis-je rendre bien sensibles ces différences d'avec la fièvre ataxique, qu'en réunissant de même plusieurs histoires (78, 80, 82) sous le dernier titre, et en offrant par là un objet de comparaison avec la fièvre adynamique? La classe des fièvres, ainsi que celle des phlegmasies, soudivisées en divers ordres, présentent ainsi, chacune séparément, un vaste ensemble dont toutes les parties sont liées et distribuées dans de justes proportions, de manière à pouvoir en faire, sans se méprendre, des applications utiles à la clinique.

Un principe que personne ne conteste, et qui a été et sera toujours le vrai fondement de l'enseignement de toutes les sciences, non moins qu'un guide assuré dans les recherches les plus difficiles, sera toujours de passer par degrés du simple au composé; de se former d'abord des idées exactes et précises des objets pour ainsi dire élémentaires, avant de passer aux idées complexes. Or, c'est cette marche que j'ai transportée, il y a quelques années, à l'enseignement de la médecine, et je joins ici l'exemple au précepte. Ainsi, après avoir donné séparément les caractères de la fièvre angioténique (inflammatoire) (15) et de l'embarras gastrique (17), je donne les caractères de leur complication (22). J'en fais de même (27) pour la fièvre gastrique avec des retours d'embarras gastrique. J'ai porté même plus loin l'attention dans les maladies compliquées très-graves, et qu'il est très-important d'analyser. Je place dans trois rangs différens les symptômes, suivant qu'ils sont propres ou communs à chacune de ces maladies élémentaires. Ainsi, dans la fièvre bilioso-putride, ou gastro-adynamique, je forme trois colonnes parallèles (68), l'une destinée aux symptômes gastriques, l'autre aux symptômes adynamiques, et la troisième aux symptômes communs. J'en fais de même pour la fièvre gastrique-ataxique (103), pour le catarrhe gastrique (120), pour le catarrhe adynamique (124). J'ai été même plus loin dans les cas d'une triple complication. J'ai montré qu'on pouvoit former également quatre colonnes. C'est ainsi que, dans un catarrhe gastro-adynamique (127), je distingue, 1°. les traits distinctifs du catarrhe, 2°. ceux de la fièvre gastrique, 3°. ceux de la fièvre adynamique, 4°. les symptômes qui peuvent être communs aux uns et aux autres. Je pense que c'est avoir assez multiplié les exemples, pour qu'on puisse, avec un esprit attentif et dégagé de toute prévention, parvenir à se former des idées exactes des maladies les plus compliquées, lorsqu'on connoît celles qui leur servent pour ainsi dire d'élémens. On peut même voir celles-ci marcher quelquefois de front sans obstacle, et d'autres fois s'entraver, et aboutir, après une certaine durée, à une terminaison favorable ou funeste.

On doit féliciter ceux qui pensent qu'on a déjà tout fait en médecine ; mais on doit être loin de les imiter. Une loi générale, même qu'on doit s'imposer dans l'enseignement de cette science, est d'indiquer les points de doctrine obscurs, incertains, et susceptibles de nouvelles recherches, pour qu'on puisse à l'avenir saisir toutes les circonstances propres à les éclaircir. C'est, je pense, ce qu'on doit se proposer sur certaines fièvres intermittentes connues sous le nom de fausses quotidiennes ou de fausses quartes, qui semblent d'une nature mixte, et participer du caractère des fièvres tierces ou doubletierces gastriques, et des fièvres muqueuses. C'est pour frayer la route à de nouveaux travaux, que j'ai rapporté quelques exemples de fièvres intermittentes gastriques (29, 30), et de fièvres muqueuses qu'on désigne sous le nom de quotidiennes (49), et de quartes (51), comme importantes à bien connoître et à bien déterminer, avant de s'exercer à approfondir leur complication réciproque. J'en dis de même des fièvres intermittentes qui coïncident ou sont fomentées par le dérangement d'une hémorragie habituelle, ou qui surviennent à l'époque critique ou cessation des menstrues. J'ai remarqué aussi que certaines d'entr'elles sont entretenues par des vices organiques de quelque viscère abdominal ou thorachique, ce qui doit donner lieu à des considérations particulières. Ces divers objets d'analyse médicale, sur lesquels j'ai rassemblé plusieurs faits, sont encore une matière féconde à recherches, et ils font voir combien les fièvres intermittentes offrent encore de points à éclaircir, et combien la découverte du quinquina, à tant d'autres égards si précieuse, a mis d'obstacles aux progrès de cette partie de la médecine, destinée peut-être commune à la découverte de tous les prétendus spécifiques.

La distribution méthodique des fièvres, que jai adoptée dans mes leçons publiques, et que j'ai confirmée ensuite par une description sévère de toutes celles qui ont paru depuis plusieurs années dans l'Hospice, donne non-seulement l'avantage de comparer les diverses histoires de ces maladies comprises sous un titre spécifique, mais encore elle facilite la formation des genres, en ne prenant que les traits qui sont communs à différentes espèces, soit simples, soit compliquées. On s'élève, par les mêmes principes, des caractères des genres à ceux des ordres. Mais ce qui démontre encore combien cette même marche est propre à faire mettre de l'enchaînement dans les idées, c'est qu'on peut ainsi apprendre à saisir les traits distinctifs des divers ordres, les comparer entr'eux, et multiplier de nouveau la science des rapports. Quoiqu'on ne puisse en effet distribuer les fièvres des divers ordres suivant leur siége particulier, puisqu'elles entraînent un changement dans presque toutes les fonctions de l'économie animale, on ne peut méconnoître cependant, en réfléchissant sur les symptômes caractéristiques de chacun d'eux, que l'atteinte ne soit plus particulièrement dirigée sur certaines parties, qu'elle ne soit marquée par une sorte d'excitation nerveuse, ou un état d'atonie; et dans ce cas-là, les autres parties paroissent affectées par une sorte de correspondance sympathique : c'est ainsi que, dans les fièvres angioténiques ou inflammatoires (15, 16, 21, 22), le système vasculaire sanguin est particulièrement irrité. N'est-ce point dans les voies alimentaires que se manifeste spécialement un état d'irritation, dans les fièvres meningo-gastriques (23, 24, 25, 26, 27, etc.), soit qu'il y ait une matière irritante et dégénérée dans ce conduit (27, 28), soit qu'il n'y en ait point ? Les fièvres adénomeningées ne semblent-elles point résider particulièrement dans les membranes muqueuses des intestins (42, 43, 44, 45, 46, 50, 51) ? Les fièvres adynamiques ne se marquent-elles point visiblement par une diminution notable de la contractilité musculaire (59, 60, 61, 62), soit dans les muscles soumis au mouvement volontaire, soit dans ceux qui sont indépendans de la volonté ? Enfin, peut-on méconnoître dans la marche des fièvres ataxiques une atteinte portée sur l'origine des nerfs, et cette réflexion peut-elle échapper, soit qu'on considère leur caractère, lorsqu'elles sont simples (78, 79, 80, 81, 82), soit qu'on envisage leurs diverses complications (83) ? Je place la fièvre cérébrale sous un titre particulier et comme formant une nouvelle espèce de fièvre ataxique, en attendant que la question soit pleinement décidée par des observations ultérieures.

Un dernier objet de comparaison qui doit faire sentir les avantages extrêmes d'une classification méthodique, est celui qui résulte du rapprochement des fièvres comprises dans les trois premiers ordres, avec celles qui sont contenues dans les deux derniers. Dans les premières, les symptômes se développent avec une régularité et une énergie qui annoncent que la nature jouit de toutes ses ressources; qu'elle détermine avec une sorte de sagesse une suite d'efforts conservateurs et propres à terminer la maladie dans un temps donné, et que le médecin ne doit se proposer qu'à écarter tous les obstacles nuisibles à cette opération salutaire. Le pouls est fort et développé, la face plus ou moins animée, la chaleur animale constamment excitée, ou avec des alternatives de frissons, des paroxismes réguliers, et qui annoncent une sorte d'insurrection des forces de la vie. Enfin la terminaison a lieu par des hémorragies, des sueurs, des déjections copieuses, une urine abondante et sédimenteuse, ou bien une solution naturelle de la maladie, marquée par un libre retour de toutes les secrétions. Au contraire, dans les fièvres des deux derniers ordres, l'irritabilité musculaire, frappée comme par un principe délétère, semble menacer de s'éteindre, ou bien des phénomènes nerveux d'une irrégularité extrême, et d'un présage funeste, annoncent que les forces de la vie sont attaquées dans leur principe, et qu'il ne reste presque plus que d'être le plus souvent le spectateur d'une mort inévitable. Une foible réaction du système artériel, des alternatives d'excitation ou de dépression de la chaleur animale, quelquefois même sa distribution inégale et partielle, un délire furieux ou taciturne, ou des retours irréguliers d'une affection comateuse, une suspension totale des fonctions des sens ou de l'entendement, tout annonce une mort imminente, et l'autopsie en nous faisant reconnoître quelque épanchement lymphatique dans le cerveau, ne fait que confirmer ce que devoient naturellement faire présager les symptômes les plus funestes.

L'attention de diviser les objets en grandes masses, suivant les principes de la méthode analytique, et de fonder la distribution des maladies sur la structure des parties et leurs fonctions organiques, m'a porté, comme je l'ai exposé dans ma Nosographie, à diviser la classe des fièvres primitives d'avec celle des phlegmasies, accompagnées le plus souvent d'une fièvre secondaire; et l'on sent ici l'avantage de cette classification appliquée à un recueil nombreux d'observations : car quelle que soit la fréquence de la complication des fièvres primitives avec les affections inflammatoires locales, le secret de bien la connoître n'est-il point d'approfondir séparément ces maladies, c'est-à-dire d'en former deux classes isolées? Je suis aussi dans l'exposition des maladies de la deuxième classe, comme dans celles de la première, les mêmes principes, la même marche du simple au composé, le même passage des affections élémentaires à celles qu'on peut regarder comme compliquées. Ce n'est point que je veuille donner ici des exemples de toutes les phlegmasies; c'est simplement une nouvelle méthode de procéder en médecine, de rapprocher les faits observés, et de déterminer la constitution médicale des saisons, que je désire de développer par des exemples.

Le catarrhe pulmonaire a aussi ses variétés comme les maladies, suivant l'âge, la constitution, l'intensité de ses symptômes et le danger plus ou moins grand qu'il peut entraîner : aussi, pour donner une idée juste de l'espèce, j'ai rassemblé plusieurs exemples (116, 117, 118). Il peut aussi se compliquer avec les fièvres des divers ordres, comme je le fais voir pour la fièvre gastrique (120, 121, 122), et pour la fièvre adynamique (124, 125), non moins que pour la fièvre bilioso-putride, ou gastro-adynamique (126). Ce n'est point ici une supposition, c'est le résultat de l'analyse la plus directe, puisque tantôt j'indique dans trois colonnes parallèles (120) les symptômes des catarrhes, ceux qui sont purement gastriques, et ceux qu'on peut regarder indistinctement comme pouvant également dépendre de l'une ou de l'autre des deux maladies qui se compliquent. Je procède d'une manière entièrement analogue pour le catarrhe adynamique (124). Je puis encore rendre sensible, par la même voie, une triple complication, celle du catarrhe avec la fièvre gastrique et la fièvre adynamique, en formant quatre colonnes séparées (127). Comme cette triple complication peut avoir aussi ses variétés, suivant l'intensité respective des symptômes de l'une des trois maladies qui la forment, j'en donne plusieurs exemples (126, 127, 128, 129) en indiquant, seulement pour une d'elles, les traits distinctifs des maladies composantes. Je laisse à l'élève intelligent et zélé, le soin d'appliquer les mêmes principes aux autres; et je crois que pour cultiver son jugement, rien n'est plus utile qu'un pareil exercice.

Le but constant que je me suis proposé ici dans l'exposition et la distribution de l'histoire des maladies, celui que doivent avoir sans cesse en vue ceux qui cultivent la médecine philosophique, ou qui ne la font point consister dans la prescription aveugle de vaines formules, c'est de mettre une exactitude sévère dans les dénominations : car le premier objet à remplir dans une science quelconque, est de s'entendre ; ce qui devient impossible lorsque la vraie signification des termes n'est point fixée. Ceux de *pleurésie* et de *péripneumonie* sont de ce nombre, et rien n'est plus ordinaire que de les prendre l'un pour l'autre. La maladie qui doit porter le premier nom est beaucoup plus rare que l'autre, et c'est pour bien la caractériser que j'en ai rapporté deux exemples (130, 131), en la considérant comme une simple affection inflammatoire de la plèvre. Ses complications avec la fièvre gastrique (132) et avec la fièvre adynamique (133), n'avoient pas moins besoin d'être connues, et j'en donne des exemples sans cependant distribuer en colonnes les symptômes des maladies composantes. Il suffit d'indiquer cette espèce d'analyse pour certaines histoires compliquées, en laissant pour plusieurs autres ces petits problèmes à résoudre, qui seront toujours faciles lorsqu'on voudra se donner la peine d'étudier et d'approfondir ma méthode.

Une des maladies dont l'histoire est encore la moins avancée, et pour laquelle les hospices en général peuvent offrir les faits les plus importans à recueillir ; c'est le squirre ulcéré ou non ulcéré qu'on considère comme une maladie des glandes, et qui peut également affecter les membranes séreuses et muqueuses. J'ai cru donc devoir placer à la suite de deux exemples de gastrite (136, 137), une suite de faits propres à contribuer aux progrès de la Nosographie, sous le titre d'*Observations pour servir à l'Histoire des lésions de l'estomac* (138). Ces squirres sont souvent très-lents à se former, et ils prennent alors, dans les commencemens, les apparences d'une affection nerveuse ; ils passent ensuite à leur vrai caractère, en changeant la structure des parties ; et si la malade ne se livre point à des écarts de régime (139), ils restent stationnaires plusieurs années sans contracter un état d'ulcération. L'exemple de Françoise Millier (140) indique que l'origine du mal remonte quelquefois jusqu'à l'âge tendre, par une manière de vivre contrainte et assujettie à des positions de corps gênantes (140, 142) : c'est ce qui oblige, dans l'histoire de ces maladies, à mettre de longs intervalles entre les différentes époques, comme plusieurs mois ou une longue suite d'années. Ces vices organiques de l'estomac, souvent très-difficiles à connoître et à distinguer de toute autre affection par leurs progrès lents et insensibles, le sont encore bien davantage par leur complication avec d'autres maladies nerveuses, ou bien encore lorsqu'il existe en même temps d'autres lésions organiques des viscères abdominaux (147, 151, 154), qui offrent d'autres symptômes pour ainsi dire hétérogènes.

Les phlegmasies des membranes, dans le traitement desquelles la doctrine de la circulation du sang a eu une si grande influence, et qu'on regarde sans cesse comme des états contre nature, que la saignée seule peut détruire, doivent être considérées sous un autre point de vue, c'est-à-dire ramenées à la simplicité de la médecine hippocratique : et comment y parvenir si ce n'est par le récit historique de leurs diverses périodes, en les abandonnant en grande partie aux soins de la nature? Ce que j'ai fait pour la pleurésie (130, 131), je l'ai fait de même pour l'entérite aiguë, dont il importe tant de connoître la marche et les voies naturelles de terminaison (137, 138), lorsque des symptômes d'une extrême intensité ne la rendent pas mortelle (161, 162, 163), ou bien une complication avec quelque autre vice organique (165). Les squirres ulcérés ou non ulcérés des intestins ne méritent pas moins d'être connus, et je donne deux exemples (166) de cette maladie qu'on peut regarder comme incurable.

On a assez prodigué en médecine les écrits destinés à faire valoir l'efficacité des médicamens ou d'autres moyens de guérison. Il n'est pas moins utile de faire connoître les ressources et le pouvoir de la nature, et d'ajouter de nouveaux faits à ceux qu'on a publiés en suivant ce dernier principe. Je donne trois exemples d'une péripneumonie simple (168, 169, 170) heureusement terminée du septième au neuvième ou douzième jour, quoique l'une de ces femmes fût âgée de soixante-quinze ans, et l'autre de soixante-dix-neuf, époque de l'âge où les forces de la vie paroissent devoir être en défaut. Mais c'est ici surtout qu'il importe de faire l'application d'un précepte que je ne cesse de répéter dans mes cours publics, sur la nécessité non-seulement d'explorer avec sévérité les divers symptômes des maladies par les simples impressions faites sur nos sens, mais encore d'examiner séparément chacun d'eux pour en bien connoître les divers degrés d'intensité. L'oppression ou difficulté de respirer, qui étoit médiocre ou plus ou moins forte dans les trois exemples de péripneumonie que je viens de citer, étoit extrême et portée jusqu'à l'étouffement dans un autre exemple (171) qui a été funeste. Élizabeth Orset (172) atteinte d'une péripneumonie qui n'a point été jugée, est tombée ensuite dans la phthisie; et on le conçoit sans peine, quand on remonte à la cause primitive de sa maladie, et qu'on sait que la malade avoit été long-temps exposée à respirer les vapeurs de l'acide nitrique. Dans un autre cas (173), la douleur cessa au cinquième jour, quoique l'oppression restât encore très-forte; et à l'ouverture du corps, on trouva le poumon dans un état de carnification. Il n'étoit pas moins aisé d'augurer que la terminaison seroit funeste dans un cas de plévro-péripneumonie marquée par une expectoration difficile, une grande oppression, un changement dans le ton de la voix (177); et après la mort, l'état du poumon gauche, entièrement désorganisé, n'a que trop confirmé ce que les symptômes avoient annoncé d'avance.

J'ai déjà fait voir antérieurement, par une simple analyse des symptômes, que le catarrhe pulmonaire pouvoit, ainsi que la pleurésie, éprouver séparément une complication avec la fièvre gastrique, la fièvre adynamique, ou même une triple complication avec l'une et l'autre. On présume d'avance qu'il peut en être de même pour la péripneumonie. Mais la présomption, en médecine comme dans toutes les parties de l'histoire naturelle, ne doit être qu'un sujet nouveau de recherches, et non une vérité qui autorise à prendre un ton affirmatif : or, les faits vérifient chaque jour cette conjecture, et j'ai cru devoir en donner ici des exemples. J'ai disposé aussi en trois séries parallèles (179) les symptômes de la péripneumonie gastrique; et pour en mieux faire connoître la nature et les variétés, j'ai eu soin d'y joindre d'autres exemples (180, 181, 182, 183, 184), sans cependant chercher à faire la distinction des symptômes : car il faut toujours donner de l'exercice aux facultés de l'entendement des élèves qui recherchent une instruction solide. J'ai cru cependant ne point devoir négliger cette application de l'analyse à un cas de péripneumonie adynamique (185), et à plus forte raison à un autre cas de péripneumonie gastro-adynamique qui offre une triple complication (189) exprimée par plusieurs séries de symptômes disposés en lignes parallèles. Pour rendre même plus saillante cette manière de considérer certaines péripneumonies compliquées, j'en multiplie les exemples (190, 191, 192, 193, 194), afin de familiariser avec cette espèce de maladie, qui est marquée dans ses variétés par une prédominance respective de l'une des trois maladies composantes. L'exemple particulier de la femme Geoffroi (192), âgée de soixante-dix-sept ans, et atteinte de la péripneumonie gastro-adynamique, est remarquable par l'opiniâtreté des symptômes, la formation de plusieurs vomiques à la suite de cette maladie, et la guérison la plus complète qui s'est confirmée par un séjour de quelques mois à la campagne, durant sa convalescence.

C'est moins pour faire disparoître entièrement les difficultés, que pour provoquer une nouvelle attention et des recherches ultérieures sur l'état inflammatoire de quelques viscères abdominaux, que je rapporte des exemples soit d'hépatite superficielle (196), soit de néphrite calculeuse (198), puisqu'à l'ouverture des corps on a reconnu des complications ; tantôt avec une entérite chronique, tantôt avec une apoplexie récemment survenue, ou avec un kyste (198), certaines fois même avec un épanchement et le sphacèle des intestins ; ce qui ne peut que porter au plus haut point les embarras et la difficulté de la distinction précise du caractère de ces maladies. Peut-être qu'en multipliant de pareilles observations, et en les rapprochant de celles qui ont déjà été faites, on parviendra à répandre quelques lumières sur ces objets obscurs, susceptibles de variétés sans nombre, variétés le plus souvent marquées par une grande diversité de symptômes sur lesquels échouent l'attention la plus scrupuleuse et l'exploration la plus méthodique.

On ne sauroit trop s'empresser de modifier ou de rectifier les opinions accréditées que répandent quelquefois les observateurs les plus habiles et les plus distingués. Leur influence est si puissante, le nom de leurs auteurs est à juste titre d'un si grand poids, qu'on ne doit pas craindre de leur opposer les faits les plus précis et les plus exacts. Le rhumatisme simple et compliqué en offre des exemples. Stoll, en parlant de celui qui régnoit en mars 1777, remarque avec candeur qu'il avoit d'abord employé en vain la saignée et les vésicatoires, et que s'apercevant ensuite que cette maladie avoit une origine gastrique, il avoit eu recours à l'usage répété de l'émétique, et qu'il avoit obtenu ainsi une guérison complète. Ne diroit-on point, d'après ces principes, que le rhumatisme aigu et inflammatoire ne peut être guéri par les seules ressources de la nature ; que c'est à la saignée et au vésicatoire à opérer ces prodiges ; qu'enfin le rhumatisme gastrique ne peut céder qu'aux émétiques répétés, comme si la bile des premières voies, en se refoulant sans cesse dans toute l'habitude du corps, alimentoit les douleurs du système musculaire? Je ne chercherai point ici à m'égarer dans les théories ténébreuses de la saignée dérivative ou révulsive, ou bien dans les routes que suit la bile dans son cours imaginaire; mais je me bornerai à l'exposition simple des faits qui démontrent que la nature a une marche qui lui est propre et indépendante des remèdes; que le rhumatisme inflammatoire peut s'avancer avec plus ou moins de lenteur vers sa terminaison (201, 202); que même le rhumatisme chronique, malgré son cours plus pénible et plus embarrassé, surtout par les progrès de l'âge, a aussi des exacerbations où on ne peut méconnoître les efforts conservateurs de la nature (204, 205, 206), surtout en l'aidant légèrement par quelque stimulant (209); qu'enfin le rhumatisme gastrique offre une double série de symptômes dont les uns tiennent à une origine gastrique (212, 213), et les autres à une affection du système musculaire. J'ai voulu aussi fixer avec précision le vrai caractère de ce qu'on appelle rhumatisme goutteux, ou de la complication des affections articulaires avec le rhumatisme; ce qui est facile à reconnoître dans les exemples que j'ai rapportés (214, 215, 218, 219, 220, 221), qui portent visiblement les caractères les plus marqués de l'une et de l'autre maladies.

Je me plais autant à rendre hommage aux efforts salutaires que développe la nature pour terminer certaines maladies, qu'aux ressources que la médecine nous ménage dans d'autres circonstances très-dangereuses, lorsqu'elle est surtout secondée par l'intelligence et le zèle le plus tendre et le plus actif de tous ceux qui sont chargés de prodiguer leurs soins au malade. Ce n'est donc point pour faire connoître de nouveaux caractères distinctifs de l'angine trachéale ou croup, que j'en rapporte ici plusieurs exemples dont la plupart ont été funestes, puisque cette maladie a été si bien décrite par Struve, Ghisi, Wilke, Bergen, Rush, Michaëlis, etc. C'est pour faire ressortir d'une manière très-saillante l'importance de ne point abandonner à lui-même un malade, soit le jour, soit la nuit, lorsque les symptômes sont très-urgens, et de lui administrer à propos, et dans le plus grand ordre, les prescriptions que le médecin juge nécessaires : tel a été l'exemple (222) que je donne de cette espèce d'angine qui s'est heureusement terminée, parce que les parens de l'enfant m'ont parfaitement secondé; tandis que les autres enfans, traités dans les infirmeries et livrés à des soins mercenaires, ont eu un sort bien différent. On doit aussi convenir que la concrétion membraniforme qui se forme au larynx est quelquefois si épaisse, et prend avec tant de promptitude une telle consistance (225, 226), que tous les moyens internes et externes dont on use viennent à échouer.

lorts
iner
idé-
rès
l'in-
f de
oins
être
tra-
eurs
que
re,
c'est
nte
me
les
r à
ons
ple
qui
ens
que
rés
ré-
n-
ois
ne
ns
r.

Page 266.

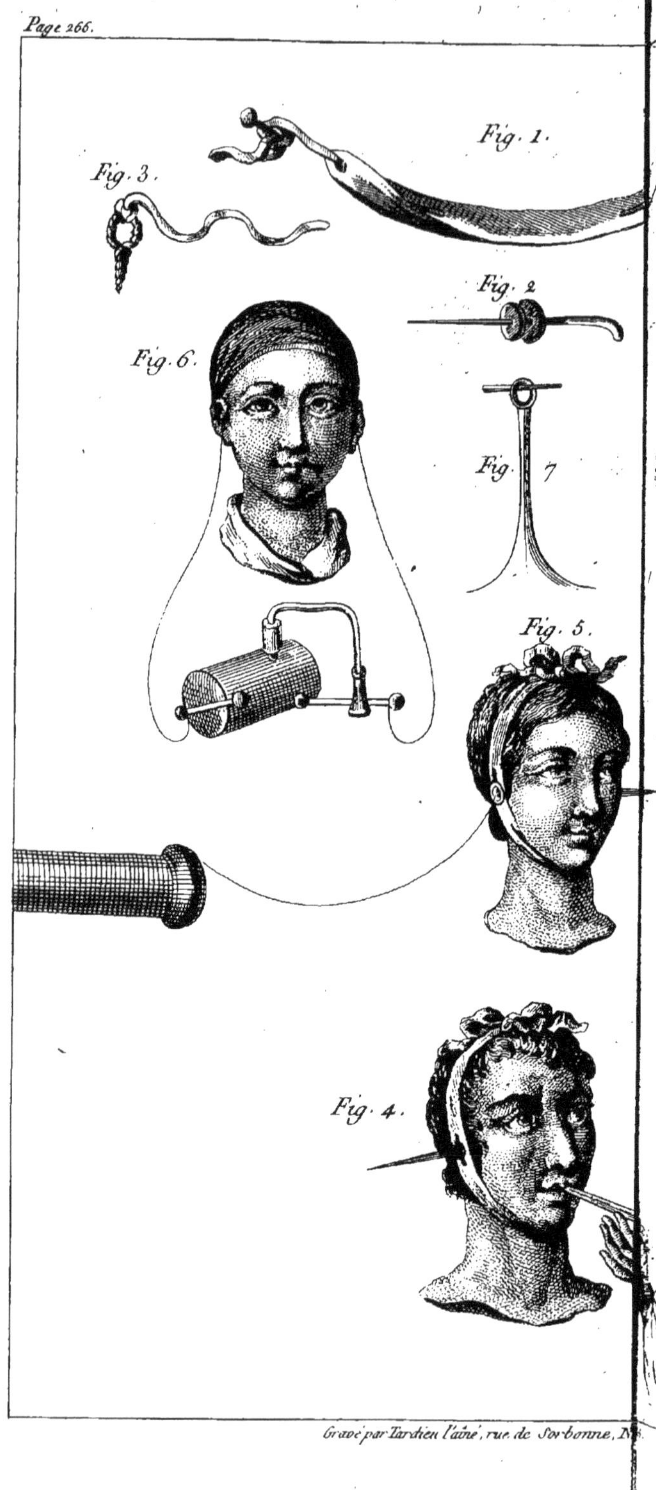

Gravé par Tardieu l'aîné, rue de Sorbonne, N°

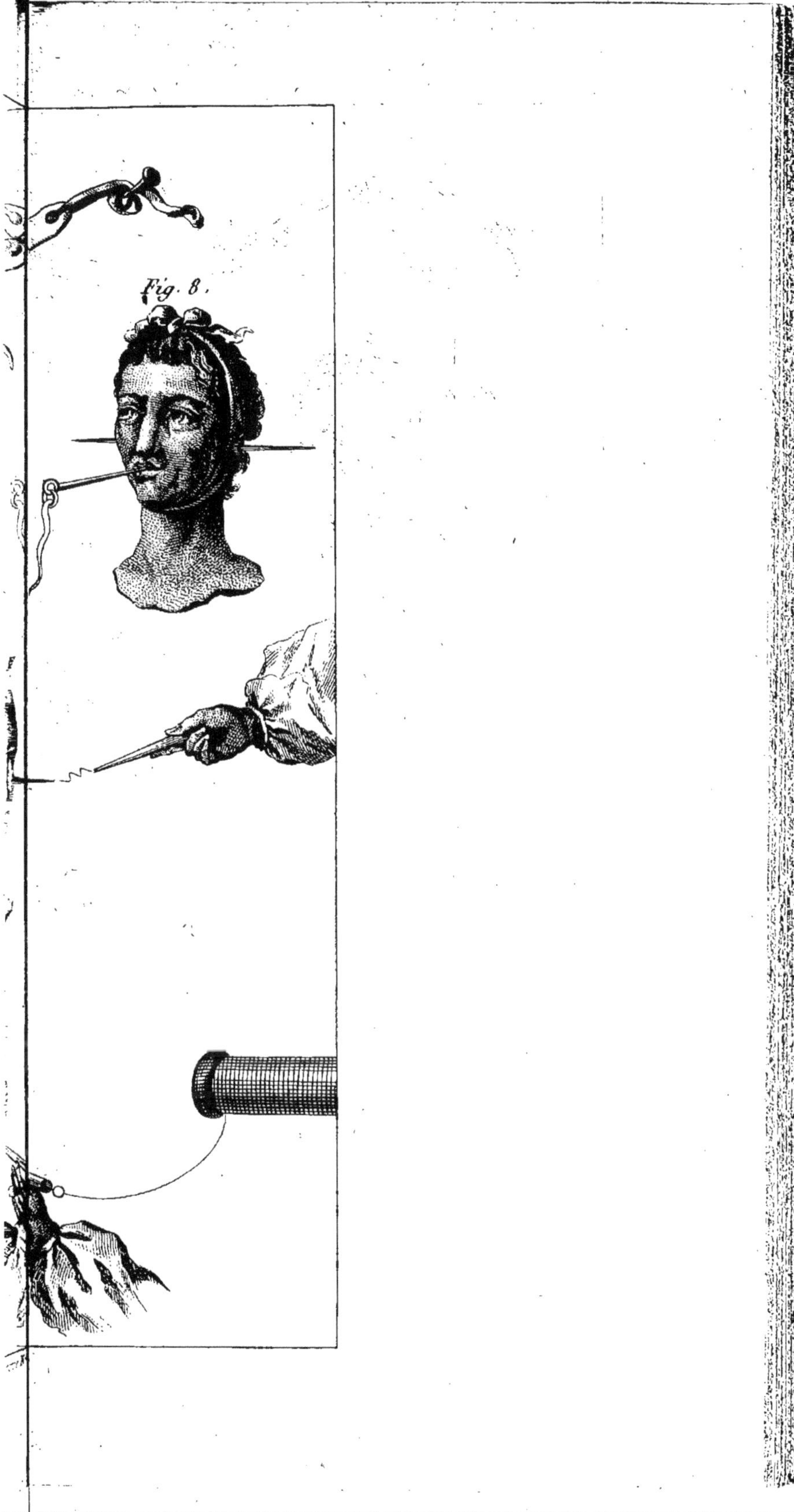
Fig. 8.

Il est si ordinaire de voir régner la goutte dans les maisons des riches et les classes opulentes de la société, qu'on pourra s'étonner que j'en donne ici des exemples nombreux recueillis dans les hospices. Ceux-ci n'en sont pas moins incontestables; et peut-on méconnoître une espèce de goutte que je nomme asthénique, et qui peut provenir soit des irrégularités et des dérangemens dans le période sexuel, soit d'un séjour prolongé dans des lieux froids et humides, d'une suite de couches, de certaines affections morales très-vives, et certaines fois du concours de plusieurs de ces causes. Elle porte d'ailleurs plusieurs caractères distinctifs de la goutte héréditaire ou primitive : la même variété pour le siége et son passage brusque et rapide d'une articulation dans une autre, une disposition marquée à se porter à l'intérieur par une sorte de rétrocession, et à attaquer l'estomac, la tête ou la poitrine, mais surtout des retours assujettis à toutes les variations atmosphériques (242); enfin, la formation de concrétions tophacées, soit entre les ligamens soit dans les capsules articulaires. Un résultat constant que j'ai recueilli des informations prises auprès des malades, est que celles qui, à différentes époques, ont eu recours à une grande multiplicité de remèdes et de moyens pour s'affranchir de leurs douleurs, sont tombées dans un dédale inextricable d'affections internes, de vices organiques, ou de spasmes irréguliers; tandis que les femmes qui ont écarté loin d'elles les bains, les saiguées ou les recettes sans nombre qu'on vante contre cette maladie, n'ont éprouvé que des affections articulaires, qui se sont sans doute renouvelées quelquefois par les variations de l'atmosphère, mais qui n'ont jamais pris un caractère de gravité, ni amené une terminaison funeste et inattendue.

Le but que je me propose en publiant cette série d'observations disposées suivant l'ordre de ma Nosographie, est simple ; c'est d'apprendre à dégager l'histoire des maladies de toute considération étrangère, de ramener le goût sévère de l'observation, et de faire ressortir par des objets de comparaison, les différences fondamentales d'avec les variétés accessoires. J'ai cherché à marcher à une égale distance de l'enthousiasme qui exagère le pouvoir de la médecine, et de l'esprit détracteur qui la place parmi les connoissances de conjectures et de tâtonnement. S'il n'y a que vacillation, doute et incertitude dans les caractères des maladies, comment arrive-t-il que dans des rassemblemens journaliers de plus de deux cent cinquante malades, et les dénombremens multipliés que j'en fais moi-même dans mes Trimestres, en présence d'un grand nombre d'élèves, elles viennent se placer naturellement et sans effort dans un cadre nosographique que j'ai dressé il y a plus de trois années ? Je n'ai point dissimulé quelques exceptions très-rares ; et toutes les branches de l'histoire naturelle n'offrent-elles point d'exemples analogues?

SECTION SECONDE.

INFLUENCE DES LOCALITÉS, DES SAISONS ET DU TRAITEMENT

Sur les maladies observées à l'Hospice de la Salpêtrière.

La marche de la nature est toujours la même; les caractères fondamentaux des objets en histoire naturelle doivent être distingués des formes accessoires qui leur sont imprimées par l'influence constante de tout ce qui les environne. Les plantes de diverses espèces ont chacune une certaine disposition des cotylédons dans la germination de la semence, une direction, une forme et une distribution de racines qui les distinguent, un port particulier, des périodes respectives de développement, de floraison, de fructification et de déclin qui ne permettent pas de les confondre entr'elles. Elles sont ensuite susceptibles d'une foule de variétés suivant la nature du climat, des saisons, du sol qui les porte, ou des attentions de la culture. On doit porter le même jugement sur l'homme malade : il est sujet à tous les symptômes qui tiennent du caractère particulier de sa maladie, et il est en outre modifié par la position des lieux, la nature du climat, les saisons, la manière de vivre, les affections morales dont il s'est formé une longue habitude. Ce n'est pas la faute de la médecine, mais celle du médecin, si on confond les propriétés fondamentales des objets avec leurs modifications accidentelles. A-t-on jamais déclamé contre l'histoire naturelle parce qu'il y a une grande variété dans les singes et les colibris, dans les pommes ou les poires ?

La structure organique de l'homme et les lésions respectives des fonctions de l'économie animale donnent lieu à des symptômes analogues dans tous les temps et dans tous les lieux ; et c'est ce qu'on peut reconnoître par la comparaison des maladies que j'ai décrites, avec celles des mêmes espèces que d'autres auteurs ont observées dans tous les lieux de la terre, et dans toutes les saisons. C'est dans cette vue que j'ai considéré d'abord l'histoire des maladies indépendamment de toutes les causes qui peuvent les modifier ; que j'ai distingué avec soin leurs causes excitantes, leur développement, leur marche respective, leurs périodes, leurs terminaisons diverses, comme des suites des lois générales de la nature, de la même manière qu'on étudie en histoire naturelle les phénomènes de la végétation en général. Je cherche maintenant à démêler les modifications que des maladies éprouvent par les circonstances particulières de la position des lieux, de l'influence des saisons, et du traitement le plus simple et le moins propre à troubler leur marche.

§ Ier. *Effets des localités.*

L'avantage extrême ou même la nécessité indispensable des descriptions topographiques, a été toujours vivement sentie pour servir de base à l'histoire des maladies régnantes dans un lieu déterminé; mais le but a été rempli en général d'une manière plus ou moins approchée. Hippocrate, qui a ouvert cette nouvelle carrière, prend pour base de ses observations les îles ou des contrées vastes; et on sent combien la position des lieux peut être variée dans une semblable étendue. Ceux qui ont marché sur ses traces au renouvellement des sciences en Europe, ont décrit des constitutions ou épidémies des grandes villes, comme, par exemple, Baillou qui a tracé celle de Paris en l'année 1570 et les suivantes. Mais un médecin circonscrit dans un quartier d'une grande ville, et borné à ses malades d'habitude, ne laisse-t-il point échapper une foule d'objets propres à compléter ses observations? Sarcone, dans ces derniers temps, a cherché à éviter cet inconvénient, et pour mieux décrire une épidémie de fièvres muqueuses qui régnoit à Naples, il a tenu une correspondance suivie avec les médecins les plus connus qui exerçoient dans différens quartiers de cette grande ville ; ce qui est plutôt approcher du terme que l'atteindre : car comment faire un ensemble régulier, d'un concours de diverses personnes douées chacune d'opinions particulières, et souvent disposées à s'écarter plus ou moins de la ligne directe de l'observation ? Les hôpitaux les plus habités sont peu propres à nous donner une idée exacte du caractère des maladies qui tiennent purement aux localités, puisque les personnes attaquées de maladies sporadiques viennent se mêler avec celles qui ont d'autres affections dépendantes des causes locales, et que l'afflux plus marqué des unes ou des autres peut donner des résultats différens. Un hospice aussi immense que celui de la Salpêtrière, et habité par plus de cinq mille personnes sans cesse soumises aux mêmes règles, à l'influence d'un même séjour, à la même manière de vivre durant toutes les saisons de l'année, a un avantage unique dont il seroit mal-adroit de ne pas profiter pour fixer, par une sorte d'abstraction, tout ce qui peut être le produit des causes locales. C'est sur cette masse de personnes avancées en âge ou d'infirmes, qu'agissent continuellement ces causes avec plus ou moins d'intensité, suivant certaines saisons ; et les résultats en sont des maladies qui sont traitées dans une infirmerie commune.

L'hospice des femmes semble réunir presque toutes les causes physiques et morales propres à débiliter, et à communiquer un caractère particulier à plusieurs maladies. Il sert de retraite à des personnes usées, ou par des travaux assidus soit à la ville, soit à la campagne, ou par un excès de vie sédentaire. Un grand nombre est attaqué d'infirmités les plus invétérées ; l'hospice est situé sur le penchant d'une petite coline, et auprès de la Seine, c'est-à-dire que l'atmosphère y est plus ou moins pénétré d'humidité. Plusieurs autres causes contribuent à produire des effets énervans : la nature saline et purgative des eaux dont les infirmes font habituellement usage, l'âge avancé de ces mêmes infirmes, les chagrins qui ont précédé, et une sorte de lutte contre la détresse et l'infortune, l'impression continuée de ces mêmes affections tristes contractées par le séjour de l'hospice, les qualités peu restaurantes de leur nourriture ordinaire, leur état d'isolement et leur séparation de leurs familles, l'idée d'une sorte d'abandon et de réclusion, à peine interrompue pendant le mois par quelques jours de sortie ; ces causes agissent constamment, avec quelques variétés seulement, suivant les saisons, sur une grande masse d'infirmes ; mais pour mieux en évaluer les effets et l'intensité, quelques détails ultérieurs sont nécessaires.

La position de l'hospice sur le penchant d'une sorte de colline et au bord de la Seine du côté du nord-est, son voisinage de la petite rivière de Bièvre, qui coule à quelques toises de distance de la porte d'entrée, et qui se jette ensuite dans la Seine, un réservoir considérable d'eau qui sert aux besoins de l'hospice et à l'arrosement de ses vastes jardins, ne peuvent, en général, que surcharger d'humidité l'air que respirent les infirmes. Cet inconvénient est encore augmenté par leur rassemblement dans des salles vastes, continuellement habitées, embarrassées, le plus souvent, de deux ou de quatre rangs de lits et de planches surchargées de divers ustensiles pour les besoins de la vie. L'air de ces salles, altéré sans cesse par la respiration de tant de personnes, est encore rempli des émanations qui s'élèvent des divers alimens liquides ou solides : car il ne peut y avoir de réfectoire dans un lieu habité par cinq ou six mille personnes et dont plusieurs ne peuvent sortir de leur lit; leur âge avancé et leur extrême sensibilité à l'impression du froid, leur donnent d'ailleurs une grande répugnance pour tenir les croisées ouvertes pendant les trois saisons de l'année, et contribuer au renouvellement de l'air. On respire donc habituellement dans l'hospice un air chargé de vapeurs aqueuses, qui a par conséquent peu de ressort et qui est d'ailleurs imprégné d'une foule de parties hétérogènes. Son influence sur l'économie animale doit donc être très-marquée, et il doit en résulter une sorte de relâchement, une disposition singulière aux affections catarrhales de toute sorte, aux fièvres gastriques, aux fièvres adynamiques.

L'inactivité et le défaut d'exercice forment une

autre source féconde de diverses espèces de maladies, et du caractère particulier que prennent plusieurs autres. Un âge très-avancé, des affections paralytiques très-variées, des hernies très-volumineuses, la perte de la vue, des maladies chroniques de la matrice, des diarrhées de plusieurs années, la phthisie, des ulcères aux jambes, des carcinomes, etc. retiennent constamment dans leur lit ou sur un siége une très-grande quantité d'infirmes. Celles mêmes qui conservent l'usage de leurs membres les exercent très-peu, et restent en général dans l'inaction, puisqu'on leur distribue leur nourriture dans les salles, ainsi que le linge et les vêtemens; ce n'est qu'à certaines époques qu'elles ont la liberté de sortir de l'hospice, et au moindre froid la plupart se tiennent renfermées. Leurs muscles restent donc dans un état habituel d'engourdissement, et toutes les secrétions se ralentissent, ou plutôt il s'établit le plus souvent une sorte de secrétion supplémentaire dans quelqu'une des membranes muqueuses. L'inactivité au moral est la même qu'au physique: plus de travaux assidus puisque les premiers besoins de la vie sont satisfaits, plus d'efforts d'industrie, plus d'application suivie et constante pour quelque objet de lucre; la nourriture, le vêtement, le logement sont assurés, et les facultés de l'entendement dans un état de torpeur et d'engourdissement ne laissent plus qu'une sorte de végétation et la langueur apathique de l'insouciance. Les avantages des infirmes eux-mêmes, non moins que ceux de la nation et le désir de rétablir l'ordre, sollicitent également l'établissement de nombreux ateliers, les encouragemens d'un léger lucre, et d'un asservissement à des travaux peu fatigans et proportionnés à tous les genres d'infirmités et de constitution débile.

Paris est admirable pour offrir des contrastes : on prodiguera des sommes pour faire une brillante expérience de chimie, et nulle part, peut-être, on n'a cultivé cette science avec autant d'ardeur et de succès. Qu'on pénètre dans l'hospice de la Salpêtrière, et qu'on y examine la préparation chimique des alimens nécessaires au soutien de la vie de près de six mille personnes, et on se croira transporté au milieu du douzième ou treizième siècle. Il ne s'agit que d'obtenir un simple extrait de la viande pour obtenir un bon potage, et toutes les règles de la raison et de l'expérience sont mises en oubli : nulle détermination de la proportion du liquide avec la quantité de la viande; nul art pour diriger l'action du feu, le pousser à propos ou le graduer ; nulle construction bien entendue des fourneaux : la partie la plus solide de la viande, la fibrine, durcie et rendue coriace par un feu violent et soutenu; la gélatine retenue et comme enchaînée dans l'intérieur, et le potage réduit presque à la condition d'une eau bouillie, ou du moins très-légèrement chargée d'extrait. Quel moyen de restaurer des infirmes dont l'état de débilité réclameroit une nourriture succulente, et que des soins assidus et éclairés pourroient même leur faire obtenir avec ce que le gouvernement leur accorde ! Telle est la partie de leur nourriture qu'on désigne sous le nom spécieux d'alimens gras, et qui leur sont accordés alternativement avec une nourriture végétale, comme haricots, lentilles, petits pois, et autres objets semblables souvent dédaignés, et toujours préparés avec une négligence autorisée par une longue habitude et la routine.

Une classe d'infirmes ou de personnes très-avancées en âge, devroient au moins jouir d'un vin tonique pour soutenir leurs forces défaillantes, et contre-balancer les effets lents du dépérissement. Mais quelque sévérité qu'on mette dans l'admission des provisions de ce genre, toujours vérifiées lors de leur achat par le médecin et le chirurgien en chef, de concert avec l'agent de surveillance, on ne peut remédier à d'autres inconvéniens, peut-être inséparables des établissemens publics. On ne parvient qu'à soixante-dix ans à obtenir la portion ordinaire du vin, et très-souvent même, à cet âge, les infirmes s'en imposent la privation pour la vendre, pour pourvoir aux besoins du tabac, ou à d'autres goûts depuis long-temps contractés. Le vin même, qui au sortir de la cave est d'une bonne qualité, reste long-temps dans des brocs ouverts, exposé à l'action de l'air, et perd en grande partie son alcool. Peut-on d'ailleurs être le garant des autres altérations successives qu'il éprouve en passant successivement dans plusieurs mains, pour sa distribution? L'eau est la boisson la plus ordinaire des infirmes qui ne peuvent s'en procurer une meilleure, ou plutôt c'est un vin plus ou ou moins évaporé ou trempé, c'est-à-dire une eau un peu plus que rougie; l'eau d'ailleurs qui fournit la boisson la plus habituelle dans tout l'hospice, contient plusieurs ingrédiens salins, et très-propres à relâcher et à augmenter par conséquent le nombre des causes débilitantes.

Les affections morales les plus ordinaires aux femmes infirmes, ajoutent encore à l'influence des objets physiques pour concourir à les énerver. Une constitution détériorée et usée par des écarts de régime ou une vie laborieuse, a déjà préparé la voie avant leur entrée dans l'hospice; car si quelques événemens inattendus et qu'on ne peut prévoir ont réduit certaines femmes à chercher une retraite dans l'hospice, combien plus grand est le nombre de celles qui doivent leur sort infortuné à leur inconduite et à leur défaut de prévoyance! Privées, dans leur retraite, de leurs anciennes habitudes, ne se nourrissant que de souvenirs amers et de regrets, éloignées pour toujours du sein de leurs familles, réduites à la triste monotonie d'un hospice, peuvent-elles se soustraire aux idées les plus tristes et les plus mélancoliques, ne point s'exagérer leurs maux actuels, et leur ajouter tous ceux qu'enfante une imagination ardente et ingénieuse à se tourmenter, lorsqu'aucun objet réel ne l'asservit et ne la fixe? de là des murmures continuels contre un ordre de choses dont elles se croyent les victimes; un ressentiment profond contre ceux qui les dirigent, et qu'elles regardent comme des instrumens d'oppression et de tyrannie; nul espoir pour l'avenir, et toujours devant les yeux des infirmités renaissantes, et une mort peu éloignée. Tout semble donc concourir à énerver le moral comme le physique, et à porter au comble le découragement et une sorte d'inertie apathique.

Tous ces désavantages combinés peuvent-ils manquer de faire languir en général les secrétions, et de disposer puissamment aux excrétions muqueuses qui leur sont comme supplémentaires? Aussi voit-on dominer dans toutes les saisons les catarrhes pulmonaires, aigus ou chroniques, les diarrhées, les leucorrhées, les phthisies muqueuses, les embarras gastriques, des apoplexies complètes et incomplètes, des fièvres adynamiques simples, ou des complications de la fièvre adynamique avec presque toutes les autres maladies aiguës. On doit rapporter à la même origine le peu d'intensité des symptômes inflammatoires dans les péripneumonies que peut amener l'influence des saisons, la nécessité d'user sobrement de la saignée, ou même l'importance d'interposer l'usage des fortifians et des analeptiques, pour que la maladie puisse parcourir ses diverses périodes, et parvenir à une terminaison heureuse lorsqu'elle est possible. C'est par les mêmes circonstances de la position des lieux que les fièvres inflammatoires ou angioténiques sont si rares, qu'elles n'ont lieu que sur de jeunes filles (16), et que les symptômes sont bien loin d'avoir l'intensité qu'on remarque dans les hôpitaux militaires ou parmi d'autres personnes robustes et livrées par intervalle à des travaux durs et pénibles, et à des excès d'intempérance. Très-souvent même, lorsqu'elle a lieu, elle est (21) compliquée avec quelque embarras gastrique.

C'est sans doute à l'influence combinée des causes morales et physiques dont je viens de faire le recensement, qu'on doit attribuer la grande fréquence des fièvres gastriques, soit continues (24, 25), soit rémittentes (27, 28), et surtout la longue durée de ces dernières qui se prolongent jusqu'au quarante-deuxième ou quarante-cinquième jour. Je n'ai vu dans l'hospice que deux de ces fièvres se terminer au quinzième jour, par des sueurs critiques qui se sont renouvelées, même à plusieurs reprises, durant la convalescence. Une autre particularité qui tient aux localités, est la disposition qu'ont les fièvres gastriques à se compliquer avec la fièvre adynamique (66 et suiv.), avec des variétés suivant que l'une ou l'autre est prédominante. Ces vérités sont d'autant plus sensibles, qu'en rapprochant les recensemens des malades, que j'ai faits à diverses périodes des trimestres d'été et d'automne, ceux, par exemple, d'automne de l'an 7, ceux du printemps et de l'automne de l'an 8, ceux du printemps de l'an 9, je trouve, avec peu de différence dans le nombre, des fièvres gastriques continues, des fièvres gastro-adynamiques ou *bilioso-putrides,* et des fièvres rémittentes gastriques. Il en est de même des fièvres adynamiques simples. La fréquence de ces fièvres est donc indépendante de l'influence des saisons; ou du moins si les saisons contribuent quelquefois à leur production par la température et les autres phénomènes atmosphériques, les dispositions locales revendiquent leur influence particulière.

Un des plus grands obstacles aux progrès de la médecine d'observation est peut-être la découverte des prétendus spécifiques. Aussi peut-on avancer, malgré le grand nombre d'écrits publiés sur les fièvres intermittentes, tierce, quarte, quotidienne, qu'en les observant avec soin, surtout dans les hospices de femmes, il y a encore une foule d'objets à déterminer avec exactitude. Ces fièvres sont très-souvent compliquées avec des dérangemens ou la cessation des menstrues; et dès lors osera-t-on employer indistinctement le quinquina? Quelques-unes semblent fomentées par des vices organiques, des squirres de l'estomac, des intestins, des indurations ou une hydropisie des ovaires. Certaines fois elles ont véritablement le caractère bien prononcé qu'on attribue à la fièvre tierce, double-tierce (30, 31), ou à la fièvre quotidienne (49, 50). Mais combien d'autres, dont les accès ont lieu chaque jour, semblent d'une nature mixte, et participer plus ou moins de la fièvre tierce et de la fièvre quotidienne! et c'est ce que quelques auteurs ont désigné sous le nom de fausse quotidienne, dont la vraie signification est bien loin d'être déterminée, ainsi que celle de fausse quarte. Je m'occupe depuis long-temps de rassembler des observations sur ces objets, mais je me garderai encore de prononcer un jugement. C'est pour ouvrir la vraie route à ces recherches, que j'ai tracé l'histoire simple et non équivoque de quelques fièvres tierces, et celle de quelques fièvres quotidiennes. On verra alors, dans la suite, si la combinaison de leurs caractères fondamentaux peut exister, s'il y a, en un mot, une espèce composée, et quel est le caractère spécifique qu'on peut lui assigner d'après des observations multipliées. En attendant, renfermons-nous sur cet objet dans les bornes d'un doute méthodique.

Les exemples de fièvre adénomeningée ou muqueuse qu'on remarque dans l'hospice, sont très-rares, et ne peuvent être regardés comme l'effet des localités; il paroît même que le plus souvent cette fièvre est produite par une disposition originaire, ou par un concours particulier de causes physiques et morales qui la rendent épidémique à une certaine époque, et dans un lieu déterminé, comme Wagler l'a fait voir pour Gœtting, et Sarcone pour Naples. Prague peut être aussi cité pour exemple d'une ville qui par une position particulière et la manière de vivre de ses habitans, est très-propre à fomenter les fièvres muqueuses, comme (1) Plenciz l'a exposé dans ses *Observations de Médecine*. Sous ce point de vue on pourroit former les mêmes conjectures pour l'hospice de la Salpêtrière, situé auprès d'une grande rivière et sur le penchant d'une colline, en se dirigeant sur une simple analogie. Mais une observation constante, qui est un guide bien plus sûr, apprend que la fièvre muqueuse est très-loin d'être fréquente dans cet hospice, et que ce sont presque toujours les mêmes femmes qui en sont attaquées à des époques plus ou moins éloignées.

La position topographique de l'hospice, l'âge très-avancé de la plupart des infirmes, leur genre de nourriture, leur manière de vivre, leurs affections morales les plus ordinaires, tout semble concourir à porter une impression de débilité sur les fonctions de l'économie animale, et par conséquent à produire une extrême fréquence de ce qu'on appelle fièvre putride ou adynamique dans presque toutes les saisons de l'année. Aussi cette maladie règne-t-elle constamment dans les infirmeries, avec les symptômes qui lui sont propres, comme j'en donne des exemples (59, 60, etc.,

(1) Plenciz, etc. *Acta et observata med.* Prague, 1783.

65), mais encore dans ses diverses complications avec la fièvre gastrique (66, 67, 68), ou avec la fièvre muqueuse (73), ou même avec quelques-unes des phlegmasies dont je parlerai ci-après. J'avois fait remarquer dans ma Nosographie (1er. vol. pag. 87) qu'il y avoit encore une lacune à remplir dans la pyrétologie, relativement à la fièvre rémittente putride, et que les faits qui en constatoient l'existence n'étoient point encore assez multipliés et assez clairement énoncés pour établir avec une certaine exactitude son caractère générique et spécifique. C'est dans la vue de répandre de nouvelles lumières sur cet objet, que je publie aujourd'hui deux cas (74, 75, 76, 77) qui appartiennent à ce genre. Le premier a offert sans doute quelques symptômes fugaces et obscurs d'une péripneumonie dont l'existence a été malheureusement manifestée par l'ouverture du corps ; mais comme cette péripneumonie est du nombre de celles que les auteurs ont nommées latentes, j'ai classé cette maladie parmi les fièvres rémittentes adynamiques, dont elle porte manifestement les caractères.

Les fièvres ataxiques, dues presque toujours à des causes très-intenses, comme à un état d'épuisement par les plaisirs, à des excès d'étude, à des chagrins profonds, à des suites d'une maladie aiguë, exaspérée par l'abus des remèdes, sont en général rares dans l'hospice, puisque, d'après les relevés les plus exacts des maladies régnantes, on en observe à peine chaque mois deux ou trois cas sur plus de deux cents malades, même durant la plus grande fréquence des maladies, comme en automne et en hiver; et on peut bien moins les attribuer à l'effet des localités, qu'à des circonstances particulières où se trouvent les femmes qui les ont contractées. Les exemples très-caractérisés que j'en donne d'abord (79, 80, 81), ont été pris sur des élèves qui s'étoient excédés de travail, ou épuisés de toute autre manière. Mais quoique je n'aie point multiplié les cas, un concours particulier de circonstances les a rendues très-fréquentes à une certaine époque de la révolution; je parle du trimestre de l'automne de l'an 4, puisque j'eus occasion d'en observer douze en vendémiaire, quinze en brumaire, dix en frimaire; et il fut facile de remonter à la vraie source de cette fréquence remarquable des fièvres ataxiques. Il étoit entré, les mois précédens, dans l'hospice, un grand nombre de femmes âgées, qui avoient lutté auparavant contre l'infortune et les angoisses d'une détresse extrême; ce n'étoit qu'après avoir épuisé par degrés toutes leurs ressources, qu'elles avoient enfin pris la résolution de chercher une retraite dans l'hospice, séjour dont le nom seul leur inspiroit une sorte d'horreur, par le souvenir des commodités de la vie et d'une sorte d'aisance dont elles avoient joui précédemment. C'étoient pour la plupart de petites rentières, des ex-religieuses, d'autres femmes attachées autrefois à des maisons de grands seigneurs, quelquefois même des personnes d'un nom illustre, privées de toutes leurs ressources par les émigrations de leurs parens, condamnées à un dénuement complet, et comme accablées de l'idée d'entrer dans ce qu'on appeloit autrefois une maison de charité : aussi jamais spectacle plus propre à exciter la sensibilité la plus vive. Transportées dans les infirmeries, la plupart offroient toutes les marques d'un état de stupeur et de morne désespoir, avec une rêvasserie légère et un pouls foible mais très-variable. Quelquefois c'étoit une perte totale des facultés de l'entendement, avec un air d'égarement et de consternation profonde. Quelques-unes étoient plongées dans un état extrême de langueur, avec un flux de ventre colliquatif, une œdématie des pieds et des jambes, et tous les indices d'une mort prochaine. Tantôt c'étoit un refus obstiné de bouillon et de toute boisson tonique qui eût été si nécessaire ; tantôt c'étoient des demandes automatiques et réitérées d'alimens, avec une impuissance absolue d'en faire usage, ou un resserrement spasmodique des organes de la déglutition. Dans tous les cas, on observoit presque toujours un dépérissement progressif, une chute rapide et complète des forces de la vie, et une agonie plus ou moins prolongée.

La fièvre cérébrale, dont j'ai multiplié à dessein les exemples, parce qu'elle est peu connue, et qu'on ne peut bien l'observer dans toutes ses variétés que dans les hospices des personnes avancées en âge, mérite d'être citée comme tenant immédiatement aux localités de celui de la Salpêtrière. Elle semble tenir à la même cause qui y rend les apoplexies très-fréquentes, puisqu'elle en offre souvent plusieurs symptômes; que très-souvent elle survient après une ou plusieurs attaques d'apoplexie, et que l'autopsie manifeste un état très-analogue du cerveau, c'est-à-dire des épanchemens lymphatiques. Elle attaque le plus souvent des septuagénaires et au-delà (83, 84, 85, 86, 91, 93). Il se manifeste dans un état plus ou moins avancé de la maladie, des signes de congestion vers la tête, et une certaine variété de symptômes nerveux les plus graves, comme des convulsions, un état d'insensibilité de certaines parties, des spasmes, le *trismus*, une grande difficulté dans la déglutition, un état comateux ou le délire, des anomalies les plus singulières dans la distribution de la chaleur animale, des forces de la circulation, des fonctions des sens, des facultés intellectuelles. Cette sorte de lésion de l'origine des nerfs, accompagnée d'un mouvement fébrile irrégulier, est-elle due à une inégale répartition des forces de la circulation, à une plus grande énergie respective de celle des carotides, par l'état de langueur des extrémités artérielles des membres? Doit-on attribuer cette lésion à la débilité de l'absorption des vaisseaux lymphatiques de la tête, soit par les progrès de l'âge, soit par le défaut d'exercice? Je laisse sur ce point, comme sur beaucoup d'autres, un libre champ aux conjectures.

Je cherche toujours avec autant de soin à indiquer les lacunes qui restent à remplir en médecine, qu'à faire connoître les objets sur lesquels nous possédons les faits les plus multipliés, et que l'expérience montre comme ajoutant une sorte de complément aux connoissances qu'on a déjà acquises.

La fièvre lente nerveuse (108, 109), sur laquelle nous avons encore des idées si peu exactes, est du nombre des maladies sur lesquelles on ne sauroit trop provoquer l'attention des vrais observateurs, puisqu'elle se montre souvent sous les dehors les plus équivoques et les plus perfides, et qu'elle est souvent le partage des femmes hypocondriaques et hystériques, surtout à l'époque de la cessation des menstrues; elle peut être aussi le produit de l'abus des médicamens à cette époque, lorsqu'on s'attache avec une sorte d'obstination aveugle à combattre les symptômes vagues et irréguliers, les mouvemens fébriles, périodiques et désordonnés, qui peuvent être excités alors par une sorte de transformation qu'éprouve la femme, lorsque sa fécondité parvient à son terme. Tout autre moyen d'épuisement et de débilité, comme l'abus des plaisirs, la dissipation, des chagrins profonds et concentrés, peuvent produire la fièvre lente nerveuse, surtout sur les personnes du sexe; et on voit, par conséquent, combien les observations de ce genre peuvent être multipliées. Je me borne ici à deux exemples de cette fièvre, qui est si susceptible de variétés, et je me borne, pour ainsi dire, à montrer une aurore de ce qui peut être fait sur ce genre de fièvre, qu'on connoît sans doute par des descriptions générales, mais qui a besoin d'être exactement déterminée par des exemples particuliers, soit pour saisir son vrai caractère lorsqu'elle est simple, soit pour apprendre à démêler ses diverses complications, et ne point la confondre avec la fièvre muqueuse ou avec la fièvre lente et hectique.

On n'a besoin que de rappeler ce qui a été dit sur la position topographique de la Salpêtrière pour juger que certains dortoirs (qu'on appelle maintenant Emplois) sont plus particulièrement exposés aux émanations insalubres et quelquefois infectes qui s'élèvent, soit de la petite rivière de Bièvre, remplie de vase et de saletés, soit de la partie de l'égoût qui reste à découvert avant de se jetter dans cette rivière. On sait que les fièvres ataxiques, intermittentes ou rémittentes, tiennent en général à une cause semblable, et pour confirmer ce fait, ou le rectifier, j'ai tenu compte de celles qui règnent dans l'hospice, et j'ai noté avec soin les dortoirs particuliers d'où venoient ces malades lors de leur entrée à l'infirmerie. Le résultat de ce rapprochement a été que l'Emploi des *ménages* et ce qu'on appelle le *Bâtiment*, qui sont le plus directement exposés aux émanations insalubres dont je parle, donnoient particulièrement lieu à ces fièvres pernicieuses. Je rapporte en abrégé quelques-unes de ces maladies, et je m'étends très-peu sur leur partie descriptive, puisqu'elles sont d'ailleurs très-connues par les travaux de Morton, Torti, Werloff. C'est-là par conséquent où on peut les approfondir, ainsi que dans l'ouvrage du cit. Alibert, qui en trace (1) plusieurs exemples observés à la Salpêtrière. Je me borne à noter ici quelques-uns de leurs symptômes caractéristiques, et à les indiquer parmi les maladies qui tiennent particulièrement aux localités de l'hospice.

Le catarrhe pulmonaire est une des maladies régnantes de l'hospice, qui tiennent bien moins aux localités qu'à l'influence directe des saisons et à leurs variations diverses. Si j'en parle ici, ce n'est que pour faire noter ses complications fréquentes avec d'autres maladies qu'on doit principalement attribuer à la position topographique de l'hospice. Je puis citer pour exemple le catarrhe suffocant (117, 118, 119), le catarrhe gastrique (120, 121, 122, 123), et surtout le catarrhe adynamique (124, 125), ainsi que celui qu'on peut appeler gastro-adynamique, et dans lequel on peut découvrir, par la voie de l'analyse, une triple complication. J'ai indiqué précédemment les sources fécondes des fièvres gastriques et adynamiques, comme l'âge avancé

(1) *Dissertation sur les Fièvres pernicieuses ou ataxiques intermittentes*, *etc.* 2e. édit. an VIII.

une nourriture peu restaurante, une vie sédentaire, la respiration d'un air insalubre, des affections tristes ; et faut-il s'étonner si des maladies qui proviennent de ces causes, continuellement en action dans l'hospice, viennent se compliquer avec celles qui tiennent à l'influence des saisons et aux qualités physiques que contracte dans certains temps l'atmosphère? La même remarque a lieu, et il seroit presque superflu de la faire pour les autres phlegmasies.

Entreprendre de décrire les maladies chroniques qui tiennent aux localités de l'hospice, ce seroit vouloir embrasser presque toutes les maladies des femmes d'après une suite nombreuse de faits exposés avec détail et distribués dans un ordre clair et méthodique ; ce qui est bien loin de l'état actuel de nos connoissances, et ne peut être que le fruit de recherches ultérieures et long-temps continuées. Je ne dois pas cependant omettre ici, comme suite des phlegmasies, quelques exemples d'un état squirreux, plus ou moins avancé, de l'estomac (146, 148, 149, 150, 151), ou des intestins (162, 163, etc.), qui ne peuvent manquer d'être très-fréquens dans un hospice d'infirmes, où affluent en général les maladies chroniques les plus invétérées, et surtout dans un hospice de femmes que des affections de toutes sortes, physiques ou morales, disposent plus particulièrement à ces maladies.

Un hospice de femmes infirmes, et dont la plupart sont d'un âge très-avancé, doit offrir une différence remarquable en le comparant aux autres hôpitaux. Plusieurs maladies aiguës ou chroniques attaquent des personnes très-débilitées par l'âge, les infirmités, leur manière de vivre antérieure, ou le régime plus que sobre de l'hospice. Souvent tous les ressorts de la vie semblent comme usés, et il n'est pas rare d'en voir succomber quelques-unes pendant le simple transport des dortoirs dans l'infirmerie, ou ne survivre que peu de jours, ou même peu d'heures; les plus forts toniques, les stimulans les plus énergiques sont sans action ou ne produisent qu'une excitation passagère, suivie d'une chute encore plus rapide des forces. La raison est vacillante, la respiration accelérée, et il succède une affection soporeuse qui devient promptement funeste : spectacle attristant de ce qu'on peut appeler une mort naturelle et inévitable, ou plutôt une extinction graduée des forces de la vie.

§ II. *Influence des saisons sur les maladies, et nouvelle manière de la déterminer avec exactitude.*

Un hospice habité par plus de cinq mille personnes soumises à une manière de vivre uniforme durant toutes les saisons de l'année, habillées et nourries constamment de la même manière, exposées presque en tout temps à des affections morales analogues, livrées le plus ordinairement à une vie sédentaire ou à des exercices bornés, ne peut qu'offrir toutes les chances les plus favorables à la détermination de la constitution médicale, et des effets particuliers des variations des saisons. Il suffit de tenir un compte exact, mois par mois, des maladies, d'examiner celles qui sont à peu près également fréquentes dans tous les temps de l'année, de noter ensuite celles qui varient, soit pour le nombre, soit pour les caractères spécifiques, et de comparer seulement ces derniers avec l'état de l'atmosphère. Ce sera cette correspondance qui donnera proprement le vrai résultat demandé, et fera connoître l'influence des saisons sur les productions des maladies; ce qui suppose qu'on détermine celles-ci d'après leurs caractères spécifiques, et qu'on les distribue dans un ordre régulier de classification, en sorte qu'on puisse reconnoître d'un coup-d'œil quelles espèces de maladies ont régné dans un temps donné, et le nombre de ces espèces.

Hippocrate sans doute a eu la gloire de tracer la vraie méthode de décrire la constitution médicale des saisons, et rien ne manifeste plus l'excellence de son esprit observateur et ses vues élevées, que ce qu'il remarque au commencement du premier et du troisième livre des épidémies, sur l'accord entre la nature des maladies régnantes et l'état général de l'atmosphère : mais pouvoit-il, à une époque aussi éloignée, et dans l'état d'enfance où étoit la physique, déterminer avec précision les divers météores et les variations atmosphériques, comme on l'a fait dans ces derniers temps? Les observations en médecine étoient-elles assez multipliées pour s'élever à une classification méthodique des maladies et à une détermination exacte de leurs espèces? On ne pouvoit guère que se borner à une imitation servile de la méthode d'Hippocrate, au renouvellement des sciences en Europe; et un de ses commentateurs les plus célèbres, Baillou, par exemple, qui a tracé le caractère des maladies qui ont régné en 1571, est loin de se rapprocher de la marche sévère du père de la médecine, puisqu'il rapporte pêle-mêle toutes celles qui ont eu lieu, et que rien n'annonce une influence particulière de l'atmosphère. Sydenham, nourri profondément de la doctrine des anciens, mais doué d'une vigueur rare dans les fonctions de l'entendement, s'ouvre une carrière nouvelle dans la description des maladies épidémiques, et il en admet certaines qui, suivant lui, sont indépendantes des variations dans la température de l'air, et tiennent à *une altération cachée et inexplicable de l'atmosphère*. Mais quand on ne veut pas se laisser subjuguer par l'autorité des grands noms, peut-on admettre, avec Sydenham, une fièvre stationnaire qui tienne à cette origine, et peut-on mettre de ce nombre surtout la peste, la petite vérole, la dyssentérie, qui sont si souvent contagieuses.

Le tableau historique des progrès successifs qu'on a faits dans la méthode de tracer la constitution médicale, ramène naturellement aux ouvrages d'Huxham sur les épidémies (*Considerationes de aere et morbis epidemicis, etc.*). C'est alors que la physique, enrichie d'une foule d'instrumens propres à mesurer la gravité de l'air, sa température, la direction des vents, la quantité d'eau de pluie tombée dans un temps donné, vint pour ainsi dire au secours de la médecine, et lui donna une marche plus assurée pour la détermination des causes propres à influer sur la production des maladies: mais ces dernières furent toujours indiquées par leurs caractères génériques, et même sans désignation de leur nombre respectif et sans aucun rapprochement par ordre d'affinité; ce qui laissoit encore une lacune à remplir en médecine. Razoux entra un peu dans cette vue en publiant ses *Tables Nosologiques*: après avoir marqué mois par mois les diverses variations atmosphériques, et en avoir construit des tables, il eut soin de mettre en opposition d'autres tables purement médicales, dans lesquelles étoient disposés en colonnes l'indication des classes des maladies par Sauvages, les genres de ces maladies qui avoient régné, le nombre des malades soumis au traitement, le nombre de ceux qui étoient guéris, de ceux qui étoient morts, ou enfin de ceux qu'on traitoit encore dans l'hôpital où il exerçoit la médecine. Le but a été cependant encore manqué dans ces tables, puisque l'auteur s'est borné aux caractères génériques des maladies, par l'impossibilité de mettre en pratique la détermination des espèces innombrables que Sauvages assigne souvent sur des fondemens peu solides. Il restoit donc à former des vœux pour une méthode nouvelle, propre à déterminer le vrai caractère des épidémies ou de la constitution médicale des diverses saisons et des diverses années.

Un rassemblement aussi considérable d'infirmes ou de personnes avancées en âge, que celui de l'hospice de la Salpêtrière, qu'on peut regarder comme une petite ville, l'uniformité des causes physiques et morales qui agissent sur ces personnes constamment et dans toutes les saisons de l'année, m'ont paru très-propres à isoler la considération des effets des localités, qui sont toujours les mêmes, de celle de l'influence des saisons, qui sont d'un autre côté toujours variables. Pour y parvenir avec facilité il suffit de faire d'abord un dénombrement exact des espèces de maladies qui ont lieu pendant le cours d'un mois, et continuer de même pour le mois suivant. On construit ensuite une table synoptique divisée en plusieurs colonnes parallèles : dans la première est la désignation des espèces et des genres rapportés à un ordre de classification qu'on aura adopté; dans la seconde le nom de ces espèces; dans la troisième le nombre respectif de chacune de ces espèces durant un mois quelconque, et dans la quatrième le même recensement pour le mois suivant, de manière cependant que ces nombres se correspondent dans une ligne horizontale, comme je l'ai fait, par exemple, pour le mois de vendémiaire et de brumaire de l'an 8; on dispose enfin, dans une dernière colonne, une notice des observations météorologiques, en commençant par un mois antérieur à celui où date la description de la constitution médicale. Pour bien développer ces principes je vais rendre compte de la marche que je suis, en général dans mon cours, et je prends d'abord pour exemple le plus simple, les deux premiers mois du trimestre d'automne de l'an 8.

Il étoit nécessaire de débuter par un dénombrement exact des espèces de maladies qui avoient lieu dans les infirmeries, les premiers jours de vendémiaire, en omettant de parler des convalescences; et dès-lors, adoptant la classification des maladies en espèces, qui me sert de fondement dans mes leçons publiques, je parcours successivement les divers lits, je questionne les malades et j'examine les divers symptômes qui peuvent frapper mes sens pour saisir le vrai caractère de la maladie, si ses traits distinctifs sont bien prononcés, ou pour avertir d'attendre encore à porter un jugement définitif, si la maladie n'est pas bien développée et que les signes qui l'annoncent soient encore douteux et équivoques. Parcourant ainsi successivement les lits des diverses salles, je construis une table en trois colonnes verticales ; dans la première est le numéro du lit, dans la seconde le nom spécifique de la maladie, et dans la troisième l'indication de l'espèce et du genre, rapportés à mon tableau général de Nosographie. Je pourrois facilement joindre ici, pour le mois de vendémiaire, cette Table que je conserve dans mes journaux d'observation ; mais comme elle est facile à concevoir, et qu'il importe d'éviter les longueurs, je la supprime. A la fin de chaque décade du même mois j'ai noté les nouvelles espèces de maladies survenues dans l'infirmerie, et par une simple addition j'ai obtenu le nombre total de ces espèces qui avoient existé dans les infirmeries pendant le mois de vendémiaire. Nouveau recensement des maladies au commencement de brumaire, pour donner une juste idée du mouvement de l'infirmerie par la sortie des malades guéries et l'entrée des nouvelles ; compte exact de celles qui entroient chaque décade, et, par une nouvelle addition, de celles qui sont entrées durant tout le mois : dès-lors il a été facile de dresser un tableau comparatif du trimestre d'automne de la manière suivante. (*Voyez la Table*, N°. I.)

Une légère réflexion sur la méthode rigoureuse qu'on doit suivre dans l'enseignement de la médecine, et la suite progressive des principes qu'il faut développer dans un cours de clinique, fait aisément présumer que je ne parle point au commencement du cours de ce qu'on appelle la constitution médicale ; je réserve au contraire cette doctrine pour la fin du deuxième mois, et je m'occupe avant cette époque, dans les deux leçons particulières que je fais chaque décade, soit des localités remarquables de l'hospice ou du régime qu'on y observe, soit des affections morales les plus ordinaires aux infirmes et les plus propres à influer sur la production des maladies; que d'autres objets préliminaires encore nécessaires à approfondir sur la manière d'explorer les symptômes, de reconnoître leur nature, leurs degrés divers d'intensité suivant la constitution individuelle ou les périodes de la maladie, sur les moyens de rapprocher tous les signes extérieurs et de démêler ceux qui sont caractéristiques de l'espèce, etc. Je rends aussi, décade par décade, un compte rigoureux, soit des guérisons opérées, soit des morts survenues et des ouvertures des corps; car dans une profession aussi délicate que celle de la médecine, ne doit-on point se faire une loi d'examiner avec l'attention la plus scrupuleuse si on a quelque prévention à abdiquer, quelque oubli, quelque négligence dont on doive se faire un reproche, quelque principe trop général à circonscrire dans de justes bornes, lors même qu'une étude assidue et un zèle infatigable ne laissent voir aucune imprudence, aucune faute capitale.

Ce n'est pas moins par des principes sévères de conduite, que pour contribuer aux progrès de la médecine et de la méthode de l'enseignement, qu'on doit toujours procéder dans la clinique, en se formant des tableaux synoptiques pour comparer sans cesse les objets entre eux, et contribuer à multiplier la science des rapports. Comment en effet débrouiller le chaos que présente une infirmerie, si on ne cherche sans cesse à reconnoître les maladies qui ont une marche régulière et une durée déterminée, celles qui ont un caractère rebelle et qui résistent plus ou moins à l'action des remèdes et au régime, celles enfin qui, soit par un vice organique incurable, soit par une décadence marquée des forces de la vie, doivent être tôt ou tard funestes, et contre lesquelles doivent nécessairement échouer tous les efforts de l'expérience la plus éclairée. C'est dans ces vues qu'on doit dresser à la fin de chaque mois une table Nosographique, divisée en plusieurs colonnes verticales, dans l'ordre suivant. La première contiendra la désignation des diverses espèces de maladies, toujours d'après un système de classification adopté; la deuxième indiquera le nombre correspondant de ces espèces; la troisième fera voir le nombre des guérisons opérées; la quatrième renfermera le dénombrement des morts; la cinquième enfin retracera les maladies dont le traitement a besoin d'être encore continué. J'exposerai ci-après, en parlant des principes de la médecine excitante et agissante, la table que j'ai dressée moi-même à la fin du trimestre d'automne de l'an 8, et qu'on peut regarder comme un résumé général de toutes les maladies qui durant ce mois ont servi de base à la clinique.

Ce n'est point une de ces subtilités qu'on se permet quelquefois pour étayer un système, que l'admission de certaines espèces composées ou qui résultent de la complication de deux ou trois maladies ensemble; c'est le résultat le plus direct de l'observation (8), et en outre un des moyens les plus sûrs pour fixer avec exactitude le caractère de la constitution médicale d'une saison, d'après les tableaux synoptiques des maladies qui ont régné; ce qui est d'autant plus saillant, qu'on met cette méthode en opposition avec celle des auteurs qui se sont bornés à indiquer simplement les genres des maladies dans des cas analogues. Suffiroit-il en effet de citer la fièvre putride ou adynamique dans un dénombrement semblable des maladies, et n'est-il pas nécessaire d'examiner si elle est simple ou compliquée avec la fièvre gastrique, avec un catarrhe aigu, une péripneumonie, une angine, etc., puisque cette complication peut être en partie l'effet des localités et en partie celui de l'influence des saisons? Quelle différence entre une fièvre adynamique simple et une fièvre adynamique compliquée d'ataxie? L'influence atmosphérique, variée suivant les saisons, ne se borne point à multiplier certaines espèces simples, mais encore elle produit des complications diverses qu'on doit apercevoir dans la simple dénomination de la maladie.

Je viens maintenant à la méthode de tirer par induction le caractère d'une constitution médicale, celle par exemple du mois de vendémiaire et de brumaire de l'an 8. D'après la table synoptique que j'en ai dressée (N°. I.), j'aperçois d'abord qu'à mesure qu'on s'éloigne de l'été, qui est en général si favorable aux affections gastriques, il y a une diminution très-marquée des fièvres de cet ordre. Ainsi on observe trois fois moins d'embarras gastriques en brumaire qu'en vendémiaire, plus de trois fois moins de fièvres gastriques, et dans un rapport encore moindre les fièvres rémittentes gastriques et les fièvres intermittentes de la même nature, telle que la fièvre tierce. On remarque au contraire que l'ordre des fièvres muqueuses ou adénoméningées a prévalu en brumaire, et qu'il y a eu cinq fièvres rémittentes de cet ordre dans ce même mois, tandis qu'on n'en remarque aucune en vendémiaire. Le catarrhe pulmonaire a été aussi plus fréquent en s'avançant dans l'automne, ainsi que la péripneumonie. Or ce résultat s'accorde en général avec le relevé des observations météorologiques, puisqu'on a compté quatorze jours pluvieux en fructidor et dix-sept en vendémiaire; que dans le premier mois le vent du sud ou du sud-ouest a soufflé avec très-peu d'interruption, ainsi que les vents du sud, du sud-ouest et de l'ouest, en vendémiaire; que la chaleur moyenne au thermomètre de Réaumur avoit été de douze degrés en fructidor et de dix degrés en vendémiaire; qu'en un mot l'un et l'autre mois avoient été pluvieux et d'une température moyenne: d'un autre côté les fièvres gastriques ont été en diminuant, et les fièvres muqueuses, ainsi que les catarrhes, en augmentant en nombre. On ne peut donc méconnoître une certaine correspondance entre l'état de l'atmosphère et la nature des maladies régnantes, ce qui forme en général le caractère de la constitution médicale de cette partie du trimestre qui s'est soutenue le mois de frimaire, et qui est proprement ce que les auteurs anciens et modernes ont nommé constitution *pituiteuse* ou *muqueuse*.

Un ordre invariable que je m'étois proposé dans mes leçons particulières de clinique étoit et est encore de ne jamais parler que des objets qu'on peut rendre manifestes aux sens, et par conséquent de ne commencer jamais à entretenir mes élèves de ce qu'on appelle constitution médicale, que vers la fin du deuxième mois du trimestre, parce qu'alors l'état de l'atmosphère, lorsqu'il est bien caractérisé, a déja exercé une action longue et soutenue sur l'économie animale, ou qu'étant inconstant et variable, et pour ainsi dire sans caractère, il a communiqué la même instabilité aux maladies régnantes, comme l'a déja observé, il y a plus de vingt siècles, le père de la médecine. Il m'a donc été nécessaire, à cette époque du cours, non-seulement de fixer la vraie valeur du mot pituite en y portant une analyse sévère, mais encore de chercher à éclaircir cet objet en le comparant avec la description qu'ont donnée de très-bons observateurs d'une constitution médicale analogue. Je mets de ce nombre celle qu'a tracée Stoll dans ses Éphémérides (ann. 1779), et dans laquelle, en faisant preuve d'un talent rare, il se livre avec complaisance à son hypothèse favorite de saburres pituiteuses, qui prennent différentes formes et qui, répandues dans toute l'habitude du corps, donnoient tour-à-tour naissance à des *fièvres rhumatismales, arthritiques, lentes nerveuses, phrénésies, angines, catarrhes simples, catarrhes suffocans, etc.* On doit convenir qu'il faut avoir une vue bien perçante pour pénétrer à travers tous les ressorts de l'économie animale, pour saisir tous les rôles que joue une matière dont on ne connoît ni la nature, ni l'origine, ni le siége, pour la voir se porter tour-à-tour dans les muscles, les articulations, le cerveau, les organes de la voix, la poitrine, etc., et pour en suivre les effets les plus singuliers et les plus disparates. N'est-ce pas là avoir plutôt le projet chimérique de deviner les secrets de la nature, que le plan sagement formé d'étudier ses phénomènes sensibles, de les lier entre eux, d'en former un enchaînement méthodique, et d'en tirer ensuite des vérités générales qu'on ne puisse contester?

Plenciz, élève de l'école de Vienne, et transporté ensuite à Prague (1) où il exerçoit la médecine,

(1) Plenciz, *Acta et Observata Med.* Prague, 1783.

dans l'hospice des orphelins, semble avoir été dans les circonstances les plus favorables pour bien étudier et reconnoître la marche de ce qu'on appelle fièvres *pituiteuses ;* un temps brumeux en mars et avril 1780, concouroit avec la position topographique de Prague, à donner la plus grande fréquence à ces fièvres, sur lesquelles l'auteur disserte gravement, et qu'il fait dépendre d'une saburre lente pituiteuse, qu'il faut diviser par des incisifs, des résolutifs, etc., sous quelque forme qu'elle se reproduise. Il entre donc pleinement dans des vues de théorie sur sa prétendue pituite, qu'il fait errer et voyager dans différentes parties du corps, avec une sorte d'intention hostile. Je pense que, dans l'état actuel de nos connoissances, on doit suivre une méthode bien plus sévère dans l'enseignement comme dans l'exercice de la médecine, abandonner ces explications frivoles qui servent souvent de base au traitement, et s'en tenir aux phénomènes manifestes aux sens, sans donner gratuitement l'existence à des êtres chimériques. Tout ce qu'on voit de très-probable dans la table synoptique des maladies qui ont régné en vendémiaire et brumaire de l'an 8, c'est que, suivant la constitution atmosphérique humide et pluvieuse, l'évaporation cutanée a dû être beaucoup diminuée et peut-être l'inhalation de la peau très-excitée ; que l'excrétion des membranes muqueuses, qui semble tenir lieu de supplément à la transpiration, a beaucoup augmenté : de là des affections catarrheuses du poumon, des accès de goutte, des hydrothorax, et surtout une fréquence très-marquée des fièvres muqueuses, lorsque la disposition à ces fièvres étoit favorisée par une débilité particulière. On peut citer au nombre des personnes attaquées de fièvres quotidiennes, une fille âgée de seize ans, qui avoit été bergère pendant six mois dans un pays marécageux; une femme âgée de soixante-deux ans, qui avoit eu autrefois un ulcère à la jambe; une fille chlorotique, âgée de vingt et un ans, et harassée par un long abus de médicamens très-actifs; une femme à l'époque de la cessation des règles, et qui avoit eu précédemment une fièvre rémittente. Je regardois ainsi, comme l'effet de la constitution atmosphérique, dans le mois de frimaire, trois autres fièvres rémittentes muqueuses, une fièvre continue de la même nature, et une rémittente compliquée avec une fièvre adynamique. On voit donc que la marche que je suis est, sous un certain point de vue, inverse de celle d'un grand nombre d'auteurs qu'il est inutile de citer. Ils ne semblent recueillir et décrire les faits observés que pour étayer certaines vues hypothétiques; pour moi, je crains toujours l'arbitraire dans les écrits sur la médecine; je rapporte avec sévérité les faits observés, sans aucun mélange d'opinion hypothétique; et les inductions qu'on en tire sont ensuite ce qu'elles peuvent, ou plutôt ce qu'elles doivent être.

C'est encore à l'analyse à éclaircir, par voie de

comparaison, un autre point incertain et équivoque dans l'histoire de la constitution médicale.

L'automne précédent, comme toutes les autres saisons, a dû nécessairement exercer une double influence sur les productions des maladies; l'une tient aux diverses positions que prennent les zônes tempérées de la terre par rapport au soleil, et au cours de cette planète dans l'écliptique, qui doit être le même aux mêmes époques de l'année; l'autre dépend des variations atmosphériques, telles que la direction des vents, le dégré de la chaleur, la quantité de pluie et autres météores soumis à des différences continuelles, même durant les mêmes saisons. Comment pouvoir distinguer l'une de ces considérations de l'autre, et reconnoître l'influence particulière qu'a exercée l'automne précédent sous ce dernier rapport? Le moyen est simple: c'est d'établir, pour objet de comparaison, l'automne de l'an 9, et de chercher à fixer son caractère. J'ai donc construit, pour cette dernière saison, un tableau synoptique des maladies qui ont régné durant tout le trimestre; j'ai mis ensuite en opposition l'état de l'atmosphère avec cet autre résultat; et quoique les localités aient été les mêmes, ainsi que la saison, on voit sans peine qu'il est survenu un ordre différent des maladies, comme on peut en juger par quelques détails sur le trimestre d'automne de l'an 9.

Il est facile de surabonder en explications sur les rapports réciproques du caractère des maladies régnantes dans certaines saisons, avec l'état de l'atmosphère: mais à mesure qu'on cherche à approfondir les vrais fondemens de ces rapports, on sent avec quelle réserve extrême il faut procéder dans ce jugement et dans les raisonnemens qui peuvent en naître. L'état de l'atmosphère des mois de fructidor et de vendémiaire de l'an 9 a une grande analogie avec celui des mêmes mois durant l'an 8. On a compté vingt jours de pluie en fructidor de l'an 9, et dix-neuf en vendémiaire. Le ciel a été nuageux et couvert pendant presque les cinq sixièmes de chaque mois; le vent du sud-ouest avoit soufflé onze jours dans le premier mois, et quinze jours dans le second. La chaleur moyenne du mois de fructidor de la même année, avoit été de quatorze degrés au thermomètre de Réaumur, et celle de vendémiaire de neuf et demi; on a seulement remarqué en fructidor quelques orages marqués par de fréquens coups de tonnerre. Malgré donc quelques légères variétés, il semble qu'on doit regarder comme chaude et humide la constitution atmosphérique de l'automne de l'an 9, ainsi que celle de la même saison dans l'an 8; et ne seroit-on point porté à conclure qu'on devroit retrouver le même caractère des maladies régnantes dans les deux trimestres? Mais l'observation donne un tout autre résultat, comme on peut s'en assurer en parcourant la table que j'ai dressée pour l'automne de l'an 9. On aperçoit en effet, que les embarras gastriques se sont soutenus et ont été très-fréquens pendant les deux mois de fructidor et de vendémiaire de cette année, ce qui est un résultat différent de l'an 8. Autre différence remarquable, c'est que les fièvres muqueuses, intermittentes, rémittentes ou continues, n'ont point eu lieu comme en automne de l'an 8 ; d'un autre côté, les catarrhes, soit simples, soit gastriques, ont beaucoup dominé durant l'un et l'autre mois, et ont été plus fréquens en vendémiaire, ce qui peut tenir aux alternatives du vent du nord ou du nord-ouest, puisque le premier a soufflé durant sept jours en fructidor, et l'autre trois fois en vendémiaire. On voit donc que la constitution médicale a été très-peu marquée en automne an 9, et qu'elle a eu très-peu de ressemblance avec celle de l'année précédente, pendant qu'en ne faisant attention qu'à l'état de l'atmosphère, on auroit pu conclure qu'elle lui étoit analogue. Que doit-on donc penser de ces légères esquisses de constitutions médicales, qu'on n'a cessé de publier depuis plus d'un demi-siècle, et dans lesquelles les auteurs voient très-clairement et sans aucun doute, la correspondance qui règne dans certaines saisons, entre le caractère des maladies régnantes et l'état de l'atmosphère.

L'art de trouver la vérité, c'est-à-dire de découvrir de nouveaux rapports (ce qui doit être le but de la médecine, comme de toutes les autres branches de l'histoire naturelle), sera non-seulement de comparer entre eux les objets qui ont le plus d'affinité entre eux, mais encore ceux qui offrent un grand nombre de dissemblances. S'il est donc utile de rapprocher la constitution médicale d'un automne avec celle de l'automne d'une autre année, il ne l'est pas moins de comparer sous ce même point de vue l'automne avec le printemps de la même année, ou avec le printemps d'une année différente. Cette dernière saison (an neuvième) a d'ailleurs l'avantage d'indiquer une correspondance plus directe entre le caractère des maladies régnantes et l'état météorologique de l'atmosphère. Les fièvres primitives, soit gastriques, soit muqueuses, soit adynamiques, ont très-peu régné, et on n'a vu ni dans leur caractère, ni dans leur fréquence, rien qui ne dérivât purement de la nature des localités ; mais on n'a pu méconnoître une coïncidence frappante entre les phlegmasies qui se sont manifestées durant cette saison, et la prédominance ou plutôt les fréquentes alternatives des vents du nord ou du nord-est. Les catarrhes, soit chroniques, soit gastriques, ont été fréquens, surtout en germinal, puisqu'on en a observé trois de la première espèce et cinq de la dernière. Il s'est manifesté trois pleurésies simples en floréal et en prairial, et une pleurésie gastrique. Cinq péripneumonies ont eu lieu en germinal, et deux les mois suivans, deux péripneumonies gastriques, sept péripneumonies gastro-adynamiques, et une maladie de la même nature compliquée avec une fièvre ataxique. On a été aussi témoin de douze exemples d'hémoptysie et de plusieurs phthisies devenues plus graves et plus exaspérées. Qu'on jette maintenant un coup d'œil sur la table météorologique du trimestre, on apercevra que si les vents du sud, du sud-ouest ou d'ouest ont prédominé en fructidor, les vents du nord, du nord-est ou du nord-ouest ont repris leur empire les mois suivans, puisque le vent du nord a soufflé six fois en germinal, neuf fois en floréal et dix fois en prairial; le vent du nord-est cinq fois le premier mois, neuf fois le second et huit fois le dernier; enfin le vent du nord-ouest a regné par intervalle. J'omets ici de parler des fréquentes vicissitudes de la température, qui offrent quelquefois plusieurs degrés de différence en comparant l'état du thermomètre le matin, à midi et le soir; ce qui devient une autre source féconde de phlegmasies. Quelque difficile donc qu'on se montre dans son jugement, quelque répugnance qu'on ait en général à admettre une correspondance marquée entre le caractère des maladies régnantes et l'état de l'atmosphère, on ne peut méconnoître ces rapports de co-existence pour le trimestre du printemps de l'an 9, puisque les deux objets de comparaison sont manifestes aux sens, que la nature de l'un est telle qu'elle ne peut manquer d'exercer sur l'autre la plus grande influence, et qu'il ne s'agit ici nullement de qualités invisibles et d'altérations inexplicables de l'atmosphère.

Il seroit facile de confirmer cette induction naturelle, par le tableau du trimestre du printemps de l'an 7 et l'état comparatif des maladies régnantes et des variations atmosphériques. Jamais ce qu'on appelle une constitution inflammatoire ne s'est tracée avec des caractères plus marqués que durant cette saison. Mes journaux d'observation attestent qu'en germinal on avoit désigné huit péripneumonies et sept catarrhes, compliqués les uns et les autres avec la fièvre adynamique, qui, comme on sait, est pour ainsi dire endémique dans l'hospice et une suite des localités. Il a régné aussi, en floréal de la même année, neuf péripneumonies de la même nature que les précédentes, et sept en prairial, sans compter les catarrhes, soit simples, soit gastriques, soit adynamiques, qui avoient eu lieu durant les mêmes mois. Or l'état de l'atmosphère du trimestre entier porte si manifestement les caractères qui disposent à ces phlegmasies, qu'il suffit d'en rapporter quelques faits principaux. En germinal on avoit remarqué un grand nombre d'alternatives entre les vents du nord et du sud, ou bien de ceux qui participoient en partie de ces directions. La neige avoit eu lieu une fois durant ce mois, et trois fois la grêle. On avoit compté aussi quinze jours de pluie. La comparaison de ce mois avec le suivant n'offrit point non plus de grandes différences, puisque dans ce dernier on avoit compté aussi quinze jours de pluie, onze jours des vents du nord, des alternatives fréquentes de ces derniers avec les vents du sud, sud-est ou sud-ouest, et un jour de neige. Faut-il donc s'étonner de la fréquence des phlegmasies de la poitrine, qui ont une si grande correspondance avec les variations brusques et les changemens de température de l'atmosphère (1).

On doit peu s'étonner de la marche rétrograde qu'on est obligé de suivre dans la détermination de la constitution médicale : le desir naturel à l'homme de trouver de nouveaux rapports entre les objets, un certain penchant à établir une correspondance marquée entre des effets simultanés dont on recherche la cause, la facilité de s'étayer d'explications plus ou moins ingénieuses et de raisonnemens spécieux, ont dû faire admettre que les changemens brusques dans le poids de l'atmosphère, c'est-à-dire l'ascension rapide ou l'abaissement du mercure dans le baromètre, devoient être suivis de quelques accidens inattendus dans l'éco-

(1) Il faut sans doute faire une exception en faveur des épidémies violentes et universelles de certaines affections catarrheuses, connues sous les noms de *follette*, de *grippe*, de *rhume épidémique*, *etc.*, dont les unes ont eu lieu pendant les grandes chaleurs de l'été, les autres durant le froid rigoureux de l'hiver, comme on peut s'en assurer par la lecture des écrits de Huxham, Sauvages, etc., et qui paroissent tenir à des changemens inexplicables dans l'atmosphère.

nomie animale : de là une suite de faits consignés dans des journaux de médecine à différentes époques, sur des changemens brusques dans le poids de l'atmosphère, pendant les années 1757, 1760, 1761, 1762, 1763, 1764, etc., et sur les maladies qu'on a prétendu en avoir été la suite, comme des morts subites, des vertiges, des apoplexies, des fluxions, des rhumatismes, des accès d'épilepsie, la manie, etc. (1). Nul endroit ne m'a paru plus propre que l'hôpital de la Salpêtrière à confirmer ces assertions ou à les rectifier, puisque toutes les circonstances locales ont lieu avec peu de changement dans toutes les saisons de l'année, et qu'il est par conséquent beaucoup plus facile de saisir avec précision les effets produits pendant les diverses saisons par les variations de l'atmosphère. Un hospice d'ailleurs de personnes très-avancées en âge, et par conséquent très-disposées aux apoplexies et aux morts subites, donnoit un grand avantage pour rechercher les correspondances de ces maladies avec les changemens brusques dans la gravité de l'air. Depuis plus de quatre années j'ai omis peu d'occasions de noter les ascensions et les abaissemens brusques du mercure dans le baromètre, et de les comparer avec les maladies ré-

(1) *La Météorologie appliquée à la médecine*, par M. Retz ; ouvrage qui a remporté le prix à l'académie de Bruxelles, en 1776.

gnantes dans les infirmeries, et surtout avec les apoplexies qui se sont manifestées, et j'avoue que le résultat n'est nullement propre à lever mes doutes. Je trouve dans mes notes d'observation, des ascensions du mercure de six, sept ou huit lignes, survenues durant une journée, sans qu'aucune apoplexie ait eu lieu, et réciproquement des époques fécondes en apoplexie, sans avoir remarqué des changemens remarquables dans la pesanteur de l'air. Il en a été de même des abaissemens subits du mercure. Je suspends donc mon jugement sur cet objet, et j'attends encore d'être éclairé par des recherches ultérieures.

On a considéré séparément, dans les ouvrages de météorologie, ou les descriptions des épidémies et des maladies régnantes à des époques déterminées, les effets des variations du poids de l'atmosphère, de sa température, des changemens notables survenus dans son humidité, combinée soit avec la chaleur, soit avec le froid, quelquefois même les altérations de l'air produites par certains miasmes dont on ignore la nature et l'origine, et on a fait le recensement des diverses maladies qui pouvoient correspondre à chacune de ces causes : à l'une ce sont des apoplexies; à l'autre de prétendues maladies inflammatoires du sang; à une troisième des catarrhes, des douleurs d'entrailles; à la dernière les maladies les plus graves, des angines gangreneuses, des prétendues fièvres pestilentielles. Ne semble-t-il point qu'on puisse décomposer le concours de toutes ces causes et assigner avec précision ce qui convient à chacune d'elles, de même qu'on décompose à l'aide d'un prisme un rayon primitif de lumière? Dans une saison quelconque et dans un jour déterminé de cette saison, le corps de l'homme ne reçoit-il point l'impression combinée des divers états de l'atmosphère, de sa pesanteur augmentée ou diminuée, de sa température, de son degré d'humidité et de sécheresse, peut-être même de la direction des vents ou de l'électricité atmosphérique? Comment démêler à travers ce concours, l'espèce de variation qui produit un effet déterminé sur l'économie animale? Je n'ai donc point dû diriger mes recherches sous ce point de vue; et en recueillant même des matériaux pour l'avenir, j'ai dû me borner à considérer l'influence générale de l'atmosphère sur certaines maladies et sur les symptômes accidentels qui en peuvent naître.

Un exemple de cette sorte fera connoître les tables synoptiques qu'on peut dresser pour apprendre à saisir ces rapports et les vérités qui pourront résulter pour la suite de leur rapprochement, pourvu qu'on évite d'en tirer des conclusions trop précipitées. Je chargeai, en l'an 7, un de mes élèves très-instruit, et qui avoit fait une étude particulière de la météorologie, de tenir un compte très-exact pendant le mois de frimaire, jour par jour, des phénomèmes atmosphériques, et de surveiller avec le plus grand soin les exacerbations ou les rémissions d'un certain nombre de maladies de l'infirmerie, soit aiguës, soit chroniques, soit périodiques : on choisit dix maladies différentes, une goutte asthénique, un asthme spasmodique, une phthisie muqueuse, un carcinome, une épilepsie utérine, un anévrisme de l'aorte, une fièvre quotidienne, une suppression de menstrues, une fièvre muqueuse ou adénoméningée continue, et une fièvre de la même nature, mais rémittente. On dressa, par conséquent, une table en onze colonnes verticales et parallèles, dans la première desquelles étoient rapportés, jour par jour, la direction du vent, l'état du ciel, la gelée, les brouillards ou la pluie, le degré de chaleur et l'élévation du mercure dans le baromètre. Dans les dix colonnes suivantes, dont chacune étoit destinée à une des maladies, étoient notés avec soin les exacerbations, les rémissions et les symptômes notables survenus soit le matin, soit l'après-midi, afin de pouvoir comparer ces changemens avec les symptômes bien connus de ces maladies, et chercher par conséquent à déterminer ce qui tient simplement à l'état de l'atmosphère. Je ne joindrai point ici les détails sans nombre de cette table, que je supprime pour ne point trop multiplier les résumés de cette nature. Ce mois, d'ailleurs, n'offrit point de météores très-remarquables, ni de variations subites et d'une certaine étendue, soit dans la température, soit dans la pesanteur de l'air. Les brouillards régnèrent assez constamment avec des alternatives de pluie ou d'un temps nuageux; aussi a-t-on observé dans les maladies peu de changemens qu'on puisse rapporter avec une certaine confiance à l'état de l'atmosphère. La goutte asthénique fut marquée par une rétrocession vers la poitrine, les 1 et 2 frimaire: mais un pareil symptôme n'est-il point un caractère essentiel de la maladie? Je n'ai pu rien démêler de particulier et de relatif à l'influence des saisons, dans la marche de la fièvre rémittente gastrique. La femme attaquée de l'asthme spasmodique, éprouva une oppression très-vive et un sentiment très-incommode de constriction dans la poitrine, les 9 et 10 frimaire, c'est-à-dire à des époques d'un brouillard très-épais; mais l'un est-il l'effet de l'autre? On a remarqué, par rapport à la phthisie muqueuse, des nuits plus ou moins agitées et accompagnées de souffrances, soit par un temps de brouillard, soit par un temps découvert et sans nuages. C'est par un beau temps et un brouillard léger (17 frimaire) que la femme attaquée d'un cancer à la matrice, eut un vomissement violent d'un sang noirâtre; c'est le même jour que l'épileptique eut encore un accès, mais les menstrues avoient précédé quelques jours auparavant, comme dans les autres mois. Rien de particulier ne s'est manifesté d'ailleurs dans la marche des fièvres muqueuses, soit intermittente, soit rémittente, soit continue. Cette table a donc peu contribué aux progrès de la météorologie appliquée à la médecine.

Mais faut-il se décourager, et par un procédé analogue ne peut-on point parvenir dans la suite des temps à des vérités nouvelles.

Ce n'est point ici le lieu de faire des remarques critiques sur la marche générale qu'on suit en médecine pour tracer le caractère d'une constitution médicale ou d'une épidémie régnante, et qui consiste à faire d'abord des remarques sur l'état de l'atmosphère, mois par mois, pendant l'année, en remontant même à l'année précédente; à décrire ensuite le caractère générique des maladies qui ont régné, et à attribuer leurs complications ou ce qu'elles ont de sinistre à l'influence des saisons. Je me borne à mettre en opposition avec cette méthode la marche analytique que j'ai suivie. J'ai cherché d'abord à fixer avec précision les caractères spécifiques des maladies, par des observations multipliées et faites à différentes époques, pour qu'on puisse bien démêler ce qui tient proprement à la nature de la maladie de ce qui dépend des dispositions individuelles. Je considère ensuite avec attention les maladies qui tiennent aux localités, et qui sont comme endémiques durant toutes les saisons de l'année, afin d'en faire abstraction en traçant la constitution médicale. Enfin au moyen d'une classification exacte, je détermine non seulement les diverses espèces de maladies et le nombre plus ou moins grand de ces espèces pour chaque mois du trimestre que j'ai à décrire, mais encore je puis comparer, pour rendre plus saillantes leurs différences, les divers trimestres entre eux, soit ceux de la même nature pris dans deux années différentes, comme le printemps avec le printemps, l'automne avec l'automne, soit encore ceux d'une nature différente, comme le printemps avec l'automne de la même année ou de deux années différentes. C'est la marche qui m'a paru la plus exacte et la plus propre à écarter toute hypothèse, toute opinion arbitraire, dans les considérations sur les influences atmosphériques.

Les avantages que donne un hospice tel que celui de la Salpêtrière pour déterminer la constitution médicale de diverses saisons, m'ont servi à exposer avec quelle sage réserve il faut se diriger dans cette partie de la médecine, pour éviter des opinions hasardées ; mais je suis loin de vouloir donner l'exclusion à des recherches de la même nature, étendues à une ville entière ou à une région quelconque, pourvu qu'on commence à s'occuper des localités et qu'on étudie avec soin les maladies qui peuvent dépendre de cette source. C'est en donnant un pareil essor à l'esprit d'observation qu'on peut chercher à saisir les rapports de l'homme avec la marche générale de la végétation, l'époque de la germination, de la floraison et de la maturité des fruits, les irrégularités de la récolte, l'apparition des insectes et les ravages qu'ils peuvent exercer, le départ ou le retour des oiseaux de passage, les maladies des animaux domestiques, tous les phénomènes, en un mot, de la nature vivante et organisée, considérée relativement à la santé de l'homme.

§ III. *Détermination des vrais principes de ce qu'on nomme médecine expectante ou agissante.*

Les médicamens inspirent en général tant de répugnance, leur usage inconsidéré est suivi de maux si graves, et les gens éclairés ont un penchant si naturel à tourner en dérision les formules compliquées, que rien ne parut plus piquant et plus propre à faire ressortir les ridicules de la médecine, que le titre imposant donné par Gédéon Harvée, en 1695, à un de ses ouvrages, *Ars curandi morbos expectatione*, l'art de guérir les maladies par l'expectation, surtout lorsque l'auteur annonce qu'il va dévoiler les vanités, les artifices et les impostures des médecins. Stahl, qui avoit porté des vues si profondes sur l'histoire des maladies, sentit toute la beauté et la fécondité du sujet, et il chercha par conséquent à écarter tout ce qu'il y avoit de violent et d'exagéré dans la critique. Il prit donc le ton le plus sage et le plus modéré, et il fit des notes très-judicieuses sur l'ouvrage de Gédéon Harvée. C'est à cet observateur habile qu'on doit d'avoir fixé le vrai sens de ce qu'on appelle médecine expectante et agissante, et d'avoir joint l'exemple au précepte. Wedelius, Hoffman,

Vater, Triller ont traité le même objet, quelques-uns sous des noms différens, et Voulonne surtout, en France, a écrit une dissertation jugée digne d'un prix académique. Il est difficile de ne point plaire et de manquer de succès, lorsque la matière est bien choisie, et surtout lorsqu'on sait donner à ses idées une sorte de tournure philosophique. Je ne chercherai point à interrompre le concert d'éloges qui ont été donnés à ce dernier auteur, et je m'abstiendrai ici de toute réflexion critique : mais je ferai remarquer que si on veut s'en tenir à la marche sévère des faits, il n'y a qu'une route à suivre, c'est de faire précéder un grand nombre d'histoires de maladies classifiées avec ordre, d'examiner celles qui procèdent avec plus ou moins de régularité vers une terminaison favorable, avec quelques légers secours qu'on leur donne, ou au moyen d'un régime sagement dirigé ; de considérer celles où la nature paroît entravée dans son cours par la lésion de quelque viscère ou de l'origine des nerfs, et qui se terminent plus ou moins promptement d'une manière funeste, si on les abandonne à elles-mêmes ; d'opposer enfin les unes aux autres, et de déterminer ainsi les limites réciproques de ce qu'on appelle *action* et *expectation* en médécine. Je n'ai point suivi d'autre plan dans cette matière difficile et compliquée.

Une espèce de maladie étant déterminée, et l'observation ayant fait connoître sa marche générale avec les variétés dont elle est susceptible, on connoît déja les principes du traitement avec les modifications qui peuvent être indiquées par ces variétés mêmes, relatives aux localités, à l'âge, au sexe, à la manière de vivre. Ainsi la fièvre angioténique ou inflammatoire exige dans son traitement des considérations particulières et différentes de celles de la fièvre gastrique ou de la fièvre adynamique; mais cette même fièvre angioténique, qui, parmi les hommes intempérans et robustes, peut devenir si grave par le danger de quelque phlegmasie locale, et rendre l'usage de la saignée plus ou moins fréquent, n'a presque besoin que d'être livrée à elle-même (15, 16, 21, 22), à l'aide d'une boisson délayante et acidulée. Dans un hospice d'infirmes tel que celui de la Salpêtrière, où la manière de vivre est si uniforme et si exempte des écarts extrêmes du régime, il est rare (17) que j'aie recours à la saignée; cette fièvre produit quelquefois parmi les femmes une hémorragie utérine, à une époque même où le flux menstruel ne doit point avoir lieu (22), ou bien sa complication avec un embarras gastrique fait recourir à une boisson émétisée, et la maladie principale marche d'ailleurs avec la régularité et l'énergie vitale qui lui sont propres. Elle finit le plus souvent du septième au huitième jour (16, 23), et quelquefois au quatrième (22); et, dans ce dernier cas, elle porte le nom de fièvre éphémère.

Il est peut-être difficile de citer l'exemple d'un préjugé plus funeste à l'espèce humaine, que celui qui est encore en vigueur dans des contrées entières où l'esprit d'observation n'a pu pénétrer. Ce préjugé consiste à faire usage des purgatifs, alternativement de deux jours l'un, dans le cours des fièvres gastriques, en se prêtant à des considérations grossières et triviales sur leur caractère, c'est-à-dire en les faisant consister dans une sorte d'amas d'ordures et de matières stercorales dans tout le conduit intestinal, dont il ne s'agit que de le débarrasser. Je défère au tribunal de la raison et de l'expérience cette erreur funeste, qui rend quelquefois mortelles des maladies simples et d'une marche régulière, ou bien qui produit des convalescences interminables ou même des maladies chroniques les plus rebelles. Depuis dix ans j'ai eu à traiter ces maladies par milliers dans les hospices, où elles sont comme endémiques; je les ai observées sous toutes leurs formes, tantôt simples et bornées à un état d'irritation dans tout le conduit alimentaire, tantôt compliquées avec des retours fréquens d'embarras gastriques ou de surcharge des intestins. C'est sous ces derniers points de vue que j'ai été obligé de répéter une ou deux fois une boisson émétisée, et que, pour tout le reste, j'ai suivi la tendance de la nature en prescrivant seulement une boisson acidulée, à laquelle je me bornois dans le premier cas. Les purgatifs n'ont jamais été employés qu'après la terminaison de la fièvre. Je me suis renfermé dans cet ouvrage à quelques exemples (23, 24, 25, 26, 27, 28). Le résultat de ces observations est que cette fièvre, par ce moyen simple, se termine vers la fin du premier ou du second septenaire, ou que si elle s'étend vers la fin du troisième (27), c'est parce qu'elle a été marquée par une diarrhée symptomatique qui en a prolongé le cours; ce qui donne naturellement lieu à une nouvelle induction contre la méthode évacuante. La médecine d'expectation est donc proprement celle qui convient dans le traitement de la fièvre meningo-gastrique.

On a assez écrit sur les fièvres intermittentes, en considérant le quinquina comme leur spécifique; il est temps de prendre une autre voie, et de rechercher si on peut le plus souvent s'en passer. Il y avoit sans doute des fièvres intermittentes antérieurement à la découverte de l'écorce du Pérou, et sans doute aussi qu'on n'étoit point indifférent sur la manière de les guérir. La camomille a été employée sous ce point de vue, même dès la plus haute antiquité (*Aetius, lib.* 1°.); mais c'étoit seulement à l'extérieur et sous forme de friction. On connoît très-peu les moyens mis en pratique par Hippocrate contre les fièvres intermittentes, ou plutôt il paroît probable qu'il se bornoit à la diététique; que dans la fièvre tierce on attendoit le quatrième accès; qu'alors on donnoit quelque évacuant s'il étoit nécessaire, sinon on faisoit prendre la racine de quintefeuille (*potentilla reptans*). Si la maladie ne cédoit point, on provoquoit la sueur en donnant un mélange d'une décoction mucilagineuse avec partie égale de vin blanc. Mes recherches sur le traitement de la fièvre tierce ont été dirigées autrement. J'ai voulu d'abord voir si cette fièvre, abandonnée en partie à elle-même, ou du moins traitée d'abord par un émétique et ensuite par l'usage de quelque amer en infusion, ou du vin d'absinthe, affectoit un certain nombre d'accès. Je tins d'abord un compte exact du nombre de ces fièvres guéries pendant un semestre de l'an 6, c'est-à-dire depuis le premier germinal jusqu'à la fin de fructidor de la même année; et voici la table que j'en ai dressée, en rapportant le nombre des accès de ces mêmes fièvres dans une ligne horizontale.

Nombre de fièvres tierces.		*Nombre des accès.*
1.	guérie en	3 accès.
10.	en	4
3.	en	5
1.	en	6
2.	en	7
6.	en	8
3.	en	9
3.	en	10
7.	en	11
3.	en	12
3.	en	13

Nombre de fièvres tierces.	*Nombre des accès.*
1.	en 14
3.	en 15
3.	en 16
2.	en 17
2.	en 18
1.	en 22
1.	en 24
1.	en 29
1.	en 30
2.	en 31
1.	en 32

Nombre total 60.

Il résulte de la table précédente, que sur soixante fièvres tierces, trente-six ont été guéries au onzième accès ou avant, c'est-à-dire au troisième, quatrième, cinquième, etc.; que parmi les autres trente et une restantes quelques-unes ont cessé au douzième, treizième, quatorzième, etc.; que les plus opiniâtres, et seulement au nombre de quatre, se sont prolongées jusqu'à trente et un, trente-deux accès. Je dois ajouter que sur ce nombre total de soixante fièvres tierces, huit seulement ont fait éprouver une rechute de deux, de trois, et quelquefois de quatre accès; mais dans ce nouveau retour elles ont cédé aux mêmes remèdes, c'est-à-dire à la simple boisson d'une infusion de fleurs de camomille ou de germandrée, ou bien à quelques prises de vin d'absinthe. Une autre remarque importante, c'est qu'en ne brusquant point la suppression de ces fièvres par de fortes doses de quinquina, et en les laissant s'éteindre par degrés, ou plutôt en se bornant d'abord à l'usage de quelque boisson émétisée et puis à celui des substances amères dans une infusion aqueuse ou vineuse, il n'arrive jamais ni des obstructions de la rate, ni un état équivoque de santé, ou plutôt une nouvelle forme de la maladie, ni enfin l'ictère ou quelqu'une des hydropisies qui sont si souvent la suite des terminaisons trop précoces des fièvres tierces.

J'ai cherché ensuite à m'assurer si la durée plus ou moins grande des accès de la fièvre tierce avoit quelque rapport avec l'âge plus ou moins avancé des personnes qui en étoient attaquées; et c'est dans cette vue que j'ai dressé la table suivante, composée de trois colonnes différentes : dans la première sont disposés en ligne verticale l'indication et le nombre de ces fièvres; dans la deuxième, l'âge de la personne; dans la troisième, le nombre respectif des accès. C'est le résultat des observations faites sur cet objet durant le trimestre d'automne de l'an 6.

Nombre de personnes attaquées de la fièvre tierce.	*Ages respectifs.*	*Nombre des accès.*
1	4 ans	2 accès.
1	5	4
1	7	5
1	7	10

Nombre de personnes attaquées de la fièvre tierce.	*Ages respectifs.*	*Nombre des accès.*
1	7	14
1	9	4
1	33	2
1	34	24
1	41	4
1	46	4
1	47	7
1	65	24
1	66	9
1	69	11
1	70	14
1	72	20
1 double tierce.	58	15

Il résulte de cette table, que le nombre des accès ne suit nullement les rapports du progrès de l'âge, et que les fièvres tierces peuvent être plus ou moins rebelles, indépendamment de la jeunesse ou de la vieillesse, quoique en général cependant, dans l'âge tendre, les fièvres tierces cèdent toujours beaucoup plus facilement, et qu'on n'a guère besoin alors que de la médecine pure d'expectation, secondée par quelque boisson délayante : mais on n'y trouve pas moins une proportion très-approchante de ce que donne la table pénultième, c'est-à-dire que plus de la moitié du nombre total des fièvres a été terminée au neuvième accès, et plusieurs fois même avant ce terme. Je puis encore m'autoriser d'une table que je supprime ici pour ne point trop multiplier cette sorte d'exemples, et qui donne un résultat très-approchant pour le trimestre de vendémiaire de l'an 7, puisque sur vingt-deux fièvres tierces ou doubles tierces qui ont eu lieu durant ce trimestre, onze se sont terminées au dixième accès ou bien avant, c'est-à-dire au troisième, quatrième, cinquième, septième, huitième. Des relevés postérieurs n'ont nullement démenti ces rapports entre les fièvres tierces, qui cèdent avec facilité, ou celles qui sont plus ou moins rebelles; ce qui fait voir combien les guérisons trop précipitées produites par le quinquina, sont peu concluantes. Je crois que la doctrine des fièvres tierces, et en général celle des fièvres intermittentes, laisse encore plusieurs lacunes à remplir; et ce sont là des recherches que je poursuivrai encore plusieurs années avant de prendre une décision bien prononcée.

Il est très-facile de prendre un parti décisif en médecine, quand on veut embrasser telle ou telle opinion qui ne porte nullement sur des faits bien observés, et qui consiste dans un essor plus ou moins libre qu'on donne à son imagination. Tel est le jugement qu'on a porté en général sur la fièvre rémittente gastrique, qu'on fait consister dans le concours d'une fièvre intermittente avec une fièvre continue, en sorte que, suivant ces vues, il ne s'agit que de combattre la première par le quinquina, et de traiter ensuite l'autre avec méthode.

Mais des faits bien observés peuvent-ils autoriser cette considération, ou plutôt ne déposent-ils point ouvertement contre elle ? (Nosograph. Philosoph., tom. 1, pag. 49.) Tous les détails historiques de sa marche ne manifestent-ils point une maladie qui a ses caractères génériques simples, ses symptômes propres et ses principes de traitement entièrement indépendans de toute idée du concours des autres fièvres (1)? Je renvoie à la dissertation que je viens de citer, et dans laquelle on trouve six exemples de cette fièvre, tous recueillis à l'hospice de la Salpêtrière, et suivis d'une terminaison favorable, à l'aide de l'usage successif de boissons délayantes ou légèrement émétisées; mais je rapporte ici à dessein deux exemples (38, 41) d'une terminaison funeste, pour faire voir que quelquefois, dans cette maladie, un viscère abdominal peut être affecté d'une sorte de phlegmasie qui peut devenir mortelle. J'ai vu rarement cette fièvre se terminer vers la fin du deuxième septenaire, comme dans les exemples (33, 34); elle se prolonge le plus souvent jusqu'au sixième septe-

(1) Cette question a été discutée par un de mes Élèves, dans un acte public, aux Écoles de Médecine. L'objet de cette dissertation est d'examiner *si on doit considérer la fièvre meningo-gastrique rémittente comme composée d'une fièvre intermittente et d'une fièvre continue, ou bien comme une fièvre* sui generis, etc. Par J.-B.-Ch. DESAINS.

naire ou quelques jours après ; ce qui indique la nécessité de rendre la boisson plus nourrissante à mesure qu'on approche du terme, de donner même alors une infusion vineuse amère. J'ai été étonné quelquefois de l'extrême disposition qu'ont les embarras gastriques de se renouveler dans le cours de cette fièvre, et de la nécessité de revenir à plusieurs reprises à des boissons émétisées. La nature donc, dans cette maladie comme dans les autres fièvres gastriques, jouit de toute son énergie vitale, à moins qu'on ne soit trop débilité par le progrès de l'âge ; et elle n'a besoin que d'être légèrement secondée dans ses efforts salutaires. Le régime devient surtout un point très-capital et très-difficile à diriger à cause de la longue durée de la maladie, et souvent de l'impatience des malades.

La fièvre muqueuse avec des symptômes modérés et une marche plus calme et plus lente que les précédentes, ne laisse pas moins voir une suite d'efforts dirigés vers un but salutaire et une terminaison favorable. Des paroxismes peu violens mais réguliers, des alternatives de somnolence et d'une excitation vive, des variations dans l'urine sans aucun mauvais présage ; quelquefois des hémorragies nasales ou utérines, des excrétions abondantes et comme critiques de mucosités par la bouche (43, 48), un libre développement enfin des forces de la vie pour ramener par degré l'état de santé, soit par des urines sédimenteuses, des sueurs ou des déjections copieuses, soit enfin par le rétablissement gradué et insensible de toutes les secrétions; c'est assez indiquer qu'on ne doit point troubler un ordre aussi régulier par une administration inconsidérée des médicamens; qu'il faut, dans la première période, se borner à des boissons mucilagineuses ou légèrement acidulées et nitrées, passer ensuite à l'usage alternatif de quelque laxatif et de boissons toniques, comme des tisanes légèrement animées avec une eau alcoolisée, une boisson vineuse, en même temps qu'on cherche à soutenir les forces par un bouillon restaurant et des décoctions végétales plus abondantes en mucilage, pour que la maladie, qui est de longue durée, puisse parcourir ses périodes; user enfin, vers le dernier temps, d'un vin amer et de nourritures légères. Ce n'est point alors commander à la nature et chercher à la maîtriser, c'est marcher dans la même direction qu'elle en la secondant dans ses efforts salutaires, en la soutenant dans son cours lent et de longue durée, et en lui donnant un nouveau degré d'énergie pour amener une solution heureuse et complète de la maladie.

Rien ne donne plus d'attrait pour l'étude et l'exercice de la médecine, rien ne fait mieux voir que sa marche est la même que celle des autres parties de l'histoire naturelle, rien n'est d'ailleurs plus propre à mettre de l'enchaînement dans les idées, que le rapprochement des maladies par ordre de leurs affinités. Que d'inductions naissent d'ailleurs de cette source pour les principes du traitement! Que de vacillations on s'épargne par cette méthode! Que d'essais hasardés on évite! Ces réflexions s'appliquent naturellement à la fièvre quotidienne comparée avec la fièvre muqueuse : analogie la plus marquée entre les prédispositions individuelles, la nature des causes excitantes, l'ensemble et la marche progressive des symptômes de ces deux maladies. Elles sont très-rares les unes et les autres, puisque, d'après mes journaux d'observation, à peine remarque-t-on deux ou trois vraies quotidiennes dans chaque trimestre. Elles sont aussi en général plus rebelles que les autres fièvres intermittentes, puisque quelques-unes ont duré jusqu'à trente-six, trente-sept et même quarante jours. On doit même faire attention que sous leur forme la plus simple il y a deux choses très-distinctes dans ces fièvres, le caractère propre des accès, et l'état particulier de langueur et de débilité de celui qui en est frappé. Se hâter donc de supprimer brusquement ces accès par de fortes doses de quinquina, sans chercher à ramener les forces et la vigueur par le régime et la manière de vivre, c'est le plus souvent mettre le trouble dans toutes les fonctions de l'économie animale, et provoquer des maladies chroniques les plus invétérées. C'est donc par les règles de la diététique, et par l'usage des fébrifuges légers et long-temps continués, qu'on peut parvenir à une guérison stable et solide de la vraie quotidienne.

Les réflexions que je viens de faire peuvent être facilement étendues à la fièvre quarte, qu'une foule d'affinités font rentrer naturellement dans l'ordre des fièvres muqueuses (1), et qui exige les mêmes vues de sagesse. Je me borne, pour exemple, à une de ces fièvres devenue mortelle par des circonstances particulières (52, 53). J'aurois pu rapporter trois autres exemples de ces fièvres, devenues funestes pour n'avoir point déféré à mes avis. Les femmes qui en étoient attaquées avoient cédé à leur impatience naturelle par la longueur du traitement. Après s'être retirées de l'infirmerie, elles mirent leur confiance dans des recettes empyriques qu'on leur avoit fait connoître : la suppression des accès de fièvre quarte eût lieu; mais il succéda, dans les trois cas, des fièvres ataxiques les plus violentes, avec éruption des parotides, dont l'issue fut promptement funeste, malgré tous les secours actifs que je mis en usage. Je puis opposer à ces événemens malheureux l'exemple d'une personne éclairée qui, attaquée d'une fièvre quarte, a pris le parti d'une expectation bien entendue, en continuant long-temps l'usage des infusions aqueuses ou vineuses

(1) Nosograph. philos., tom. 1, pag. 67. *Voyez* aussi une Dissertation d'un de mes Élèves, le cit. BENARD, sur la fièvre quarte.

amères, et en y joignant un exercice régulier. La couleur bouffie et la pâleur du visage ont disparu peu à peu; l'appétit s'est rétabli par degrés; les accès, très-violens durant l'hiver dernier, ont diminué d'intensité pendant le printemps, et n'ont entièrement cessé que durant le cours de l'été; encore même il est survenu à cette époque un érysipèle à la face qui s'est terminé du neuvième au dixième jour, et ce n'est que depuis cette époque que la vigueur et les forces se sont pleinement rétablies. Je suis d'ailleurs loin de croire que les principes du traitement de la fièvre quarte soient bien déterminés; il faut commencer, avant tout, par fixer avec précision ses diverses espèces d'après des observations très multipliées, et c'est dans cette vue que je dirige maintenant mes recherches. Je n'ai pas les mêmes regrets à former sur la fièvre rémittente muqueuse, qui s'est souvent manifestée dans l'infirmerie, et que plusieurs exemples que j'en rapporte (53, 54, 55, 56, 57, 58) font assez connoître.

Les exemples divers que j'ai donnés des trois premiers ordres des fièvres distribuées suivant la classification adoptée dans ma Nosographie, et les remarques que je viens de faire sur les principes du traitement, indiquent assez qu'elles sont du ressort de la médecine expectante, ce mot étant pris dans un sens étendu pour désigner en général une suite méthodique de moyens à prendre, ou de remèdes à employer, pour écarter certaines entraves qui s'opposent au libre développement des ressources de la nature, pour la seconder dans ses efforts salutaires, ou calmer certains symptômes trop intenses. La fièvre adynamique, dont j'ai cherché à faire connoître avec précision le caractère et les variétés (59, 60, 61, 62, 63, 64), est d'une autre nature bien différente; tous les symptômes distinctifs de cette fièvre indiquent une lésion manifeste de l'énergie vitale, et surtout de l'irritabilité ou contractilité musculaire. Dans la plus haute période de cette maladie, la prostration des forces est extrême, les déjections involontaires, le pouls est foible et sans ressort, les traits de la face décomposés, les idées sans cohérence, et les fonctions de l'entendement dans la confusion et le désordre. Tout fait connoître qu'il faut venir au secours de la nature défaillante, la relever par l'action des stimulans et des toniques, exciter l'énergie du système nerveux, pour que la maladie puisse parcourir ses périodes; employer en un mot, suivant l'intensité plus ou moins grande des symptômes, tous les moyens que peut suggérer la médecine agissante, comme boissons vineuses, potions fortifiantes, application des vésicatoires ou des ventouses, etc.; mais comme les intestins sont dans un état d'irritation dans les premières périodes, et que les matières dégénérées qu'ils contiennent ont besoin d'être corrigées, les boissons acidulées doivent plus ou moins dominer, ou même être employées alternativement avec les toniques, durant tout le cours de la maladie : l'état même d'inertie et de stupeur du conduit intestinal, demande par intervalles l'usage d'une boisson émétisée, pour solliciter, lentement et sans effort, l'évacuation des sucs dégénérés qu'il contient; mais cet usage doit être dirigé avec prudence et avec réserve, pour atteindre le but proposé, sans ajouter encore un nouveau surcroit aux autres causes débilitantes.

Je n'ai jamais eu le projet insensé de mettre au jour un ouvrage parfait et à l'abri de la critique, en publiant ma Nosographie, et je me suis fort peu inquiété des réflexions rarement justes et souvent très-caustiques d'un jeune mélancolique qui me cita dans le temps (1) devant son tribunal suprême, cédant en partie à sa noire misanthropie et à une impulsion étrangère ; mais je dois relever ici un reproche qu'il m'a fait de n'avoir point renfermé dans le même ordre les fièvres adynamiques et les fièvres ataxiques. Outre que cette distinction a toujours été admise par les hommes les plus réfléchis et les plus éclairés (*Pyretologie* de Selle), je me borne, pour toute réponse, à rapporter des exemples multipliés que j'ai recueillis moi-même, pour qu'on puisse juger de leurs différences respectives par voie de comparaison, et voir combien leur

(1) *Analyse critique et impartiale de la Nosographie Philosophique, etc.;* par L. Castel. Paris, an VII.

développement, leurs symptômes caractéristiques, leur terminaison et l'autopsie cadavérique portent naturellement à en faire deux ordres très-distincts. Je ferai remarquer aussi que les fièvres ataxiques sont très-rares, puisque les infirmeries de la Salpêtrière en offrent à peine un ou deux exemples chaque mois, tandis que les fièvres adynamiques sont très-fréquentes et semblent tenir aux localités. J'ose même avancer que cette distinction est une de celles qui manifestent le plus les avantages de la méthode analytique et la nécessité d'éviter en médecine, comme dans toutes les sciences, des termes insignifians et vagues, ressource ordinaire des esprits inexacts et dépourvus d'un savoir solide. Je donne ici des exemples de la fièvre ataxique simple (78, 79, 80, 81, 82), puis de la même fièvre compliquée avec des symptômes inflammatoires (83, 84). Il importoit aussi de faire connoître, par des exemples, les complications de la fièvre ataxique avec la fièvre gastrique (102) par une application immédiate de l'analyse à la distinction de ses symptômes (103), ainsi qu'avec la fièvre adynamique; ce qui constitue la maladie vulgairement connue sous le nom de *fièvre des prisons* ou *des hôpitaux*. Je me suis abstenu, dans ce dernier cas, de rapporter une triple série de symptômes, pour ne point multiplier jusqu'à satiété ces exemples; et je livre encore cette petite tâche à remplir à mes élèves ou à ceux de mes lecteurs qui desireront de s'exercer sur ce nouvel objet de recherches. Les symptômes de la fièvre ataxique sont si graves, ils portent tellement le caractère du désordre, de la confusion et d'une atteinte profonde dirigée sur l'origine des nerfs; l'autopsie cadavérique la plus répétée indique si souvent un épanchement lymphatique dans les sinus latéraux du cerveau, à la base du crâne ou entre les méninges, qu'on doit convenir que la médecine active et très-active qu'on doit employer, n'offre qu'impuissance et secours indirects contre cette maladie; que les stimulans combinés avec les toniques ou les anti-spasmodiques, les applications des vésicatoires, des synapismes, des ventouses, le quinquina en substance ou en infusion, les bols ou juleps camphrés, l'ammoniac à l'intérieur ou à l'extérieur, les potions fortifiantes, produisent sans doute une excitation passagère, mais ne parviennent que très-rarement à imprimer une marche régulière au cours des symptômes, à produire des efforts salutaires et critiques, et par conséquent une terminaison favorable. Je ferai les mêmes remarques sur ce que j'appelle fièvre cérébrale, dont je rapporte plusieurs exemples (85, 86, 87, 88, 89....), en attendant que des recherches ultérieures aient décidé complètement si on doit la regarder comme une espèce particulière ou une variété de la fièvre ataxique.

La fièvre lente nerveuse se rapproche par tant de points de contact et par des apparences si trompeuses avec la fièvre muqueuse, quelquefois avec la fièvre hectique ou la fièvre ataxique, dont les symptômes sont modérés; il a été si facile jusqu'ici de la confondre avec quelqu'une de ces fièvres, qu'on doit être peu surpris de l'extrême disette où nous sommes sur ce point, de faits précis et concluans. C'est donc bien moins pour résoudre la question que pour réveiller l'attention des vrais observateurs sur cette maladie, que j'en rapporte deux exemples rangés provisoirement sous le titre d'une espèce particulière de fièvre ataxique (108, 109). Le nombre des exemples de cette fièvre a été porté encore plus loin dans une dissertation particulière d'un de mes Élèves sur cette maladie (1), et il a cherché à établir ses différences avec celles qui s'en rapprochent par le plus d'affinités; mais il a soin de noter aussi les symptômes qui lui sont communs, par exemple, avec la fièvre muqueuse, tels que les horripilations vagues, l'inertie générale, la lenteur dans les réponses, la propension au sommeil, l'état de stupeur, la somnolence, le pouls lent, presque naturel, et seulement fréquent dans les exacerbations. Quel que parti d'ailleurs qu'on prenne sur la fièvre lente nerveuse, regardée comme espèce particulière ou variété de la fièvre ataxique, les moyens de traitement doi-

---

(1) *Dissertation sur la fièvre lente nerveuse;* par P. Scudery. Paris, an X.

vent se rapporter à ceux de l'article précédent, c'est-à-dire à une médecine active.

Les fièvres intermittentes, pernicieuses ou ataxiques, en se dirigeant dans cette dernière dénomination d'après leurs affinités avec les fièvres de cet ordre, ont été si bien caractérisées, l'observation a appris avec un tel succès à les décrire et à les traiter, qu'il seroit superflu d'en accumuler ici des exemples. Je n'en rapporte que trois cas (112, 113, 114,) et l'un d'eux même a été funeste par des circonstances particulières. La connoissance des localités et de l'intensité de leurs symptômes, bien moindre que dans les lieux marécageux où elles sont comme endémiques, m'a fait abstenir de donner de fortes doses de quinquina, et je n'ai point été au-delà de deux gros, en secondant cependant l'activité de ce médicament soit par un mélange de dix à douze grains de canelle en poudre, soit par la boisson de quelques verres de vin le plus généreux qu'il a été possible de se procurer; souvent même j'ai eu en vue de ne point supprimer brusquement cette fièvre, et de ne faire administrer les fébrifuges que pour lui faire changer de caractère et la convertir en une fièvre intermittente bénigne; c'est ce que j'obtenois par des bols composés de plantes indigènes, par exemple, de sommités de centaurée (*centaurium minus*) et de fleurs de camomille (*chamomelum*) réduites en poudre, mêlées avec le nitrate de potasse, et incorporées avec le miel. Lorsque cette fièvre est très-intense, quelle que soit d'ailleurs sa forme relativement au symptôme dominant qui la caractérise, l'expérience la plus décisive a prononcé en faveur du quinquina, dont il ne s'agit que de faire un bon choix. C'est sur cet objet important que le cit. Alibert a dirigé surtout ses recherches dans la deuxième édition de son ouvrage sur les fièvres intermittentes pernicieuses; il en décrit quatre nouvelles espèces officinales sous le nom de quinquina orangé, quinquina rouge, quinquina jaune et quinquina blanc (1). Il y joint des dessins exacts de chacune de ces espèces, d'après les recherches de MM. Vahl, Ruiz et Pavon, avec des notices sur leurs caractères botaniques et leurs propriétés chimiques.

Les phlegmasies, soit celles des membranes muqueuses ou séreuses, soit celles du parenchyme des viscères, des muscles ou de la peau, ont toutes leur marche, leurs symptômes simultanés ou successifs, et leurs terminaisons propres, qui sont l'ouvrage de la nature ou plutôt une suite des lois générales de l'économie animale, qui tendent le plus souvent à la conservation de l'individu par des efforts combinés et salutaires; mais ces heureux résultats ne peuvent avoir lieu qu'autant que nulle infirmité, nul obs-

---

(1) *Dissertation sur les fièvres pernicieuses* ou *ataxiques intermittentes;* par J. L. ALIBERT, Médecin adjoint de l'Hospice du Nord, etc. Paris, an X.

tacle ne s'opposent au libre développement des forces de la vie, et qu'il ne survient point de complication avec aucune des fièvres primitives ou essentielles dont je viens d'exposer les principes de traitement. Si le malade est d'une constitution détériorée par des écarts extrêmes du régime ou des maladies antérieures, si la phlegmasie se complique avec une fièvre essentielle d'un caractère grave, la force médicatrice est incertaine, vacillante ou entravée dans son cours, et la partie frappée d'un état inflammatoire ne peut être ramenée à la santé qu'à travers des dangers plus ou moins grands. Les principes du traitement de ces affections locales doivent donc être dirigés sous un double point de vue, l'un relatif à la marche et à la terminaison de la phlegmasie; l'autre relatif à des considérations particulières sur l'état général de l'habitude du corps, indépendamment de toute inflammation locale. Quelquefois l'un coïncide avec l'autre ou en diffère peu, comme dans le *catarrhe gastrique*, et alors on laisse marcher les symptômes dans une direction favorable par les principes de la médecine expectante, toujours prise dans le sens étendu que je lui ai déjà attribué; d'autres fois ces vues se contrarient, comme par exemple dans la péripneumonie adynamique, et alors rien n'est plus difficile que de diriger le traitement par les diverses nuances et les combinaisons qu'il faut donner à la médecine expectante et agissante.

Au nom seul d'une affection catarrhale du poumon, on se représente une irritation dirigée sur la membrane muqueuse de la trachée-artère et des bronches, et qui a ses périodes de chaleur vive, de toux, sans presqu'aucune excrétion, puis avec une excrétion séreuse et écumeuse, et enfin avec une mucosité opaque et douce, ce qui termine la maladie. Que prétend-on donc faire en dirigeant le traitement? est-ce de supprimer la maladie dans le milieu de son cours; et les maux sans nombre qui peuvent résulter d'une blennorrhagie supprimée par des purgatifs, font assez connoître par analogie tout ce qu'on auroit à craindre d'une semblable imprudence. Auroit-on pour but de hâter la terminaison du catarrhe pulmonaire? ce projet n'est guères mieux fondé, puisque la nature marche avec mesure vers le terme qu'elle doit atteindre, et que tous les moyens de l'art ne peuvent guères influer sur ses lois générales. On ne peut donc se proposer que de calmer l'intensité des symptômes fébriles, et de laisser la maladie parcourir ses périodes; c'est ce qu'on obtient à l'aide des boissons mucilagineuses et sucrées; ce qui rentre dans le domaine de la médecine expectante. Il en est de même des vapeurs aromatiques qu'on fait respirer vers la troisième période de la maladie, lorsque la maladie marche lentement vers son déclin; mais si le catarrhe est produit par la répercussion de quelque affection cutanée, la méthode d'expectation ne peut suffire (119), et il faut agir directement sur la peau par les bains, les épispastiques ou même par un exsutoire. Le catarrhe est-il compliqué avec une fièvre gastrique (120, 121, 122, 123), ce qu'on peut connoître en disposant les symptômes dans une triple série (120), on émétise par intervalles la boisson pectorale pour agir sur les voies alimentaires et faciliter même par de légères secousses le jeu des poumons. La méthode agissante reprend encore bien plus ses droits dans le catarrhe adynamique (124, 125), pour prévenir la chute des forces soit par des toniques, soit par des épispastiques, et quelquefois même toutes ces ressources échouent lorsque les caractères adynamiques parviennent à dominer (125) et sont portés à une intensité extrême. Le catarrhe gastro-adynamique fait voir par l'analyse (127) une série quadruple de symptômes, et ce n'est que relativement à ceux qui sont purement adynamiques, qu'on doit avoir recours, pour le traitement, aux stimulans (128) et aux toniques.

A quoi bon nous parler encore de pleurésie et nous en rappeler des exemples (130, 131), diront sans doute plusieurs de mes graves censeurs qui, suivant la remarque du célèbre Hecquet, voient sans cesse des malades sans voir des maladies? Pourquoi, diront-ils, revenir à des répétitions superflues de ce qui est connu de tout le monde? J'engage ces austères improbateurs à ne point perdre de vue qu'il y a une autre chose bien moins commune en médecine; c'est le soin de fixer avec précision la valeur des termes, et d'attacher aux dénominations une signification qui cesse de varier; c'est là le but éternel de l'ouvrage que je publie, et j'y reviens par rapport à la pleurésie si souvent confondue avec la péripneumonie. Pour procéder avec ordre, je cherche d'abord à donner une idée exacte de la pleurésie simple (130, 131), et c'est dans cette maladie, comme dans toutes les autres, qu'abandonnant la médecine symptomatique, je ne fais attention qu'à la marche progressive et à l'ensemble des symptômes; lorsque ces derniers sont modérés, j'ai recours en général à la médecine expectante pour obtenir une solution graduée et favorable de la maladie; mais je donne en même temps (130) un exemple des modifications faites aux principes généraux du traitement par des considérations particulières. C'est ainsi que j'ai fait pratiquer une saignée du pied dans la vue de favoriser le retour du flux menstruel, ce qui a été suivi du succès. J'ai joint aussi des exemples de la pleurésie gastrique (133, 134), qui rentre aussi dans le domaine de la médecine expectante, puisque les deux maladies peuvent marcher de front sans presque se contrarier : mais la pleurésie adynamique a un caractère bien différent, puisque les deux maladies manifestent une opposition marquée, que le cours de l'affection inflammatoire est en opposition avec le caractère adynamique, et que les épispastiques appliqués sur le côté douloureux, ne sont que d'une très-foible ressource et sont bien loin de prévenir une terminaison funeste lorsque les symptômes sont très-intenses. Hommage soit rendu à la médecine agissante dans des cas semblables ; mais avouons aussi avec candeur sa fréquente impuissance.

L'estomac est doué d'une sensibilité si vive, il exerce une telle influence sur toutes les fonctions de l'économie animale, qu'on doit être peu étonné des symptômes graves de son état inflammatoire et de sa marche la plus ordinaire vers une terminaison funeste. Quelle circonstance plus propre à faire usage des moyens les plus efficaces pour s'opposer aux progrès du mal et mettre en action tout ce que la médecine a de plus énergique? Lorsque la maladie n'est qu'à son début et qu'elle est produite par une métastase de la goutte (136), on peut en arrêter le cours par l'usage intérieur des anti-spasmodiques et l'application des épispastiques à l'extérieur. Mais quel effet peut-on attendre de ces secours, lorsqu'on les retarde jusqu'au deuxième, troisième ou quatrième jour? Une forte compression exercée sur la région épigastrique peut aussi produire les effets les plus délétères (137). C'est à la suite de ces exemples de gastrite que j'ai cru devoir placer une série nombreuse de faits propres à éclaircir une matière encore très-obscure, malgré les recherches de Morgagni et de ceux qui ont marché sur ses traces; ce sont divers exemples du squirre de l'estomac considéré dans ses diverses périodes et les variétés du siége qu'il affecte

(138, 139, 140.... 156). Nulle part on n'a autant occasion de les observer que dans un hospice d'infirmes, où les malades sont sous les yeux du médecin plusieurs mois ou même plusieurs années, et où par conséquent il peut apprendre à reconnoître leurs divers degrés à des caractères extérieurs. La maladie étoit déjà très-avancée dans les histoires que j'en rapporte, et je n'ai eu le plus souvent d'autre avantage que de m'éclairer et de confirmer ou de rectifier mes conjectures par l'autopsie cadavérique. J'avoue que rien n'est plus propre à inspirer un retour humiliant sur soi-même et des sentimens d'une profonde mélancolie, que le spectacle d'une sorte de maladie qui mène lentement, mais infailliblement le malade au tombeau, et à laquelle on ne peut opposer que les secours les plus incertains et les plus précaires.

La multiplicité des maladies qui peuvent affecter le conduit intestinal, la variété de leur siége, la fréquence de leur complication avec des affections du mésentère ou de quelqu'un des viscères de l'abdomen, les muscles extérieurs et le tissu cellulaire adipeux, qui circonscrivent cette cavité et mettent tant d'obstacles à l'exploration des symptômes, ne peuvent que rendre très-difficile la connoissance des affections organiques des intestins, ou même le degré d'intensité de leur état inflammatoire, soit aigu, soit chronique. J'ai cru devoir d'abord rapporter plusieurs exemples d'entérite aiguë, pour bien faire ressortir leurs variétés suivant la nature des causes excitantes, la régularité ou les écarts de la marche de la maladie. Dans les exemples (157, 158) on a pu reconnoître au cours régulier et gradué des symptômes, que tout s'acheminoit vers une terminaison favorable, et qu'il falloit se borner dans des cas semblables, à l'usage des boissons acidulées et mucilagineuses, à des fomentations émollientes, ou quelquefois avoir recours au bain tiède, et même, dans le cas d'une violence extrême des douleurs, à de légers calmans, c'est-à-dire, suivre la direction de la nature et la seconder par une sage expectation. Dans l'exemple (159) marqué par une rétrocession de la goutte sur l'estomac, et l'usage inconsidéré d'une liqueur alcoolisée, on voit cependant que par une conduite mesurée et des moyens doux on est également parvenu à une heureuse solution de la maladie; mais dans les cas suivans (161, 162, 163, 164), des complications, soit avec la fièvre adynamique, soit avec d'autres affections des viscères, ont amené une terminaison funeste, et on a pu s'assurer par l'autopsie cadavérique comparée avec la gravité des symptômes, combien toutes les ressources de la médecine active étoient superflues. Il reste encore beaucoup de recherches à faire sur les suites de l'entérite soit aiguë, soit chronique, surtout sur la formation et le développement du squirre de ces parties, soit ulcéré, soit non ulcéré, et sur les symptômes qui sont propres à en caractériser les diverses périodes. Un point capital surtout consiste à distinguer les squirrosités qui semblent attaquer primitivement quelque portion de la membrane muqueuse des intestins, s'étendre ensuite aux autres membranes, par les progrès de la substance lardacée qui les accompagne, mais ne manifester l'ulcération qu'à l'intérieur des intestins, et n'être nullement suivies par les douleurs vives et intolérables qui distinguent toutes les autres sortes de squirres. Les obscurités et les incertitudes qui sont encore inséparables des affections dont je parle, m'engagent à inviter les vrais observateurs à faire de nouvelles recherches dans cette direction, et je me borne à en retracer deux exemples remarquables (166, 167), sous le titre d'observations pour servir à l'histoire des affections organiques des intestins. Avant de fixer les principes de traitement d'une maladie, il faut d'abord la connoître et apprendre à la distinguer par des caractères extérieurs, ou bien il faut se diriger sur des théories vagues et hypothétiques.

J'aime à voir dans les recueils d'observations les plus renommés, des faits nouveaux et insolites qui attestent la pénétration et les talens de ceux qui les ont recueillis, et qui nous font connoître des affections rares et propres à se reproduire à peine une fois dans un siècle. Mais l'utilité publique n'exige-t-elle pas, avant tout, qu'on ait les idées les plus nettes et les plus précises sur les maladies aiguës les plus graves qui s'offrent chaque jour dans l'exercice de la médecine, et sur lesquelles un défaut de principes, une négligence, un faux raisonnement, peuvent entraîner le danger le plus extrême? C'est précisément sur ces objets que je porte constamment mon attention dans cet ouvrage : dussent quelques esprits moroses et quelques savans célèbres débiter magistralement qu'ils ne voient rien que de commun et d'ordinaire dans les faits que je publie. La péripneumonie me donne encore lieu de renouveler ces réflexions. Combien n'importe-t-il point de pouvoir bien distinguer celle qui est accompagnée de symptômes modérés (169, 170), qui a une marche libre et franche vers une terminaison favorable, à l'aide seulement des boissons pectorales et sans recourir à cette *divine lancette*, qui, suivant quelques médecins, fait tant de prodiges. De quelle importance n'est-il point de signaler celles (171) qui doivent faire craindre une carnification par l'extrême violence de l'oppression et de la difficulté de respirer, et qui exigent les secours les plus prompts de la médecine active? Ne faut-il point aussi saisir dans ces mêmes cas les diverses complications (173, 174, 175) de la pleurésie avec la péripneumonie? Le danger est encore bien plus grand dans la pleuro-péripneumonie avec sidération, dont je rapporte deux exemples (177, 178), puisque le poumon est alors dans une sorte de décomposition et de sphacèle. L'analyse étant surtout immédiatement applicable aux affections composées, j'apprends à distinguer la péripneumonie gastrique en établissant trois séries de symptômes (179), les uns propres à la péripneumonie, les autres à la fièvre gastrique, et les troisièmes qu'on peut indistinctement rapporter à l'une ou à l'autre. Comme cette complication est susceptible de plusieurs variétés suivant la prédominance respective d'une de ces affections, ou des indispositions individuelles du malade, je joins plusieurs exemples de cette sorte (180, 181, 182, 183, 184), en abandonnant aux élèves pour les exercer le soin de faire dans ces cas l'analyse des symptômes. J'abandonne aussi en très-grande partie aux soins de la nature la direction de cette espèce de complication, puisque les deux maladies réunies peuvent marcher de front sans se contrarier, et j'interpose seulement quelque boisson émétisée, lorsqu'il se manifeste des symptômes d'un embarras gastrique. En prononçant le simple nom de péripneumonie adynamique, à laquelle j'applique l'analyse des symptômes (185), je donne assez à entendre une maladie des plus graves, puisque les deux affections composantes sont dans un état d'opposition, et que l'une contrarie la marche de l'autre. Il est manifeste qu'il faut dans des cas semblables résister autant qu'on le peut à cette direction vicieuse qu'affecte la nature. Mais combien nos pouvoirs sont alors bornés et le plus souvent insuffisans, puisqu'ils consistent presque entièrement dans l'usage des épispastiques! La péripneumonie gastro-adynamique, remarquable par une quadruple série de symptômes (189), quand on veut en faire l'analyse, donne plus d'espoir que la précédente, malgré sa triple complication. Sur quatre cas que j'en rapporte, trois (189, 192, 193) se sont terminés favorablement, et un seul (190) a été marqué par une issue funeste.

Rien n'est plus ordinaire en médecine, que d'entendre parler d'obstruction du foie, d'engorgement, d'empâtement de ce viscère, comme si son parenchyme étoit entièrement désorganisé, et qu'il eût dégénéré en une masse informe. Personne aussi n'ignore le pouvoir suprême qu'on attribue aux pilules savonneuses, et aux fondans de différente sorte, pour résoudre ces prétendues obstructions qui n'existent souvent que dans l'imagination de celui qui cherche à les combattre. Je suis loin cependant de nier l'existence des altérations diverses qui peuvent survenir dans la structure du foie, comme l'attestent les recherches de Morgagni, qui a trouvé quelquefois le tissu de ce viscère entremêlé de concrétions blanches ou de turbercules de diverses formes, et dont quelques-uns mêmes étoient dans un état de suppuration; je ne blâme que l'extension illimitée qu'on donne au terme d'obstruction, et j'ai voulu faire voir que, même avec toutes les apparences qui peuvent les faire soupçonner, on trouve certaines fois un changement superficiel, les indices d'un état inflammatoire chronique dont le siége étoit sa membrane péritonéale ou les voies de la bile (199).

Il étoit important aussi de faire voir par un exemple l'extrême difficulté de fixer avec précision la nature et le siége d'une affection du foie, compliquée avec quelque autre lésion organique du thorax ou de l'abdomen, ou même, dans certains cas très-rares, avec la formation d'un kyste (197) à sa surface concave ou convexe. Qui auroit pu soupçonner qu'une douleur gravative continue, que la malade éprouvoit dans l'abdomen, surtout dans l'hypocondre droit, et un sentiment qu'elle comparoit au mouvement du fœtus pendant la grossesse, dépendoient d'un kyste très-volumineux, et dont les parois étoient en grande partie irrégulièrement ossifiées? Dans un cas d'hépatite qui paroissoit tenir uniquement à un état inflammatoire de la membrane qui revêt le foie, Van-Swieten a varié presque chaque jour ses médicamens (1), qu'il a pris tantôt dans la classe des délayans, tantôt dans celle des toniques, mettant quelquefois en usage les formules les plus compliquées. A-t-il été porté à cette stérile profusion par des motifs de condescendance que nous ne pouvons deviner, ou par une aveugle confiance dans l'efficacité des moyens qu'il a employés? Quelque opinion qu'on se forme sur ce point, quelque respectable que soit l'autorité de ce médecin célèbre, il est facile de voir que cette sorte de méthode agissante

(1) *Constitutiones epidemicæ etc. edidit. Maxim. Stoll*, an 1783.

n'a aucun rapport direct avec la nature du mal, et qu'il eût été bien plus simple d'attendre des soins de la nature la solution de cette légère affection, en se bornant à l'usage de quelque boisson mucilagineuse.

La néphrite, soit aiguë, soit chronique, offre des points plus fixes et moins variables que les affections du foie, pour l'exploration des symptômes, en examinant le siége de la douleur qui est constante ou périodique dans les lombes, et en les comparant avec l'état des urines, les variations de leur écoulement et la nature du sédiment qu'elles forment. On ne pouvoit guères douter que le rein droit ne fût affecté dans l'exemple que j'en rapporte (198). Dans l'exemple suivant (199), la coexistence dans les derniers jours de douleurs très-violentes dans l'abdomen, suivies de météorisme, de constipation, puis de symptômes du plus funeste présage, firent assez connoître une entérite qui se termina promptement par la gangrène. Il étoit donc manifeste qu'il y avoit deux ordres de symptômes, les uns qui duroient depuis plusieurs années, et qui se rapportoient à une affection inflammatoire du rein gauche, les autres qui étoient relatives à une entérite aiguë, avec une disposition plus marquée à la gangrène. C'est dans des cas semblables que la méthode analytique sert encore a débrouiller le cahos, lors même que tous les moyens à employer ne peuvent produire qu'un soulagement passager, et qu'on prévoit une mort plus ou moins imminente. Dans des cas semblables on ne peut que s'attendre à un événement funeste ; mais cette dure et désespérante expectation n'est pas au moins accompagnée de la vacillation et de l'incertitude qui tourmentent tous ceux qui avoisinent le malade, ou qui prennent l'intérêt le plus tendre à son sort, lorsque le médecin s'énonce d'une manière ambiguë sur le siége et le caractère de la maladie.

Ce n'est que depuis une époque très récente, c'est-à-dire depuis qu'on a considéré les divers ordres de phlegmasies suivant leur siége et la nature des parties affectées, que des difficultés qu'on n'avoit pas même pressenties se sont manifestées, et qu'on a aperçu une foule de lacunes qui restoient encore à remplir en médecine. Au seul nom de rhumatisme on se demande quelle est la nature du changement qu'il opère sur les fibres musculaires. Ne prend-il qu'une nouvelle forme lorsqu'il attaque les tendons des muscles et par conséquent les articulations, ou bien se complique-t-il avec la goutte? Quels sont les caractères chimiques des concrétions membraniformes qui se forment quelquefois à la surface des muscles? Faut-il, pour bien diriger le traitement, embrasser la maladie dans son ensemble, et la série progressive de ses symptômes? faut-il au contraire, comme l'insinuent des observations de Van-Swieten et de Boerhaave (1), exercer une sorte de médecine

(1) *Ger. Van-Swieten, Constit. epidem. etc.* 1783.

symptomatique, et donner chaque jour des remèdes actifs, comme si la nature étoit inerte et dépourvue de tout effort salutaire? C'est pour ébaucher pour ainsi dire un si grand travail, que j'ai rapproché ici quelques faits particuliers, et que je cherche d'abord à fixer la valeur des termes en considérant le rhumatisme dans son état aigu et chronique, et en cherchant à déterminer ce qu'on doit entendre par rhumatisme gastrique et par rhumatisme goutteux. L'exemple que je rapporte d'une de ces maladies aiguë (201) atteste assez que la nature peut se suffire à elle-même, puisque la guérison a eu lieu vers la fin du deuxième septénaire; le développement des forces conservatrices propres à l'économie animale, s'est encore manifesté dans l'exemple suivant (202) par une éruption cutanée qui s'est terminée par une sorte de desquammation. Le rhumatisme chronique dans les histoires qui en sont rapportées (203, 204, 205) conserve le caractère de mobilité, les alternatives de rémission et d'exacerbation des symptômes qui sont propres à cette maladie; et c'est dans des cas semblables qu'il faut recourir par intervalles à de légers excitans, ou à des boissons délayantes et légèrement antispasmodiques, lorsque les douleurs se renouvellent avec violence, ou suivant que les fonctions des viscères abdominaux ou thorachiques sont plus ou moins lésées par les affections des muscles qui revêtent ces cavités. Cette maladie dans son état chronique peut devenir des plus rebelles

(207) par l'intensité des causes excitantes ou de nouvelles rechutes rendues plus graves par le progrès de l'âge; et alors il est difficile de déterminer jusqu'à quel point le système musculaire est lésé. C'est dans des cas de cette nature que j'ai eu recours à un médicament très-actif, la teinture ammoniacale de gaïac, quelquefois avec un succès très-marqué. Je ne me dissimule point l'état d'imperfection de l'histoire que j'ai insérée (209), d'un rhumatisme chronique d'un jeune homme soumis à toutes les épreuves des vicissitudes humaines, c'est-à-dire à des affections morales les plus vives et à tout ce que la vie militaire offre de plus dur et de plus pénible; mais comme la maladie a simulé tour à tour une tumeur anévrismale des artères et un vice organique du cœur, j'ai cru devoir la noter comme propre à éclaircir certaines inductions auxquelles je me suis livré dans ma Nosographie (tom. 1er., pag. 215). Il eût été facile par l'analyse d'isoler la considération des symptômes gastriques, de ceux du rhumatisme, pour faire voir la complication des deux maladies (211, 212, 213). Je laisse ce genre d'exercice à ceux qui désireront de se familiariser avec ma méthode. Mais rien ne pouvoit remplacer une description exacte et sévère de ce qu'on nomme un rhumatisme goutteux (214), pour bien connoître sa marche avant de chercher à décider si une maladie de cette nature est simple ou compliquée de la goutte, comme son nom le donne à entendre. C'est alors que pour calmer les

douleurs qui sont quelquefois intolérables, on a recours à de légers antispasmodiques à l'intérieur et à l'extérieur, et qu'on se renferme d'ailleurs dans les bornes d'une sage expectation, pour ne point troubler la marche de la nature et laisser la maladie parcourir ses diverses périodes.

Veut-on se former une idée de ce qu'on appelle médecine agissante prise dans toute la latitude du terme, c'est-à-dire, comme une combinaison de moyens et d'efforts les plus constans et les plus réitérés, pour s'opposer à une direction dangereuse qu'affecte la nature, ou plutôt à un renversement des lois conservatrices propres à l'économie animale, je donne pour un de ces exemples l'angine trachéale ou le croup, maladie dans laquelle une concrétion albumineuse et membraniforme rétrécit tellement l'ouverture de la glotte, d'ailleurs très-petite dans l'enfance, qu'il y a un péril imminent de suffocation, si on ne parvient à arrêter le progrès du mal. C'est alors que l'histoire des symptômes est intimement liée avec toutes les circonstances d'un traitement méthodique, et qu'on voit leur dépendance et leur connexion réciproques. A peine l'enfant (222) eut-il manifesté les signes alarmans du croup, qu'on chercha à imprimer diverses secousses à l'aide de potions émétisées, soit pour prévenir les suites des l'assoupissement, soit pour dégager la membrane muqueuse du larynx et de la trachée-artère. C'est dans les mêmes vues que je cherchai à provoquer l'éternuement, ainsi qu'à déterminer ailleurs des centres d'irritation, par des pédiluves chauds et par des clystères excitans, indépendamment de l'évacuation produite par ces derniers; l'inspiration de l'éther sulfurique et l'usage d'un liniment calmant en frictions et en topique sur le cou, ont eu d'ailleurs l'avantage de diminuer le spasme des parties affectées, et de s'opposer par conséquent à la formation de la concrétion albumineuse du larynx. La médecine a donc agi dans une direction contraire à celle de la nature; mais combien j'ai été heureusement secondé par les parens de l'enfant, qui se sont succédés sans relâche et qui lui ont prodigué les soins les plus attentifs et les plus tendres! car dans une maladie aussi grave, la moindre négligence, le moindre défaut de zèle, peuvent devenir funestes. Quelquefois aussi la maladie prend un caractère plus grave et plus meurtrier par sa complication avec un catarrhe suffocant (225); d'autres fois, par l'extension des concrétions membraniformes, jusque dans les ramifications des bronches (226), ou par une petite vérole de mauvais caractère (227). L'angine tonsillaire, quoiqu'en général bien moins dangereuse, peut produire une gêne dans la respiration, plus ou moins alarmante (228), et demander des secours très-actifs pour diminuer les symptômes inflammatoires, et pour préparer par une rémission la solution naturelle de la maladie.

On n'a pas manqué de reprocher à la médecine, et souvent avec le plus grand fondement, d'être féconde en médicamens vains et superflus, et d'agir souvent sans d'autre but particulier que celui de se faire valoir et de se faire honneur de ce qui est l'ouvrage de la nature. La chirurgie, au contraire, a-t-on dit, a le privilége exclusif d'agir toujours avec un motif manifeste, de préparer et d'adapter ses moyens à la nature du mal, souvent avec une précision qui étonne et qu'on ne peut qu'admirer. Je rends hommage, comme tous les hommes éclairés, à l'excellence de cette science pratique, qui, dans un grand nombre de cas, se rapproche par ses recherches et ses inventions, de la marche qu'on suit dans la mécanique et la physique expérimentale. Mais ne trouve-t-elle point aussi quelquefois dans une connoissance profonde de l'histoire des maladies, de puissans motifs de s'abstenir de tout moyen actif; et quel ouvrage précieux ne reste-t-il point encore à faire sur la chirurgie expectante? Je puis citer pour un de ces exemples, l'érysipèle que je ne revendique ici pour la médecine interne que parce que l'histoire véritable de ses symptômes, de sa durée, de sa terminaison a été jusqu'ici négligée (*Nosographie*, tom. 1. pag. 227). On voit assez clairement sa marche dans l'exemple que j'en cite (230), et on imagine bien que je n'avois point prescrit ni le vin à l'époque du flux hémorroïdal, ni un bain tiède lors de la desquammation. Les deux autres exemples d'érysipèle gastrique (232, 233) ont été terminés, vers le deuxième septénaire, à l'aide d'une boisson acidulée, en interposant une eau émétisée. Il n'a fallu ici ni de ces épithèmes dont on a exalté l'efficacité et la puissance, ni les saignées multipliées, que des dispositions individuelles peuvent rendre nécessaires dans des cas rares, mais qui sont en général vaines et superflues, lors même qu'elles ne sont point suivies de danger par une délitescence inattendue de l'érysipèle.

L'invasion, la durée et la terminaison de la petite vérole ont été si souvent décrites, cette maladie est si connue des personnes même étrangères à la médecine, que j'ai omis d'en rapporter des exemples. Mais je ne dois point passer sous silence les mesures de prudence que j'ai prises pour diminuer par degrés, ou même faire disparoître entièrement cette maladie de l'hospice.

Nul spectacle n'étoit peut-être plus propre à émouvoir la sensibilité, que la petite salle où les enfans malades étoient encombrés, lors de ma nomination à la place de médecin en chef de la Salpêtrière : un triple rang de petits lits très-pressés les uns contre les autres, une quarantaine d'enfans attaqués de diverses maladies aiguës ou chroniques, des petites véroles à côté de fièvres putrides ou adynamiques, une salle très-circonscrite, avec des fenêtres très-élevées, et où on ne pouvoit établir aucun courant d'air, l'extrême difficulté qu'avoient même les convalescens d'aller respirer l'air du promenoir, et leurs chutes très-fréquentes à travers un escalier dangereux, tel avoit été le local qu'on leur avoit destiné: la petite vérole qui y étoit toujours très-fréquente, devenoit souvent confluente ou se compliquoit avec la fièvre adynamique. A la première circonstance favorable, je sollicitai et j'obtins deux salles dans un rez de chaussée, à côté d'un petit terrein planté d'arbres, et je réservai une de ces salles pour la petite vérole naturelle ou inoculée. Que d'obstacles j'eus encore à vaincre pour introduire la pratique de l'inoculation, non de la part de ceux qui étoient chargés de la police et de la surveillance de l'hospice, mais de la part de plusieurs femmes à préjugés, et des filles de service qui intimidoient les enfans et leur faisoient des peintures effrayantes de ce qu'on alloit leur faire souffrir! Je me suis élevé au-dessus de toutes ces vaines clameurs, et l'inoculation a été pratriquée pendant quatre années, à commencer de l'an 5, avec un tel succès, qu'il n'est survenu aucun accident, circonstance singulière, et dont je suis bien loin de me faire honneur, puisqu'il peut y avoir des revers, sans doute très-rares, mais que toute la prudence humaine et l'expérience la plus consommée ne peuvent éviter. Je fus de plus en plus convaincu des avantages de cette méthode par les événemens malheureux produits de temps en temps par la petite vérole naturelle, dont étoient attaqués des enfans entrés récemment dans l'hospice, ou quelques-uns de ceux qu'on avoit dérobés à mes recherches. Au mois de brumaire de l'an 6, quatre enfans de cette sorte vinrent périr de la petite vérole naturelle dans l'infirmerie, deux avec des pustules livides et charbonneuses, un à la suite du desséchement des pustules d'une petite vérole confluente, suivie d'une fièvre adynamique, un quatrième avec une inflammation gagréneuse de la membrane muqueuse du larynx. Pour donner plus d'éclat dans l'hospice à la pratique de l'inoculation, et surmonter tous les préjugés, je me rendis aux vœux de l'école de médecine, qui désiroit établir provisoirement un local propre à familiariser un certain nombre d'élèves avec cette méthode, et nous fûmes chargés, le cit. Leroux et moi, d'en suivre l'exécution (1). Quelque avantage qu'eût l'inoculation dans l'hospice de la Salpêtrière, on ne peut se dissimuler que la vaccine ne lui fût préférable par la simplicité de sa marche, et parce qu'elle ne peut devenir un foyer de contagion. Je m'empressai donc d'introduire cette méthode dans l'infirmerie, aussitôt qu'elle fut connue en France; et en écartant avec soin toute sorte d'enthousiasme et de partialité, j'ai recherché de bonne

(1) Le procès-verbal de cette inoculation a été publié et inséré dans le *Traité historique et pratique de l'inoculation*, par les cit. *Desoteux* et *Valentin*. Paris, an 8.

foi à vérifier les faits et à procéder d'une manière purement expérimentale. Outre les différens essais qui furent d'abord faits en ce genre, j'ai rendu compte, au Comité central de la vaccine, de cent quarante-huit opérations de ce genre, qui ont été faites dans l'hospice, de la manière la plus authentique; elles ont toutes servi à me convaincre que cette méthode avoit les succès les plus marqués, et plusieurs contr'épreuves faites par l'inoculation ou par une intime familiarité avec des enfans attaqués de la petite vérole naturelle, peuvent servir de réponse aux divers reproches qu'on ne cesse de répéter, et aux bruits alarmans qu'on ne cesse de répandre, soit sur l'insuffisance de cette méthode, soit sur le danger d'un nouveau virus introduit dans l'économie animale.

Qu'a-t-on besoin d'avoir recours aux médicamens dans la petite vérole discrète, lorsqu'elle parcourt librement ses périodes, et que la malade est d'ailleurs d'une bonne constitution. Ce n'est que lorsque l'éruption languit ou qu'elle reparoît ou disparoît tour à tour, qu'on a besoin d'une méthode stimulante pour soutenir les forces vitales et donner une nouvelle impulsion vers la surface du corps. Il n'en est pas de même dans la petite vérole confluente, surtout lorsqu'au desséchement des pustules elle se complique avec une fièvre adynamique : rien n'est plus important que de saisir le passage rapide d'un état inflammatoire à une chute totale des forces, accompagnée d'une odeur fétide, d'un délire taciturne, de pustules livides et quelquefois charbonneuses; c'est alors que l'application des vésicatoires à la nuque, un vin généreux donné à petites doses d'heure en heure, le vin de quinquina ou le quinquina même pris à certaines distances, des bols de camphre et de nitre, etc., peuvent arrêter le progrès du mal dans certains cas, et empêcher une mort certaine, ce qui ne peut être le privilége que d'une médecine très-active.

Ce seroit un grand et beau sujet à traiter en médecine, que celui des maladies qui sont aggravées par un traitement inconsidéré et sans méthode, ou par un abus de remèdes, lorsqu'il auroit fallu se borner à une expectation sage et mesurée, ou, ce qui en diffère peu, à un usage extrêmement circonspect de certains médicamens simples, dans des maladies qu'on ne peut guère se proposer de guérir qu'en donnant naissance à d'autres maladies bien plus graves. Dans les exemples que je donne de la goutte asthénique, on voit des remèdes actifs, tels que les purgatifs, les bains, les vésicatoires, faire cesser pour un temps les symptômes; mais leur effet le plus ordinaire est un plus violent retour des mêmes symptômes aux attaques prochaines, ou bien la goutte abandonne son siége naturel et ordinaire, qui est les articulations, se porte à l'intérieur sur des viscères essentiellement liés aux fonctions de la vie; et alors, ou les malades succombent d'une manière inattendue, ou bien ils traînent une vie languissante, et tombent dans des affections chroniques les plus invétérées et les plus incurables. Les moins malheureux (233) sont ceux qui finissent par être entièrement privés du mouvement volontaire, et ne peuvent plus quitter leur lit par l'impuissance de mouvoir leurs membres (236). Que de complications il naît quelquefois par la cessation de la menstruation (238)! Certaines fois une affection morale très-vive produit un bouleversement général dans l'économie animale, et la goutte, en abandonnant les articulations, se porte sur les organes de la respiration (240) ou de la digestion (241): de là naissent les symptômes les plus graves (1), et quelquefois des phlegmasies mortelles. Je n'ai eu garde d'omettre l'exemple d'une goutte (242) produite par une cause morale, et aggravée par des médicamens donnés par des empiriques. Il restoit enfin à répandre de nouvelles lumières sur l'histoire, par l'examen des ravages

(1) Dans ce cas la rétrocession de la goutte dattoit de neuf jours, et elle est devenue mortelle. Mais lorsqu'elle est récente, je suis parvenu plusieurs fois à faire cesser les symptômes au moyen de la potion antispasmodique suivante :

Éther sulfurique, demi-gros.
Sirop de guimauve, une once.
Infusion de fleurs de tilleul, trois onces; mêlez.

qu'elle peut exercer sur les articulations ou sur les viscères; et les exemples (245, 246) que j'en rapporte, font assez connoître les irrégularités et les dangers de cette maladie, lors même qu'elle n'abandonne point son siége ordinaire.

Plusieurs circonstances ont contribué à simplifier beaucoup le traitement que je mets en usage dans l'infirmerie : une étude approfondie de l'histoire des maladies, un sentiment extrême de répugnance pour la polypharmacie et pour l'entassement arbitraire des objets de matière médicale, le but que je me suis toujours proposé de substituer, autant qu'il est possible, des remèdes indigènes aux exotiques, la constitution foible et détériorée, et l'âge avancé des infirmes de l'hospice, enfin la direction du jardin de pharmacie, qui me permet de déterminer avec précision les espèces de plantes que j'emploie, et de faire cultiver celles dont les vertus sont le moins équivoques et le mieux constatées. Je me borne en général à l'usage d'environ quatre-vingts espèces simples que j'emploie souvent seules ou combinées au nombre de deux, soit en infusion, en décoction ou en substance; et dès lors, il m'est loisible d'en graduer les doses, de les augmenter ou de les diminuer, sans que je puisse guères me méprendre sur leurs effets. Comme d'ailleurs je donne la plus grande extension à la médecine expectante, et que j'ai toujours en vue de reconnoître jusqu'à quel point la nature peut se suffire à elle-même, secondée par de légers secours, la cause de la guérison est très-rarement équivoque. Je vais donc commencer par rapporter les végétaux en usage qui me sont le plus familiers, avant de passer à l'usage des remèdes plus compliqués.

Voici les végétaux disposés d'après le Système de Linné.

Olivier (*olea Europea*). Huile d'olive, extraite de son fruit.

Véronique (*veronica officinalis*). Plante entière, en infusion.

Sauge (*salvia officinalis*). Plante entière, surtout la fleur, en infusion.

Valériane (*valeriana officinalis*). Racine, en substance, d'un demi-gros à un gros; en infusion, d'un gros à deux gros.

Safran oriental (*crocus sativus*). Stigmates, en substance, demi-gros; en infusion, d'un à deux gros; en extrait, de cinq à vingt-cinq grains.

Sucre (*saccharum officinarum*). Quantité suffisante.

Orge (*hordeum distichum*). Semence, quantité suffisante, en décoction.

Chiendent (*triticum repens*). Racine, en décoction.

Grande consoude (*symphitum officinale*). Racine, en décoction; herbe, fleurs, en infusion.

Bourrache (*borrago officinalis*). Herbe, fleurs, une poignée pour deux livres d'eau, en infusion.

Jalap (*convolvulus jalapa*). Racine, en substance, de vingt à vingt-cinq grains; aux enfans, trois à six grains.

Quinquina (*chinchona brachiata*). Ecorce; la dose varie suivant la gravité de la maladie, ou l'effet qu'on veut produire.

Bouillon blanc (*verbascum thapsus*). Fleurs, une pincée en infusion; herbe, une poignée.

Douce amère (*solanum dulcamara*). Jeunes pousses vertes, d'un demi-gros à un gros en décoction dans une livre d'eau; l'extrait, de cinq à dix grains.

Belladone (*atropa belladona*). Feuilles sèches réduites en poudre, d'un à six grains; l'extrait, d'un à deux grains.

Nerprun (*rhamnus catharticus*). Le suc des baies, d'un gros à demi-once; le sirop, d'une demi-once à deux onces.

Jujubes (*rhamnus zyzyphus*). Les fruits, d'une à deux onces, en décoction dans deux livres d'eau.

Groseilles (*ribes rubrum*). Les fruits; suc du fruit, étendu dans l'eau pour une boisson acidulée.

Raisin (*vitis vinifera*). Fruit; suc des fruits fermenté; vin, vinaigre, alcool.

Grande gentiane (*gentiana lutea*). Racine, en substance, d'un scrupule à un gros; en décoction, d'un à deux gros, pour deux livres d'eau; en extrait, d'un demi-scrupule à un scrupule.

Petite centaurée (*gentiana centaurium*). Sommités fleuries de l'herbe, en substance, d'un scrupule à

..

un gros; en infusion, de deux scrupules à deux gros.

Carotte (*daucus carotta*). Racine, en décoction; herbe, une poignée en infusion; semence, d'un demi-gros à deux gros.

Ciguë (*conium maculatum*). Herbe, desséchée et pulvérisée, de huit grains à demi-gros; suc, de dix gouttes à un scrupule; extrait, deux grains à demi-scrupule, en augmentant par degrés.

Assa fœtida (*ferula assa fœtida*). Gomme-résine, deux grains à un scrupule.

Angelique (*angelica archangelica*). Racine, en poudre, de demi-gros à un gros; en infusion, de deux gros à demi-once; huile essentielle, d'une à six gouttes.

Cerfeuil (*scandix cerefolium*). Herbe.

Sureau (*sambucus nigra*). Fleurs en infusion; rob des baies, d'un à deux gros.

Lin (*linum usitatissimum*). Semences, en infusion à froid, d'une à quatre onces pour deux livres d'eau.

Ail (*allium sativum*). Bulbe.

Oignon (*allium cepa*). Bulbe.

Scille (*scilla maritima*). Bulbe sèche, de deux grains à un demi-scrupule; vin scillitique, d'un à deux gros; oxymel scillitique, d'un gros à une once.

Aloès (*aloë perfoliata*). Suc, de six grains à un scrupule.

Riz (*oryza sativa*). Semence.

Oseille (*rumex acetosa*). Herbe.

Bistorte (*polygonum bistorta*). Racine, en substance, d'un à deux gros; en décoction, de deux gros à demi-once pour deux livres d'eau.

Cannelle de Ceylan (*laurus Cinnamomum*). Ecorce moyenne, en substance, d'un scrupule à un gros.

Camphre (*laurus camphora*). Substance retirée du camphrier par la décoction, d'un à quatre grains, et même jusqu'à un demi - scrupule.

Sassafras (*laurus sassafras*). Bois, racine, une à deux onces en infusion pour une livre d'eau.

Rhubarbe (*rheum palmatum*). Racine, en substance, d'un scrupule à un gros; en infusion, d'un à deux gros.

Gaïac (*guaiacum officinale*). Le bois, d'une à deux onces en macération dans trois livres d'eau.

Rue des jardins (*ruta graveolens*). Herbe, semences, en substance, d'un scrupule à un gros; en infusion, quantité suffisante.

Alléluia (*oxalis acetosella*). Herbe, en décoction, une poignée dans deux livres d'eau. L'acidule oxalique, l'oxalate acidule de potasse, d'un scrupule à deux gros.

Pavot (*papaver somniferum*). Une tête de pavot en décoction dans une livre d'eau; la gomme-résine, un demi-grain à deux grains; son extrait muqueux, appelé opium muqueux, même dose.

Nénuphar (*nymphea lutea*). Fleurs récentes, en infusion, d'un à deux gros pour une livre d'eau;

la racine, en décoction, deux gros à une demi-once; sirop, une demi-once à deux onces.

Tilleul (*tilia europæa*). Fleurs, en infusion théiforme.

Girofle (*caryophyllus aromaticus*). Fruit, en substance, demi-scrupule à un scrupule; huile éthérée, une à deux gouttes.

Pivoine (*pæonia officinalis*). Racine, en substance, demi-scrupule; en infusion vineuse, un gros à une demi-once.

Hellébore (*helleborus niger*). Racine, en substance, d'un à deux scrupules; en infusion, un à deux gros.

Petit chêne (*Teucrium chamædris*). Herbe, d'un à deux scrupules en infusion aqueuse ou vineuse.

Hyssope (*hyssopus officinalis*). Herbe, une poignée en infusion dans deux livres d'eau.

Menthe (*mentha crispa*). Herbe, une poignée en infusion; eau distillée, d'une à quatre onces; sirop, d'une à deux onces.

Menthe poivrée (*mentha piperita*). Herbe, comme la précédente.

Mélisse (*melissa officinalis*). Eau distillée, d'une à quatre onces.

Cochléaria (*cochlearia officinalis*). Suc, demi-once à une once.

Raifort sauvage (*cochlearia armoriaca*). Racine, une à deux onces en infusion; suc de la racine, demi-once à une once.

Cresson de fontaine (*sisymbrium Nasturtium*). Herbe, même dose que la précédente.

Navet (*brassica napus*). Racine, en décoction; suc, d'une à quatre onces.

Moutarde (*sinapis nigra*). Semences écrasées, à l'extérieur.

Guimauve (*althea officinalis*). Racine, herbe, une once pour deux livres de décoction légère; sirop, une à trois onces.

Fumeterre (*fumaria officinalis*). Herbe, semences, une poignée en décoction pour une livre d'eau; le suc, depuis une once jusqu'à quatre.

Réglisse (*glycyrrhisa glabra*). Racine, un gros pour deux livres d'eau.

Citron (*citrus medica*). Ecorce du fruit, en infusion théiforme; fruit infusé dans l'eau pour boisson acidulée; huile éthérée, d'une à quatre gouttes.

Orange (*citrus aurantium*). Feuilles en poudre, vingt grains; fleurs distillées, demi-once à deux onces; fruit.

Pissenlit (*leontodon taraxacon*). Racine, en décoction, quantité suffisante; herbe, en infusion.

Chicorée sauvage (*chicorium intybus*). Racine, depuis demi-once jusqu'à deux onces en décoction; herbe, en infusion; suc, de deux à quatre onces.

Grande absinthe (*artemisia absinthium*). Herbe, en infusion vineuse, un à deux gros pour six onces de vin; eau distillée, d'une à quatre onces; sirop, depuis deux gros jusqu'à une once.

Arnica (*arnica montana*). L'herbe, les fleurs, demi-gros à demi-once et plus, en infusion.

Camomille romaine (*anthemis nobilis*). Fleurs, depuis un gros jusques à demi-once en infusion dans une livre d'eau.

Chardon bénit (*centaurea benedicta*). Herbe, fleurs en infusion; suc, d'une à quatre onces; semence en émulsion, depuis un demi-gros jusques à deux gros.

Violette (*viola odorata*). Racine en substance, feuilles et fleurs, d'un gros à une once en infusion; sirop.

Ipécacuanha (*viola ipecacuanha*). Racine en poudre; on la prescrit comme tonique, à un, deux et trois grains; et comme émétique, de quinze à vingt grains.

Serpentaire de Virginie (*aristolochia serpentaria*). Racine, en substance, depuis vingt ou vingt-cinq grains jusqu'à un demi-gros.

Mûrier (*morus nigra*). Fruit, sirop.

Salsepareille (*smilax salsaparilla*). Racine, en décoction, de deux à trois onces dans deux livres d'eau.

Mercuriale (*mercurialis annua*). Plante entière, une poignée pour une livre d'eau; suc, une à deux onces avec deux ou trois onces de miel.

Genevrier (*juniperus communis*). Baies en infusion; on met aussi en usage l'extrait de genièvre et son huile éthérée.

Pariétaire (*parietaria officinalis*). La plante en décoction.

Gomme arabique (*mimosa nilotica*). Cette gomme se prescrit depuis demi-once jusqu'à une once dans deux livres d'eau.

Frêne noir (*fraxinus ornus*). Manne, suc épaissi, depuis demi-once jusqu'à trois onces.

Fougère mâle (*polypodium filix mas*). Racine, en substance, depuis un demi-gros jusqu'à un gros; en décoction depuis demi-once jusqu'à une once, pour une livre d'eau.

J'ai cherché dans l'usage des produits chimiques, la même simplicité que dans la prescription des substances végétales, et je fais prendre par exemple les divers carbonates, soit de potasse, soit de soude, avec quelque infusion ou décoction végétale, de même que le carbonate avec excès d'ammoniaque cristallisé. Je fais aciduler aussi certaines boissons avec quelques gouttes d'un acide sulfurique, nitrique ou muriatique. C'est dans les mêmes vues et pour remplir divers objets, que je prescris l'alcool, ou quelque eau alcoolisée, l'éther sulfurique, ou quelque oxide de mercure, d'antimoine ou de plomb; mais je préfère l'usage du fer ou de l'étain en substance et en poudre très-fine. Je mets aussi au nombre des préparations chimiques les plus simples et les plus usuelles, le sulfate de soude, le sulfate de potasse, le sulfate de magnésie, le nitrate de potasse, le muriate de chaux, le muriate de soude, le muriate de baryte, l'acétite de potasse, l'acétite de plomb, l'acide acéteux, le tartrite acidulé de potasse antimonié. Mais en général tous ces produits chimiques qui sont ou simples ou qui résultent de la combinaison des deux substances, sont donnés sous forme solide ou liquide, avec quelque infusion ou décoction végétale, de manière que je puisse en régler avec précision la dose, l'augmenter, la diminuer ou la suspendre; éviter en un mot toutes les vacillations et les incertitudes qui résultent de la réunion, ou plutôt de l'entassement de plusieurs substances qui peuvent réagir les unes sur les autres, se décomposer ou s'altérer, et laisser du doute sur l'origine des effets manifestes qu'elles produisent sur l'économie animale.

J'admire la profonde sagacité de certains hommes qui, pour s'élever au-dessus de leurs rivaux, ou faire mieux qu'eux, opinent gravement pour donner de l'eau de veau ou de poulet, en place d'une décoction d'orge, de celle de riz ou d'une simple panade. Qu'importe, quand on connoît bien l'histoire des maladies qui ont une marche régulière et qui demandent une méthode expectante, que les malades soient désaltérés de telle ou de telle manière, et qu'on acidule la boisson avec le suc de citron, celui de groseille, le sirop de vinaigre, ect.? Le même but ne peut-il pas être rempli de différentes manières, et pourquoi ne me serois-je pas borné dans les infirmeries à ce qu'il y a de plus simple, à une décoction d'orge ou de riz qu'on acidule avec l'oxymel ou le sirop de vinaigre? Les localités de l'hospice qu'habitent surtout des personnes débilitées par l'âge, les infirmités ou la manière de vivre, demandent même de rendre un peu fortifiante la décoction d'orge; et c'est dans cette vue que j'y fais joindre quelquefois une once et demie d'eau alcoolisée, ou même que je prescris une boisson vineuse. J'ai proscrit entièrement le tamarin, comme une substance exotique et souvent infidelle; et combien d'autres acides végétaux ne possédons-nous pas qui lui sont bien préférables!

Des embarras gastriques, soit simples soit compliqués avec d'autres maladies, demandent-ils l'usage d'un simple émétique, le tartrite antimonié de potasse s'offre naturellement, et je me garde bien de le prescrire avec une autre dissolution saline qui pourroit servir à le décomposer, et qui, en obligeant d'en augmenter la dose, met la plus grande incertitude dans la prescription. Pour pouvoir bien m'entendre et varier sa dose suivant les circonstances, je le fais dissoudre dans une décoction d'orge, de chicorée ou d'oseille, soit dans quatre onces, soit dans deux livres de liquide, suivant que je veux obtenir un effet plus décidé ou plus lent. La sensibilité est-elle très-émoussée comme dans l'apoplexie, je porte la dose de tartrite antimonié à deux, trois ou même quatre grains. Pour les enfans, je me borne à un demi-grain dans un verre d'eau sucrée; mais dans aucun cas, je ne l'associe à l'ipécacuanha. J'ai appris même dans une épidémie de dyssenterie à n'avoir aucun recours à ce dernier, et à lui substituer entièrement l'autre. Le tartrite antimonié de potasse a donc l'avantage précieux de pouvoir être mis en usage avec une précision extrême, de pouvoir être même employé, *fractis dosibus*, dans d'autres vues, de servir enfin d'un léger stimulant pour le conduit intestinal dans des maladies les plus graves et où tout autre évacuant pourroit être très-nuisible.

Ne diroit-on point qu'on ne peut être bien purgé parmi nous, si le commerce ne va chercher dans des régions lointaines la casse, les myrobolans, le tamarin, le séné, la manne, etc.? Quoi cependant de plus dégoûtant, que ces décoctions où on fait entrer avec des amers, des substances fades et nauséabondes? Des raisons de convenance, ou le désir de plaire aux gens riches qui veulent mettre du luxe même dans leurs médicamens, peuvent faire adopter dans les purgatifs ce qu'on appelle avec pompe *manne en larmes*, *follicules de séné*, *pulpe de casse*, etc. L'exercice de la médecine dans un hospice, en laissant prendre la route la plus directe et la plus courte pour le rétablissement du malade, me donne la liberté de m'en tenir aux purgatifs indigènes qui sont d'ailleurs semés sur la terre avec tant de profusion, et dont l'efficacité ne peut être contestée. Faut-il user de quelque boisson laxative, je me borne à la décoction de chicorée ou d'oseille, avec du sulfate de magnésie ou du sulfate de soude; et s'il faut rendre cette boisson plus active, j'ajoute du sirop de noirprun. J'obtiens constamment les mêmes effets en remplaçant les formules ordinaires des purgatifs, par quatre onces d'une simple décoction de chicorée avec addition d'une once de miel, de deux gros de sulfate de magnésie, et de vingt ou vingt-cinq grains de rhubarbe en poudre. Je substitue quelquefois le jalap à la rhubarbe, lorsque les malades sont d'une constitution lymphatique et peu irritable. Des circonstances particulières demandent-elles l'usage d'un purgatif en bol, je combine vingt-cinq ou trente grains de rhubarbe en poudre avec autant de tartrite acidulé de potasse, et le tout est incorporé avec le miel. Le jalap, pour les mêmes raisons que ci-dessus, peut être substitué à la rhubarbe; mais comme cette dernière plante est cultivée en France, et qu'une de ses espèces (*Rheum undulatum*) croît même dans le jardin de la pharmacie de cet hospice, on peut presque la regarder comme une plante indigène, et par conséquent je lui donnerai autant qu'il sera possible la préférence, à cause d'ailleurs de son efficacité, qui est des plus constatées. Combien d'autres circonstances de maladies des enfans où je prescris l'infusion aqueuse ou vineuse de cette racine en poudre! Je cherche donc dans ces différens objets comme dans tous les autres, à concilier avec les motifs d'une sévère économie qu'on doit toujours se proposer dans les hospices, une simplicité extrême dans les médicamens, suite nécessaire de l'étude approfondie de l'histoire des maladies.

Rien de plus admirable pour arrêter les progrès d'une partie quelconque de la médecine, que la découverte d'un prétendu spécifique qui a acquis d'ailleurs une vogue méritée. On exagère ses vertus, on l'applique indistinctement à presque tous les cas; on vante ses triomphes, et s'il produit quelquefois des effets très-nuisibles, on n'a garde de les lui attribuer, et on les met sur le compte du malade ou de la maladie. Le quinquina a eu cette vicissitude de fortune et de revers à l'égard des fièvres intermittentes : souvent on l'a prescrit contre certaines de ces fièvres qui auroient guéri d'une manière plus simple, et on lui a fait honneur de ces guérisons; d'autres fois on l'a appliqué à une époque favorable de ces fièvres, et elles se sont heureusement terminées; certaines fois il a été prescrit à contretemps ou hors de propos, et il en est résulté des affections graves ou même incurables. Il est aisé de voir que le défaut de base fondamentale dans l'application de ce fébrifuge par excellence, tient nécessairement au peu de progrès qu'on a fait dans les connoissances relatives à l'histoire de ces fièvres, et c'est dans ces vues que j'en ai multiplié les descriptions, pour parvenir à en déterminer les espèces. Je parviens déja à les classer avec sureté; et cette année, dans le mois de vendémiaire, on a pu étudier avec soin les caractères des tierces gastriques, des tierces par atonie, les unes et les autres étant en assez grand nombre. Mais il ne s'en est offert qu'une seule avec des symptômes inflammatoires sur une femme qui touche à son époque critique : c'est l'émétique ou une boisson émétisée, qui en a fait céder plusieurs qui avoient un caractère gastrique ; et celles qui ont paru ensuite obstinées, n'ont guère résisté à une simple infusion de plantes amères, comme la germandrée, la petite centaurée, les fleurs de camomille, ou au vin d'absinthe. Je fais composer quelquefois des bols de ces végétaux réduits en poudre et incorporés avec le miel, et je les prescris contre les fièvres tierces par atonie, en y ajoutant, à la dose d'une vingtaine de grains, le nitrate de potasse ou le muriate d'ammoniaque. D'autres fois je substitue à ces bols indigènes un ou deux gros de quinquina rendu plus actif par un mélange de quinze ou vingt grains de cannelle en poudre. Mais je me garde d'employer aucun de ces fébrifuges contre la fièvre tierce compliquée avec l'époque critique, et je me borne soit à des boissons acidulées, soit à quelques grains d'extrait d'opium dans un verre d'une émulsion, en interposant par intervalles quelque saignée du bras ou du pied, ou l'application des sangsues à la vulve. C'est ainsi que j'espère de faire disparoître peu à peu les incertitudes ou même l'usage hasardé et téméraire du quinquina contre les fièvres intermittentes avec type de tierce ou de double tierce.

Je voudrois que la juste admiration qu'on a pour les anciens ne dégénérât point en une sorte de superstition aveugle, et qu'on ne fût pas jusqu'à confondre les résultats directs de l'observation, avec des opinions gratuites qui leur ont quelquefois échappé et qu'on doit souvent attribuer au peu de progrès qu'avoit fait alors l'anatomie pathologique. A peine peut-on encore abandonner la distinction favorite des anciens sur le siége particulier des fièvres intermittentes, qu'ils attribuent les unes comme les tierces, à la bile, les autres comme les quotidiennes, à la pituite, et les quartes à l'atrabile qu'on suppose tirer son origine de la rate. Il arrive même souvent qu'on répète avec confiance ces opinions purement hypothétiques, comme des dogmes sacrés; et ce qui pis est, plusieurs formules de pharmacie portent uniquement sur ces idées. On connoît par exemple la marche qu'on suit pour combattre la fièvre quarte : ce sont d'abord des apozèmes apéritifs qu'on fait précéder pour attaquer et diviser la matière de la fièvre; puis viennent les fébrifuges associés aux évacuans, pour expulser la matière rendue d'abord mobile; enfin on croit terminer par les fébrifuges les plus forts, combinés avec une substance très-diffusible, comme l'ammoniaque, pour emporter tous les restes de la cause matérielle de la même fièvre. Mais qu'arrive-t-il au milieu de toutes ces savantes théories? C'est que les partisans, même les plus zélés, de cette sorte de tactique fébrifuge finissent par convenir que dans tous les cas cette fièvre est très-rebelle; que celle d'automne, ainsi méthodiquement combattue, est sujette à de fréquentes récidives pendant l'hiver; qu'enfin la fièvre quarte, dans divers individus, peut offrir de grandes différences, et qu'elle demande divers moyens de traitement. Mais de quel grand poids ne doit point être le témoignage d'un médecin distingué qui a exercé dans un lieu (Rochefort) où la fièvre quarte est comme endémique! Il dit avoir employé souvent un traitement méthodique, des apéritifs, des incisifs, des fondans savonneux alternés avec les évacuans; il usoit ensuite du quinquina seul, après une longue préparation, ou bien il le combinoit avec d'autres fébrifuges, comme la cascarille, la gentiane, les fleurs de camomille; puis, abandonnant le quinquina, il prescrivoit ces fébrifuges ou seuls ou mêlés plusieurs ensemble, ou enfin combinés avec les apéritifs, l'acétite de potasse, le tartrite acidulé de potasse, l'extrait de ce qu'on appelle plantes savonneuses, les oxides d'antimoine, de fer, etc. Enfin il a multiplié ces combinaisons à l'infini, et il avoue que s'il a guéri quelquefois la fièvre quarte, elle a résisté le plus souvent aux remèdes, et il n'a pu constater l'utilité d'aucun fébrifuge. N'est-ce pas là proclamer hautement une méthode sinon purement expectante, du moins fondée sur l'usage long-temps prolongé des toniques amers, secondés par l'exercice du corps, la respiration d'un air salubre et une heureuse application des règles de la diététique?

Le caractère profondément caché des fièvres intermittentes dont les accès se renouvellent à des périodes fixes ou variables, avec un type régulier ou irrégulier, ne peut être saisi et expliqué en remontant à leurs causes prochaines, et en proportionnant les moyens de guérison avec ces mêmes causes. Mais l'observation la plus constante, et les résultats, soit d'un aveugle empirisme, soit de l'exercice plus ou moins éclairé de la médecine, ont appris que ces fièvres cèdent le plus souvent à l'action des substances amères en décoction, en infusion aqueuse, vineuse ou alcoolisée, ou enfin sous forme solide et combinées avec des aromates ou avec des composés salins, lorsqu'on a fait précéder l'usage des boissons délayantes ou émétisées, suivant que les symptômes gastriques semblent l'exiger. C'est d'après ces principes et la détermination exacte des espèces de plantes, que je mets en usage soit une infusion de fleurs de camomille et de sommités de petite centaurée, soit le vin d'absinthe, ou enfin des bols où entrent ces mêmes productions végétales, ou d'autres analogues, à la dose d'un ou de deux gros chacune, avec addition de vingt grains de nitrate de potasse dans les fièvres tierces, ou d'autant de muriate ammoniacal dans les fièvres quotidiennes et quartes. C'est par l'usage judicieux de ces médicamens continués, interrompus ou repris et variés suivant les circonstances, qu'on parvient à guérir les fièvres les plus rebelles, soit en temporisant lorsque la santé paroît d'ailleurs altérée durant l'intervalle des accès, ou qu'il y a un état de complication avec un vice organique, soit en les brusquant plus ou moins lorsqu'ils se prolongent par une sorte d'assuétude, et que toutes les fonctions de l'économie animale s'exécutent avec liberté. Leur traitement ne pourra d'ailleurs être déterminé avec précision et exactitude qu'après que leur histoire, peut-être à peine ébauchée, aura été approfondie, et qu'en prenant pour base un grand nombre de faits, on aura fixé leurs espèces, soit simples, soit composées.

Déterminer l'espèce particulière de maladie dont on a à diriger le traitement, c'est avoir déja fait un grand pas dans la connoissance des moyens curatifs. Mais l'influence des localités doit être encore étudiée comme propre à modifier, à restreindre ou à étendre l'usage de certains remèdes; cette attention est fondamentale pour éviter de prendre littéralement des formules usitées à Vienne, à Londres, ou dans le centre de Paris parmi la classe aisée de citoyens, et d'en faire usage dans un hospice habité par des femmes âgées, infirmes et débilitées par la manière de vivre. J'ai déja fait cette remarque (278), et on peut facilement pressentir combien les toniques doivent dominer dans la plupart des maladies aiguës ou chroniques qu'on y observe. C'est ainsi que par la disposition particulière que manifestent les fièvres gastriques à se compliquer avec la fièvre adynamique, ou à devenir gastro-adynamiques (*bilioso-putrides*), je fais faire usage durant le cours de ces fièvres d'une boisson vineuse : dans un âge même très-avancé et dans des cas où la prostration des forces est extrême, j'y joins par intervalles une potion fortifiante (1). Dans les fièvres proprement adynamiques, je ne me borne pas à la simple boisson vineuse, alternée avec une tisane acidulée; je fais donner du vin de distance en distance, et j'ai regret de ne pouvoir faire donner, comme on le fait à Édimbourg, le vin le plus généreux. Quelquefois même je prescris sous le nom de tisane fortifiante une décoction d'orge à la dose de deux livres avec addition d'une once de mélisse alcoolisée. C'est aussi par une suite des localités de l'hospice, que dans les affections catarrhales aiguës ou chroniques des poumons, je ne me borne point à associer quelque léger stimulant, comme le navet, l'oignon, aux décoctions mucilagineuses que je prescris; mais encore j'ai souvent recours à des infusions de plantes aromatiques, comme la menthe, la mélisse ou l'hyssope, et quelquefois même je fais ajouter quelque once d'une eau alcoolisée.

---

(1) *Infusion de semence d'anis*, quatre onces.
Sirop de guimauve, une once.
Eau de mélisse alcoolisée, une once; mêlez.

Une des complications les plus dangereuses et le plus à craindre, c'est sans doute celle de la péripneumonie avec la fièvre adynamique; et c'est dans ces cas que toutes les ressources de la pharmacie semblent échouer le plus souvent par l'opposition la plus marquée entre la marche de ces deux maladies. Comment peut-on attendre une heureuse terminaison de l'état inflammatoire, lorsque la prostration des forces est des plus prononcées? et comment peut-on remédier à cette prostration par des toniques et des stimulans pris à l'intérieur, sans courir le risque de donner un nouveau degré d'énergie à la phlegmasie? C'est dans cette vue que, combinant alternativement l'usage des boissons mucilagineuses avec celui d'une mixture camphrée propre à soutenir les forces sans augmenter l'irritation des poumons, je cherchois à tout concilier. Mais d'un autre côté l'âge très-avancé de la plupart des malades offroit un nouvel obstacle, et j'ai malheureusement compté plusieurs événemens funestes parmi les personnes attaquées de cette espèce de péripneumonie, malgré l'application des épispastiques sur l'un des côtés de la poitrine, et les autres médicamens internes. C'est dans des cas analogues que j'ai prescrit quelquefois une décoction d'orge ou de quinquina, légèrement acidulée avec quelques gouttes de l'acide sulfurique ou muriatique, avec addition d'une once de sirop de guimauve. Il en est de même dans les fièvres simplement adynamiques ; mais alors je faisois administrer, en outre, du vin de quinquina en potion, à titre d'un fortifiant plus énergique.

Les bornes que je me suis prescrites dans cet ouvrage, en ne publiant que des exemples de maladies aiguës, ou de quelques autres affections qui en sont la suite, me dispensent de rapporter ici toutes les formules dont je fais usage : j'ai voulu seulement faire voir que je n'admets que les plus simples et les plus directes ; que j'évite celles dont la composition est contraire aux principes de la chimie, et autant qu'il est possible celles où entrent des substances exotiques. C'est ainsi, par exemple, que pour diminuer l'irritation des poumons dans les hémoptysies actives, je prescris des bols composés de nitre incorporé avec quatre fois davantage de conserve de roses ; que dans les écrouelles j'ai fait prendre le muriate de baryte à la dose d'un grain dissous dans deux onces d'eau distillée. De même dans les affections vermineuses rebelles, je prescris dix grains de mercure doux (muriate mercuriel doux) avec vingt-cinq ou trente grains de rhubarbe en poudre, pour prendre en trois doses. Dans le rhumatisme chronique, je rends la teinture de résine de gaïac plus active en ajoutant à l'alcool un tiers d'ammoniaque liquide. J'ai adopté aussi quelques formules simples qu'on trouve à la suite du premier volume de Stoll (1), et je ne puis que recommander la lecture des observations générales sur les remèdes, faites par ce médecin habile et insérées dans le premier volume. Quel résultat en effet peut-on attendre des médicamens, si on ne les considère que relativement à l'espèce de la maladie qu'on veut combattre, s'ils ne sont *faciles à trouver, simples, appropriés à l'âge, à l'idiosyncrasie, au goût et à l'habitude?*

L'attention constante que je mets depuis plus de dix ans à étudier l'histoire des maladies dans les hospices, et à éviter la médecine symptomatique, devoit être un sûr garant de l'économie extrême que je mets dans l'usage des drogues, d'autant plus que j'ai toujours cherché à donner la plus grande latitude à la médecine expectante. J'ai eu d'ailleurs constamment pour maxime d'éviter les médicamens les plus dispendieux, et d'aller à mon but par les moyens les plus simples, surtout dans mes leçons cliniques, pour ne point augmenter la confusion et l'obscurité qui souvent enveloppent la marche de la maladie par un surcroît de médicamens superflus et propres à produire des symptômes accessoires. Par quelle étrange singularité la Commission

---

(1) *Médecine Pratique de Maximilien Stoll*, etc., traduction nouvelle; par *P. A. O. Mahon*, professeur à l'École de Médecine de Paris, etc. Paris, an 9. Chez *J. A. Brosson*, impr.-libraire, et *Gabon*, place de l'École de Médecine.

exécutive des hospices a-t-elle cru voir (1) un abus de médicamens dans l'hospice de la Salpêtrière, et comparer même à cet égard le résultat des dépenses avec celles des hôpitaux et des hospices où les formules les plus compliquées et les plus encombrées de médicamens exotiques sont en usage ? Il faut que l'ordre qui règne à la Salpêtrière soit bien admirable, pour que sa sollicitude et sa vigilance n'aient pu jusqu'ici découvrir que ce genre d'abus. Mais je crois devoir une réponse plus directe à sa lettre, et c'est dans cette vue que j'ai fait faire un relevé exact des médicamens employés dans les salles de médecine pendant un temps déterminé ; j'ai choisi les deux mois de l'année où les malades affluent le plus, c'est-à-dire les mois de nivôse et de pluviôse (an 9). Pour avoir sous mes yeux ce résultat, j'ai construit une table divisée en plusieurs colonnes verticales, et dont je supprime ici les détails pour éviter les longueurs. Dans la première colonne sont inscrits les noms particuliers des médicamens ; dans la deuxième le prix du kiliogramme ; dans la troisième la quantité consommée ; dans la quatrième la valeur de la quantité consommée. L'addition faite, la somme totale s'est élevée à 1,000 francs 35 cen-

(1) *Lettre du* 18 *ventôse an* 9. Il est dit dans cette lettre que la journée des malades est de 9 centimes à l'hospice de la Salpêtrière, tandis qu'elle est seulement de 7 centimes au grand Hospice d'Humanité.

times 6 millièmes : or le nombre des journées s'est trouvé de seize mille neuf cent quatre-vingt-trois. Réduisant donc la somme totale en centimes, et divisant le tout par le nombre de journées, je trouve un peu moins de six centimes par journée. A quoi tient cette différence entre les résultats de mon calcul et ceux qui sont sortis des bureaux des hospices? est-ce une petite tracasserie suggérée? Je ne perdrai point le temps à débrouiller cette énigme.

L'esprit d'ordre et l'extrême simplicité que je me suis toujours proposé d'établir dans la matière médicale, ont dû me porter à rechercher sur quels objets porte principalement la dépense dans la table dont je viens de parler. Pourroit-on penser que l'article relatif à la manne soit susceptible de réforme, puisque sur près de dix-sept mille journées de malades, la dépense sur ce point ne s'est élevée qu'à dix-huit francs. Elle n'a guère outre-passé la somme de six francs pour les pastilles d'ipécacuanha. C'est encore bien moins pour le séné qu'on croit indispensable dans les purgatifs, puisqu'à cet égard la dépense n'a été portée qu'à la mince somme de deux francs douze centimes. Les progrès qu'a faits de nos jours la pharmacie chimique, peuvent-ils s'accorder avec l'usage de la thériaque, de la confection alkermès, de la confection d'hyacinthe, de l'essence d'absinthe composée de Wedelius, et autres monstruosités pharmaceutiques de ce genre, que j'ai supprimées dans mon formulaire, ou plutôt que je renvoie à la docte crédulité de nos bons aïeux, en les remplaçant par quelque substance tonique simplement combinée avec un calmant? Mais on ne doit point oublier que j'exerce la médecine parmi des personnes très-avancées en âge, dont plusieurs sont sujettes à des affections catarrhales très-invétérées, surtout pendant l'hiver, et dont quelques-unes même sont déjà tombées dans la phthisie. Ne seroit-ce point une économie déplacée que de leur refuser quelque julep ou quelque potion pectorale pour adoucir un peu leurs maux, et puis-je ne point faire un fréquent usage du sirop de guimauve qui est l'objet le plus dispendieux, surtout en hiver (la somme en a été de deux cent soixante-dix-sept francs, pour deux mois dont je parle)? puis-je ne point faire entrer le miel ou le sirop de miel dans les boissons pectorales que je suis obligé de donner avec une sorte de profusion, durant les saisons rigoureuses? Que de maladies organiques, comme des squirres du pylore, des ulcérations des intestins, des douleurs vives de colique, où est nécessaire le sirop de diacode, ou le laudanum liquide de Sydenham (le premier s'est élevé à la somme de soixante et onze francs, et le dernier à celle de sept francs dix-neuf centimes)! Un des objets les plus dispendieux (il a été porté à cent soixante-dix francs cinquante-six centimes), et c'est même une suite nécessaire des localités, est l'usage de l'eau de mélisse alcoolisée qui entre dans les potions fortifiantes, pour soutenir les forces défaillantes des femmes les plus avancées en âge, et quelquefois même dans leur boisson, pour les rendre un peu plus animées. C'est donc uniquement le bien des malades qui me dirige dans l'emploi de certains remèdes, indépendamment d'aucune autre considération; j'élague ceux qui sont superflus, mais je conserve ceux que je crois utiles, et je ne crois pas avoir à invoquer sur ce point la munificence nationale.

Il peut paroître arbitraire d'employer habituellement tel ou tel remède exotique ou indigène, et d'adopter des formules plus ou moins compliquées dans un hôpital ou hospice; mais ce qui ne l'est pas, et ce qui peut être regardé comme la pierre de touche de l'exercice régulier de la médecine, est un compte exact et authentique rendu mois par mois, sur le genre de morts qui ont eu lieu, et sur les apparences qu'ont manifestées à l'intérieur les restes froids et inanimés de ceux qui ont succombé. C'est cette tâche délicate que je me suis constamment imposée dans les cours particuliers de clinique que je fais depuis plus de quatre années; et c'est en présence de plus de cinquante élèves, que se font ces examens cadavériques. Les apparences qui se manifestent alors, sont comparées avec l'histoire des maladies; et s'il pouvoit y avoir quelque artifice, quelque rétiscence concertée, que de voix pourroient s'élever pour les confondre! Les histoires détaillées des maladies aiguës, que je rapporte au commencement de cet ouvrage, font assez connoître la nature de celles qui sont le plus souvent funestes; et l'autopsie après la mort, en montrant la gravité du mal, ne fait-elle pas aussi voir l'impuissance d'en arrêter les progrès? En parcourant mes journaux d'observation mois par mois, je trouve parmi ces maladies des péripneumonies simples, accompagnées de symptômes très-intenses, et rendus plus graves par un âge très-avancé; le plus souvent aussi, des fièvres adynamiques, ou simples, ou compliquées soit avec la fièvre gastrique, soit avec le catarrhe pulmonaire ou la péripneumonie. La fièvre ataxique enfin, en attaquant presque toujours l'origine des nerfs, n'enlève-t-elle point à la nature toutes ses ressources, et laisse-t-elle quelque chance favorable pour la guérison? Nul objet n'a plus fixé mon attention depuis que j'exerce la médecine dans les hospices, que les maladies qui ont été mortelles, et je ne crains pas d'avancer que si ma place ne me rend à cet égard responsable qu'à moi-même, personne ne s'est jugé avec plus de sévérité. Dix années de cet exercice, partagées entre les travaux de l'enseignement public ou particulier, et les observations cliniques, m'ont à peine laissé quelques momens de relâche, et je crois enfin être parvenu à ce degré d'enchaînement dans les idées, et de méthode, qu'il est très-difficile qu'il m'échappe une erreur dont je ne puisse aussitôt me rendre un compte sévère, et la convertir même en une leçon utile pour l'avenir, ce qui est peut-être le seul terme qu'il soit permis d'atteindre à la fragilité humaine.

A travers tous les systèmes et les opinions qui se sont succédés en médecine, et qui laissent souvent les esprits superficiels dans un état de fluctuation et d'incertitude sur l'efficacité des remèdes, et les principes du traitement; il y a un objet fondamental sur lequel le médecin d'hôpital ou d'hospice, dégagé de toute prévention, peut toujours se fixer: c'est de porter une attention particulière au nécrologe, de rechercher non-seulement le caractère des maladies qui ont été funestes, mais encore les rapports de la mortalité respective de diverses saisons et de diverses années. Ce rapport a-t-il augmenté durant un mois ou une saison particulière, surtout comparativement à un mois antérieur, ou à une saison correspondante de l'année précédente; il faut qu'il prenne aussitôt l'alarme, et qu'il recherche si c'est une suite de la constitution médicale, ou bien si cet effet est dû à un vice de local, ou à quelque négligence, quelque prévention erronée. C'est dans des cas semblables, qu'oubliant son malheureux bonnet de docteur qui fait si souvent croire à l'infaillibilité, il faut qu'il exerce sur lui-même une censure sévère, et qu'il appelle à l'instant une réforme. Au mois de brumaire de l'an 4, j'avois observé six morts sur soixante-quinze enfans malades qu'on avoit transportés à l'infirmerie depuis la deuxième jusqu'à la dixième année de l'âge : le mois suivant, je fus frappé de voir combien la mortalité avoit augmenté parmi ces enfans, puisque sur le nombre total de quarante-neuf qui avoient été reçus à l'infirmerie durant ce mois, il en étoit mort douze, c'est-à-dire le quart ; ce qui me parut excessif et produisit en moi la plus vive sollicitude. J'examinai avec la plus grande attention tous les objets de salubrité, soit ceux de la salle où ces enfans étoient traités, soit l'état du dortoir qu'ils habitoient avant leur entrée dans leur infirmerie. Les objets de réforme portèrent sur trois points principaux : 1°. je fis améliorer la nourriture d'un certain nombre d'enfans du dortoir des scrophuleux et des teigneux, qui étoient les plus languissans, et qu'on nous envoyoit quelquefois à l'infirmerie dans un état désespéré. 2°. Je fis transporter les enfans malades dans un rez de chaussée assez vaste et voisin d'une petite promenade, pour qu'on pût veiller avec soin à leur propreté, et leur faire jouir, dès les premiers jours de leur convalescence, des bienfaits de la lumière du soleil et d'un air salubre. 3°. Comme la petite vérole faisoit beaucoup de ravages dans la salle où ils étoient entassés, je consacrai une salle isolée pour y pratiquer l'inoculation, comme je l'ai déja dit précédemment (343) ; et c'est depuis cette époque que le nombre des enfans qui ont succombé en un semestre, s'est élevé à peine à celui du mois de frimaire de l'an 4.

Doit-on juger d'un hospice consacré à la vieillesse et en partie à l'enfance, comme on juge d'un hôpital où la plupart des malades soumis au traitement sont dans l'âge adulte? Dans ce dernier cas la nature ne jouit-elle pas de toutes ses ressources, tandis que dans un âge avancé les maladies peu graves peuvent devenir par cette seule circonstance très-dangereuses? Tous les relevés des registres n'attestent-ils point combien dans l'enfance, les chances de la durée de la vie sont contraires? Ce sont ces réflexions qui me suggérèrent dès les premières années de l'exercice de la médecine à la Salpêtrière, de dresser des tables de mortalité avec désignation des périodes de la vie; et voici les résultats que me donna le trimestre d'automne de l'an 4, époque de la plus grande mortalité dans les hospices par une suite des années de disette générale, et des événemens de la révolution (350). Sur soixante-cinq malades qui succombèrent dans les infirmeries en vendémiaire, onze étoient au-dessous de la dixième année de l'âge, quarante entre la soixantième et la quatre-vingtième: on ne comptoit donc que treize morts entre la dixième et la soixantième année de l'âge. En brumaire six enfans avoient péri entre la première et la dixième année, soixante-cinq entre la soixantième et la quatre-vingtième, et neuf dans les âges intermédiaires à la dixième et à la soixantième année; résultat encore analogue quoiqu'avec des différences pour le mois de frimaire, puisque sur quatre-vingt-dix-huit malades qui succombèrent durant ce mois, douze étoient au-dessous de la dixième année, soixante-huit entre la soixantième et la quatre-vingtième, et dix-huit depuis la dixième jusqu'à la soixantième. Pour avoir un dernier résultat qui puisse être saisi d'un coup d'œil, je vais me borner au résumé suivant.

Depuis 1 an jusqu'à 60 :

Réceptions. . 437. Morts. . 73. Rapport. . 6 : 1.

Depuis 60 ans jusqu'à 80, et au-delà :

Réceptions. . 339. Morts. . 169. Rapport. . 2 : 1.

Si on ne fait point la distinction des périodes de la vie, le rapport général des réceptions aux morts est d'environ 3 à 1, ce qui seroit excessif si on ne connoissoit point toutes les circonstances (285) qui ont concouru à le produire. En mettant un intervalle de plusieurs années pour mieux sentir les différences, il est consolant de pouvoir offrir un rapport bien plus avantageux pour l'automne de l'an 8. Le nombre des malades entrés à l'infirmerie s'est élevé durant ce trimestre à trois cent-soixante-cinq ; le total du nombre des morts à trente-deux ; le rapport par conséquent de l'un à l'autre est de 11 à 1. Je ne veux point faire honneur à la médecine seule, d'un changement aussi favorable, quoiqu'une connoissance plus profonde des localités, une application constante de quatre années à perfectionner la description historique des maladies, et l'espèce de perfectionnement qu'a acquis ma méthode de classification, puissent aussi revendiquer un peu leur influence particulière. Mais on ne peut méconnoître les effets produits par les améliorations faites dans la diatétique comparativement à l'an 4 : les objets consommés soit dans les infirmeries, soit dans les dortoirs, ne peuvent être comparés pour l'abondance et les qualités, au déplorable dénûment dans lequel gémissoient les hospices durant l'an 3 et l'an 4. La dégustation rigoureuse que nous faisons tour à tour le chirurgien en chef et moi, des alimens des infirmeries depuis que la consommation n'est plus au compte de l'administration, produit nécessairement un potage, de la viande et des légumes de meilleure qualité, un vin bien plus restaurant; ce qui influe puissamment sur le maintien de la santé, et l'issue heureuse des maladies des personnes débilitées par les infirmités et le progrès de l'âge. Il y a encore beaucoup d'objets à réformer et d'améliorations à introduire dans les hospices, par une nouvelle organisation ; mais l'état actuel des choses est bien supérieur à celui des années les plus orageuses de la révolution.

Les trimestres d'automne de l'an 8 et de l'an 9 ont été déja comparés entr'eux (302 .... 307), et les détails que je donne sur ces objets de comparaison doivent facilement faire pressentir que les rapports de mortalité dans ces deux trimestres doivent être différens : or c'est là le résultat d'un calcul rigoureux. On comptoit au premier vendémiaire de l'an 9, dans les infirmeries des maladies internes, cent soixante-dix-neuf malades; il en est entré soixante-dix-huit durant ce mois, en brumaire quatre-vingt-huit, en frimaire quatre-vingt-neuf. Le nombre total des malades a donc été durant ce trimestre de trois cent trente-quatre; ce qui divisé par le nombre de morts donne 9 à 1; celui du trimestre d'automne de l'an 8 a donné un rapport, comme je l'ai dit ci-dessus, de 11 à 1. Je finirai tous ces recensemens par faire remarquer que la mortalité de l'an 9 pris en entier offre à très-peu près le rapport de 9 à 1 (1). Quelle différence prodigieuse avec l'an 4, si remarquable par les suites de la disette et des événemens tumultueux de la révolution! Un accroissement gradué de population a toujours été regardé comme un des signes les moins équivoques de la prospérité croissante d'une ville, d'une contrée ou d'un empire. De même un rapport décroissant de mortalité dans un hôpital ou un hospice, n'est-il point un témoignage irréfragable que donne la médecine de ses principes et de sa dignité, en luttant contre les efforts de la destruction et de la mort? Et que ne dois-je point attendre, si je viens à être secondé par un ordre régulier dans le service de ces établissemens publics, comme l'annonce leur organisation prochaine?

---

(1) Le nombre des malades reçus a été de 2,543, et celui des morts de 270.

FIN.

TABLE ANALYTIQUE DES MATIÈRES.

INTRODUCTION.

AVANT-PROPOS.

• •

SECTION PREMIÈRE.

HISTOIRES des maladies classifiées dans l'ordre systématique de la Nosographie philosophique.

Considérations préliminaires.

Quatre années d'épreuves prouvent que la médecine n'est point une science de tâtonnement, et qu'elle peut être asservie à la marche des sciences naturelles, 3. Une formule générale pour recueillir et tracer les histoires particulières, est indispensable, 4. Elle doit se borner, 1°. aux recherches à faire auprès d'un malade qu'on voit pour la première fois, 5; 2°. à recueillir ce qui se passe jour par jour, 6. Dans cette exploration, il faut rejeter toute discussion accessoire, s'en tenir aux objets qui tombent sous les sens, *ib.*; diriger son attention sur les objets essentiels, 7; se familiariser avec les espèces simples, 8, pour passer ensuite aux complications, 9; ne pas se laisser surprendre par des symptômes sous lesquels se masquent souvent les maladies à leur début, 9; distinguer les symptômes accidentels des signes essentiels, 10; estimer comparativement la valeur de chacun, pour établir un bon pronostic, *ib.* Quelque facile que soit l'application de ma méthode, il est des cas où l'on peut se méprendre, 11, soit que l'on prenne une indisposition légère pour une affection grave, *ib.*, soit que l'on ait à faire à une maladie qui ne se marque par aucun signe sensible : exemple de péripneumonie latente, 12.

CLASSE PREMIÈRE.

FIÈVRES PRIMITIVES.

ORDRE 1er. *Fièvres angioténiques.*

Genre 1er. *Fièvre angioténique.*

Espèce 2e. Synoque simple. — Obs. 1re. Terminaison par une forte hémorragie nasale, 15. — Obs. 2e. Leu-

— Obs. 2e. Fièvre méningo-gastrique continue, terminée le huitième jour par une fièvre tierce dont les accès ont cessé après le quarantième jour, 30. — Obs. 3e., obs. 4. Sont-ce des fièvres tierces atoniques, ou bien des fièvres tierces gastriques simples? 32-33.

Genre 4e. *Fièvre rémittente gastrique.*

Espèce 1re. Rémittente gastrique. — Obs. 1re. Dévoiement dès l'invasion; du dixième au douzième jour diminution des accès; le treizième, paroxisme; terminaison le seizième, 33. — Obs. 2e. Symptômes adynamiques légers du sixième au douzième jour; terminaison le dix-septième, 34. — Obs. 3e. Affection morale; vomissement opiniâtre; terminaison funeste après le quarante-deuxième jour, 36. — Obs. 4e. Dès le dix-neuvième jour, mauvais caractère de la fièvre; le vingt-quatrième, écart de régime: diarrhée le lendemain; terminaison funeste le quarante-quatrième, 38.

ORDRE 3e. *Fièvres adénoméningées.*

Genre 5e. *Adénoméningée continue.*

Espèce 1re. Fièvre muqueuse. — Obs. 1re. Solution par le ptyalisme, 42. — Obs. 2e. Terminaison du quarante et unième au quarante-deuxième jour par des sueurs qui persistent plus de quinze jours, 43. — Obs. 3e. Assoupissement pendant la seconde période; terminaison le cinquantième jour, 46. Obs. 4e. Convalescence très-longue marquée par une excrétion muqueuse très-abondante, *ib.*

Genre 6e. *Fièvre quotidienne intermittente.*

Espèce 1re. Quotidienne vraie. — Obs. 1re. Complication avec le rhumatisme chronique; accès tous les soirs; solution lente, 49. — Obs. 2e. Epoque critique: accès variables pour l'heure de l'invasion; ils ont dégénéré en paroxisme, 50.

CLASSE DEUXIÈME.

PHLEGMASIES.

ORDRE 1er. *Phlegmasies des membranes muqueuses.*

Genre 16e. *Catarrhe pulmonaire.*

Genre 26e. *Entérite.*

treizième, dépôt à la vulve, 157. — Obs. 3e. Goutte asthénique; colique, symptômes légers jusqu'au huitième jour, très-intenses jusqu'au quatorzième; rémission le quinzième, convalescence le vingt-quatrième, 158. — Obs. 4e. Constipation vingt jours avant la maladie et pendant son cours; terminaison funeste. Conduit intestinal distendu par un amas de matières stercorales, 161. — Obs. 5e. Fièvre intermittente à laquelle s'est joint un entérite; terminaison funeste, 161. — Obs. 6e. Dès l'enfance, coliques, vomissemens spontanés, exposition à l'air frais; terminaison funeste le septième jour. Etat squirreux de la portion intestinale où le rectum s'unit au colon, 163.

OBSERVATIONS *pour servir à l'histoire des lésions organiques du conduit intestinal.*

Obs. 1re. Menstrues remplacées par une hémorragie intestinale, diarrhée remplacée par la leucorrhée; apparition des menstrues; depuis un an, dévoiement colliquatif; mort. Tunique muqueuse de l'iléon ulcérée, 166. — Obs. 2e. Depuis six mois, hémorragie intestinale; légère colique, apoplexie, rectum ulcéré, 167.

ORDRE 3e. *Phlegmasies des glandes, du tissu cellulaire ou des viscères.*

Genre 29e. *Péripneumonie.*

Espèce 1re. Péripneumonie simple. — Obs. 1re. Terminaison du quatrième au cinquième jour, 168. — Obs. 2e. Le troisième jour, saignée du bras; le septième, urine abondante qui a jugé la maladie, 169. — Obs. 3e. Cinquième jour, extension de la douleur; huitième, rémission; dixième, crachats épais, muqueux, 170. — Obs. 4e. Elisabeth Orset, exposée aux vapeurs de l'acide nitrique; terminaison par la phthisie pulmonaire, 172. — *Variété.* Pleuro-péripneumonie avec carnification. — Obs. 5e. Mort le sixième jour. Concrétion membraniforme, poumon droit carnifié,

il reste bien des recherches ultérieures à faire : la découverte du quinquina a plus nui à la doctrine de ces fièvres qu'elle ne lui a été utile, 251. — La distribution méthodique des fièvres facilite leur comparaison, et est très-utile pour la formation des genres et des ordres. Quoique les fièvres ne puissent être distribuées d'après leur siége, on ne peut nier que l'affection ne se porte essentiellement sur certaines parties : dans la fièvre angioténique, le système vasculaire sanguin est essentiellement irrité; il en est de même du système digestif dans la fièvre méningogastrique; la fièvre adynamique se marque par la diminution de la contractilité musculaire; dans la fièvre ataxique, on ne peut méconnoître la lésion de l'origine des nerfs, 252. — Un nouvel objet de comparaison est le résultat du rapprochement des fièvres comprises dans les trois premiers ordres, avec celles renfermées dans les deux suivans. Dans le premier, la marche des symptômes est régulière, la nature jouit de tous ses droits, la solution est heureuse; dans les fièvres des deux autres ordres, l'impuissance ou l'irrégularité de la nature ne laissent au médecin que le spectacle d'une mort presque toujours inévitable, 254. — La distribution des maladies d'après la structure et les fonctions des parties, a dû faire distinguer les fièvres essentielles des phlegmasies. Même marche dans la description et la distribution des maladies de cette classe; après avoir décrit les objets simples, on a passé à ceux qui sont compliqués : ceux-ci ont été analysés; le catarrhe pulmonaire, la pleurésie, la péripneumonie, offrent des exemples d'affections simples et compliquées, distribuées d'après les mêmes principes, 256. — Une des maladies dont l'histoire est la moins avancée, c'est le squirre : je donne plusieurs observations pour servir à l'histoire des lésions organiques de l'estomac et du conduit intestinal, 259. — S'il est utile de faire connoître les bons effets des médicamens, il ne l'est pas moins de constater les ressources de la nature; nouveaux faits pris de la péripneumonie simple et compliquée, ajoutés à ceux publiés déjà d'après ce principe, 260. — Stoll remarque que la saignée et le vésicatoire ayant échoué en 1777 contre le rhumatisme, il obtint le plus grand succès des évacuans, comme si les ressources de la nature étoient impuissantes contre cette maladie; les exemples pris du rhumatisme simple et compliqué prouvent combien on doit compter sur ses ressources, 264. — Il est aussi des cas où les secours de l'art et de l'amitié sont de la plus haute importance : si on rapporte quelques exemples de croup, c'est plutôt pour prouver ce dernier fait, que pour faire connoître les caractères de cette maladie, 266. — La goutte n'afflige pas seulement l'opulence; elle tourmente le pauvre, elle prend alors un caractère particulier; elle s'observe dans les hospices, sa rétrocession cause des accidens mortels : pouvoit-on négliger de la faire connoître par des exemples? 267.

SECTION SECONDE.

Influence des localités, des saisons et du traitement, sur les maladies observées à l'hospice de la Salpêtrière.

Les caractères fondamentaux en histoire naturelle doivent être distingués des formes accidentelles. Les plantes ont une disposition particulière qui ne permet pas de les confondre entr'elles; elles sont susceptibles d'une foule de variétés déterminées par les climats, les saisons, la culture. Il en est de même des maladies : outre les symptômes essentiels, elles éprouvent des modifications des circonstances environnantes, 269. — L'organisation étant constante, ses altérations doivent produire des symptômes constans; c'est ce que prouve la comparaison des présentes observations, avec celles qui ont été observées dans tous les temps. Il reste à démêler les modifications que les maladies éprouvent de la position des lieux, des saisons, du traitement, 270.

§ Ier. *Effet des localités.*

La nécessité des descriptions topographiques a été vivement sentie. Hippocrate, qui a ouvert la carrière, prend pour base des contrées trop vastes : ceux qui l'ont imité, et qui, tel que Baillou, ont décrit des épidémies, bornés à leurs maladies d'habitude, ont laissé échapper des objets utiles. Sarconne, qui a décrit l'épidémie muqueuse de Naples, a tenu correspondance avec les principaux médecins; comment accorder l'opinion diverse d'un grand nombre d'individus? Les hôpitaux où l'on reçoit toute sorte de malades ne peuvent encore faire connoître l'influence des localités; mais un hospice de cinq mille personnes toujours soumises aux mêmes influences, est une circonstance heureuse dont il seroit mal-adroit de ne pas profiter, pour se faire une idée exacte des localités, 271. — La Salpêtrière semble réunir presque toutes les causes physiques et morales propres à débiliter : l'âge avancé, les maladies invétérées, les chagrins, la séparation des parens, la nature des eaux, la qualité peu restaurante des alimens; telles sont les causes sans cesse agissantes sur cette grande masse d'infirmes, 272. — L'hospice est placé sur le penchant d'une colline, au voisinage de la Seine et de la rivière de Bièvre, ce qui surcharge l'air d'humidité; cet inconvénient est augmenté par l'étendue des salles constamment habitées, et dont l'air est rarement renouvelé pendant les trois saisons de l'année. L'air humide et surchargé de parties hétérogènes, dispose aux fièvres gastriques et adynamiques, ainsi qu'aux catarrhes, 273. — Le défaut d'exercice à cause de l'âge, des infirmités, rålentit les sécrétions habituelles; il s'en établit de supplémentaires par quelqu'une des membranes muqueuses. L'inactivité morale, entretenue par l'indifférence pour les objets de première nécessité, laisse ces individus dans une sorte de végétation et dans la langueur apathique de l'insouciance, ce qui fait désirer l'établissement des ateliers dans les hospices, 274. — Tous les moyens chimiques sont négligés pour la préparation des alimens; aussi quelle ressource pour restaurer des infirmes dont l'état de débilité réclameroit une nourriture succulente? 276. — On n'obtient le vin qu'à soixante-dix ans; plusieurs infirmes s'en imposent la privation pour pourvoir à des goûts depuis long-temps

§ II. *Influence des saisons sur les maladies, et nouvelle manière de la déterminer avec méthode.*

Un hospice habité par plus de cinq mille personnes soumises à une même manière de vivre dans toutes les saisons de l'année, aux mêmes influences physiques et morales, offre toutes les chances les plus favorables à la détermination de la constitution médicale. Il suffit de tenir compte mois par mois des maladies, de noter celles qui sont les plus fréquentes, et de les comparer avec l'état de l'atmosphère, 292. — Hippocrate le premier a décrit les constitutions médicales; pouvoit-il déterminer avec précision les divers météores et les variations de l'atmosphère? A la renaissance des lettres en Europe, Baillou ne pouvoit mieux faire. Sydenham admet certaines maladies indépendantes des variations atmosphériques. Mais peut-on admettre des fièvres stationnaires, peut-on surtout ranger de ce nombre la peste, la dyssenterie, la petite vérole? 293. — Huxham appela la physique au secours de la médecine, et détermina avec plus de précision les causes propres à influer sur les maladies; mais ces dernières furent indiquées par leurs caractères génériques, sans désignation du nombre. Razous publia ses *Tables nosologiques*; il négligea la désignation des espèces, 295. — Exemple de la nouvelle méthode de tracer les constitutions, pris du trimestre d'automne an 8, 296. — La distinction des maladies en simples et en compliquées, outre qu'elle est le résultat direct de l'observation, est encore un des moyens les plus sûrs pour fixer le caractère des constitutions. Suffiroit-il en effet de citer la fièvre adynamique? n'est-il pas nécessaire d'indiquer si elle est simple ou compliquée, puisque la complication peut être l'effet ou des localités ou de la saison? 301. — Méthode pour tirer, par induction, le caractère de la constitution médicale; exemple pris du trimestre d'automne an 8, dont la constitution est muqueuse ou pituiteuse, 302. — Considérations critiques sur le rôle que Stoll fait jouer à la pituite dans la constitution de 1779, 303. — Mêmes reproches adressés à

me borne à mettre en opposition la marche analytique que je suis, 319.

§ III. *Détermination des vrais principes de ce qu'on nomme médecine expectante ou agissante.*

Stahl, dans les notes très-judicieuses qu'il a publiées sur l'ouvrage d'Harvée, a fixé le vrai sens de ce qu'on appelle médecine expectante et agissante; Voulonne entr'autres a publié une dissertation sur ce sujet. Pour le bien traiter, il falloit un grand nombre d'observations bien classées, remarquer celles qui ont une marche régulière, une terminaison heureuse, noter celles où la nature paroît entravée, et qui ont une solution funeste; c'est en suivant ce plan que je me propose de traiter cette question, 321. — L'observation ayant fait connoître la marche générale d'une maladie et ses variétés, on connoît déjà les principes généraux du traitement et ses modifications. La fièvre angioténique qui, chez les sujets forts et robustes, peut devenir grave par le danger de quelque phlegmasie et exiger la saignée, n'a, dans d'autres cas, besoin que d'être livrée à elle-même, 322. — L'usage des purgatifs plus ou moins répétés dans les fièvres gastriques, tient à une erreur générale, tandis que la diarrhée symptômatique prolonge cette maladie ou la rend plus grave, 323. — On a assez écrit sur les fièvres intermittentes, en considérant le quinquina comme leur spécifique. Avant sa découverte, il y avoit des fièvres intermittentes; les anciens employoient la camomille en friction, les évacuans après le quatrième accès, ou bien les sudorifiques. J'ai voulu m'assurer d'abord dans combien d'accès elle se terminoit, livrée à elle-même; pour cela, j'ai tenu note et je donne le tableau des fébricitantes guéries pendant le semestre de l'an 6 : sur soixante, trente-six ont été guéries au onzième accès ou avant; les plus opiniâtres, au nombre de quatre, se sont prolongées jusqu'aux trente et unième et trente-deuxième accès. En abandonnant ces fièvres à elles-mêmes, les rechutes, les obstructions viscérales,

destinés qu'à réveiller l'attention des observateurs ; elle exige bien des recherches encore ; elle est du ressort de la médecine active, 340. — Les fièvres intermittentes ataxiques ont été très-bien décrites : j'en rapporte peu d'exemples. Dans le traitement, je n'ai jamais forcé le quinquina, souvent on n'a eu en vue que de ramener la fièvre à une fièvre intermittente bénigne, 342. — Les phlegmasies ont aussi leur marche, leurs symptômes, leur terminaison, qui sont l'ouvrage de la nature ; ces avantages ne peuvent avoir lieu que lorsque nulle circonstance individuelle ne s'oppose au libre développement des forces. Si la constitution du malade est détériorée, si la phlegmasie se complique avec une fièvre grave, les principes du traitement doivent être dirigés d'après ce double rapport, 343. — Si le catarrhe est simple, tous les moyens de l'art ne peuvent en hâter la terminaison ; ils doivent se borner à adoucir les symptômes. Si le catarrhe est produit par la rétrocession de quelque affection cutanée, il faut agir sur la peau ; s'il est compliqué de symptômes gastriques, on donne l'émétique ; la médecine agissante reprend tous ses droits contre le catarrhe adynamique, 345. — Pour fixer les idées relativement à la pleurésie, si souvent confondue avec la péripneumonie, il a fallu rapporter des exemples de pleurésie simple ; si les symptômes sont modérés, la saignée est superflue, 346. — Considérations sur les maladies aiguës ou chroniques qui ont leur siége à l'estomac ou aux intestins, 348. — Dans la péripneumonie, il importe de distinguer celle qui marche avec des symptômes modérés, pour ne pas prodiguer inutilement la saignée ; il est aussi très-intéressant de bien connoître les complications, soit avec la fièvre gastrique dans laquelle on peut se fier à la nature, soit avec la fièvre adynamique dans laquelle on est sans cesse contrarié, 352. — Considérations sur l'hépatite et la néphrite, soit aiguës, soit chroniques, relativement à leurs symptômes, à leur traitement, 354. — Depuis qu'on a considéré les phlegmasies d'après leur siége et la nature des parties affec-

substances végétales, 377. — La boisson ordinaire est la décoction d'orge acidulée avec le sirop de vinaigre ou l'oxymel; proscription du tamarin comme exotique et souvent infidèle, 378. — Le tartrite antimonié de potasse est le vomitif préféré; jamais il n'est associé à l'ipécacuanha, 379. — Les purgatifs exotiques sont aussi dégoûtans qu'inutiles: pourquoi ne pas s'en tenir aux indigènes? 380. — Usage modéré du quinquina contre les fièvres intermittentes; les indigènes suffisent communément; mais toute espèce de fébrifuge est bannie du traitement de la fièvre tierce compliquée de l'époque critique, 382. — Remarques critiques sur le siége des fièvres intermittentes d'après les anciens, et sur la méthode de traitement, fondée sur l'usage des savonneux, des apéritifs, des évacuans, des fébrifuges donnés successivement ou alternativement; application de ces remarques au traitement de la fièvre quarte, 384. — L'observation la plus constante a appris que les fièvres intermittentes cèdent aux amers; c'est ce qui fait employer les amers indigènes, continués longtemps, et suspendus pour prévenir l'habitude, 386. — L'influence des localités doit être étudiée pour étendre, modifier l'usage de certains remèdes: aussi faut-il éviter de prendre littéralement les formules publiées par les divers auteurs. Par exemple, à la Salpétrière, les toniques doivent dominer dans la plupart des maladies aiguës ou chroniques; ainsi la facilité qu'ont les fièvres gastriques de se compliquer avec la fièvre adynamique, fait employer la boisson vineuse; dans la fièvre adynamique, outre la boisson vineuse, on donne quelquefois la potion fortifiante; dans le catarrhe, la boisson pectorale est rendue tonique par l'addition de quelque eau distillée, ou même de l'alcool; la péripneumonie adynamique semble faire échouer toutes les ressources de la pharmacie, par l'opposition entre la marche de ces deux maladies, 387. — Le petit nombre de formules qui précèdent, a été cité pour faire sentir l'avantage de choisir les plus simples et les plus directes: c'est ce que l'on verra encore dans celles qui suivent, 390.

ERRATA.

PAGE 29, *ligne* 12. Intermittente gastrique; *lisez*, tierce.

Pag. 32, *lig.* 9. Sortit, quelques jours avant, languissante des infirmeries; *lisez*, en étoit sortie, quelques jours avant, convalescente d'une fièvre continue.

Pag. 42, *lig.* 5. Muqueuse; *lisez*, espèce 1re. Fièvre muqueuse.

Pag. 49, *lig.* 20. Contusion; *lisez*, contusives.

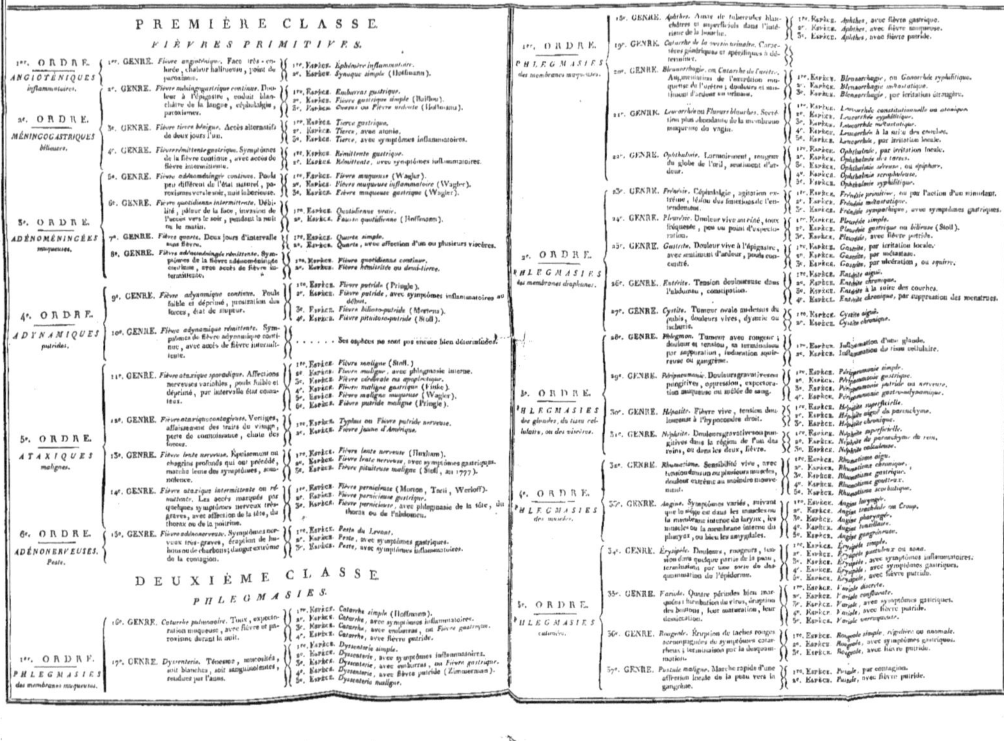

TABLE SYNOPTIQUE
DES ESPÈCES DE MALADIES AIGUËS,
SUIVANT LES PRINCIPES DE LA NOSOGRAPHIE PHILOSOPHIQUE.

PREMIÈRE CLASSE.
FIÈVRES PRIMITIVES.

Ordre	Genre	Espèces
1er. ORDRE. *ANGIOTÉNIQUES inflammatoires.*	1er. GENRE. *Fièvre angioténique.* Face très-colorée, chaleur halitueuse, point de paroxisme.	1re. Espèce. *Éphémère inflammatoire.* 2e. Espèce. *Synoque simple* (Hoffmann).
2e. ORDRE. *MÉNINGOGASTRIQUES bilieuses.*	2e. GENRE. *Fièvre méningogastrique continue.* Douleur à l'épigastre, enduit blanchâtre de la langue, céphalalgie, paroxismes.	1re. Espèce. *Embarras gastrique.* 2e. Espèce. *Fièvre gastrique simple* (Baillou). 3e. Espèce. *Causus ou Fièvre ardente* (Hoffmann).
	3e. GENRE. *Fièvre tierce bénigne.* Accès alternatifs de deux jours l'un.	1re. Espèce. *Tierce gastrique.* 2e. Espèce. *Tierce*, avec atonie. 3e. Espèce. *Tierce*, avec symptômes inflammatoires.
	4e. GENRE. *Fièvre rémittente gastrique.* Symptômes de la fièvre continue, avec accès de fièvre intermittente.	1re. Espèce. *Rémittente gastrique.* 2e. Espèce. *Rémittente*, avec symptômes inflammatoires.
3e. ORDRE. *ADÉNOMÉNINGÉES muqueuses.*	5e. GENRE. *Fièvre adénoméningée continue.* Pouls peu différent de l'état naturel, paroxismes vers le soir, nuit laborieuse.	1re. Espèce. *Fièvre muqueuse* (Wagler). 2e. Espèce. *Fièvre muqueuse inflammatoire* (Wagler). 3e. Espèce. *Fièvre muqueuse gastrique* (Wagler).
	6e. GENRE. *Fièvre quotidienne intermittente.* Débilité, pâleur de la face, invasion de l'accès vers le soir, pendant la nuit ou le matin.	1re. Espèce. *Quotidienne vraie.* 2e. Espèce. *Fausse quotidienne* (Hoffmann).
	7e. GENRE. *Fièvre quarte.* Deux jours d'intervalle sans fièvre.	1re. Espèce. *Quarte simple.* 2e. Espèce. *Quarte*, avec affection d'un ou plusieurs viscères.
	8e. GENRE. *Fièvre adénoméningée rémittente.* Symptômes de la fièvre adénoméningée continue, avec accès de fièvre intermittente.	1re. Espèce. *Fièvre quotidienne continue.* 2e. Espèce. *Fièvre hémitritée ou demi-tierce.*
4e. ORDRE. *ADYNAMIQUES putrides.*	9e. GENRE. *Fièvre adynamique continue.* Pouls faible et déprimé, prostration des forces, état de stupeur.	1re. Espèce. *Fièvre putride* (Pringle). 2e. Espèce. *Fièvre putride*, avec symptômes inflammatoires au début. 3e. Espèce. *Fièvre bilioso-putride* (Mertens). 4e. Espèce. *Fièvre pituitoso-putride* (Stoll).
	10e. GENRE. *Fièvre adynamique rémittente.* Symptômes de fièvre adynamique continue, avec accès de fièvre intermittente.	. . . . . . Ses espèces ne sont pas encore bien déterminées.
5e. ORDRE. *ATAXIQUES malignes.*	11e. GENRE. *Fièvre ataxique sporadique.* Affections nerveuses variables, pouls faible et déprimé, par intervalle état comateux.	1re. Espèce. *Fièvre maligne* (Stoll.) 2e. Espèce. *Fièvre maligne*, avec phlegmasie interne. 3e. Espèce. *Fièvre cérébrale ou apoplectique.* 4e. Espèce. *Fièvre maligne gastrique* (Finke). 5e. Espèce. *Fièvre maligne muqueuse* (Wagler). 6e. Espèce. *Fièvre putride maligne* (Pringle).
	12e. GENRE. *Fièvre ataxique contagieuse.* Vertiges, affaissement des traits du visage, perte de connoissance, chute des forces.	1re. Espèce. *Typhus ou Fièvre putride nerveuse.* 2e. Espèce. *Fièvre jaune d'Amérique.*
	13e. GENRE. *Fièvre lente nerveuse.* Épuisement ou chagrins profonds qui ont précédé, marche lente des symptômes, somnolence.	1re. Espèce. *Fièvre lente nerveuse* (Huxham). 2e. Espèce. *Fièvre lente nerveuse*, avec symptômes gastriques. 3e. Espèce. *Fièvre pituiteuse maligne* (Stoll, an 1777).
	14e. GENRE. *Fièvre ataxique intermittente ou rémittente.* Les accès marqués par quelques symptômes nerveux très-graves, avec affection de la tête, du thorax ou de la poitrine.	1re. Espèce. *Fièvre pernicieuse* (Morton, Torti, Werloff). 2e. Espèce. *Fièvre pernicieuse gastrique.* 3e. Espèce. *Fièvre pernicieuse*, avec phlegmasie de la tête, du thorax ou de l'abdomen.
6e. ORDRE. *ADÉNONERVEUSES. Peste.*	15e. GENRE. *Fièvre adénonerveuse.* Symptômes nerveux très-graves, éruption de bubons ou de charbons; danger extrême de la contagion.	1re. Espèce. *Peste du Levant.* 2e. Espèce. *Peste*, avec symptômes gastriques. 3e. Espèce. *Peste*, avec symptômes inflammatoires.

DEUXIÈME CLASSE.
PHLEGMASIES.

Ordre	Genre	Espèces
1er. ORDRE. *PHLEGMASIES des membranes muqueuses.*	16e. GENRE. *Catarrhe pulmonaire.* Toux, expectoration muqueuse, avec fièvre et paroxisme durant la nuit.	1re. Espèce. *Catarrhe simple* (Hoffmann). 2e. Espèce. *Catarrhe*, avec symptômes inflammatoires. 3e. Espèce. *Catarrhe*, avec embarras, ou *Fièvre gastrique.* 4e. Espèce. *Catarrhe*, avec fièvre putride.
	17e. GENRE. *Dysenterie.* Ténesme, mucosités, soit blanches, soit sanguinolentes, rendues par l'anus.	1re. Espèce. *Dysenterie simple.* 2e. Espèce. *Dysenterie*, avec symptômes inflammatoires. 3e. Espèce. *Dysenterie*, avec embarras, ou *Fièvre gastrique.* 4e. Espèce. *Dysenterie*, avec fièvre putride (Zimmerman). 5e. Espèce. *Dysenterie maligne.*
	18e. GENRE. *Aphthes.* Amas de tubercules blanchâtres et superficiels dans l'intérieur de la bouche.	1re. Espèce. *Aphthes*, avec fièvre gastrique. 2e. Espèce. *Aphthes*, avec fièvre muqueuse. 3e. Espèce. *Aphthes*, avec fièvre putride.
	19e. GENRE. *Catarrhe de la vessie urinaire.* Caractères génériques et spécifiques à déterminer.	
	20e. GENRE. *Blennorrhagie, ou Catarrhe de l'urètre.* Augmentation de l'excrétion muqueuse de l'urètre; douleurs et sentiment d'ardeur en urinant.	1re. Espèce. *Blennorrhagie*, ou *Gonorrhée syphilitique.* 2e. Espèce. *Blennorrhagie métastatique.* 3e. Espèce. *Blennorrhagie*, par irritation étrangère.
	21e. GENRE. *Leucorrhée ou Fleurs blanches.* Sécrétion plus abondante de la membrane muqueuse du vagin.	1re. Espèce. *Leucorrhée constitutionnelle ou atonique.* 2e. Espèce. *Leucorrhée syphilitique.* 3e. Espèce. *Leucorrhée métastatique.* 4e. Espèce. *Leucorrhée* à la suite des couches. 5e. Espèce. *Leucorrhée*, par irritation locale.
	22e. GENRE. *Ophthalmie.* Larmoiement, rougeur du globe de l'œil, sentiment d'ardeur.	1re. Espèce. *Ophthalmie*, par irritation locale. 2e. Espèce. *Ophthalmie des tarses.* 3e. Espèce. *Ophthalmie séreuse*, ou *épiphora.* 4e. Espèce. *Ophthalmie scrophuleuse.* 5e. Espèce. *Ophthalmie syphilitique.*
2e. ORDRE. *PHLEGMASIES des membranes diaphanes.*	23e. GENRE. *Frénésie.* Céphalalgie, agitation extrême, lésion des fonctions de l'entendement.	1re. Espèce. *Frénésie primitive*, ou par l'action d'un stimulant. 2e. Espèce. *Frénésie métastatique.* 3e. Espèce. *Frénésie sympathique*, avec symptômes gastriques.
	24e. GENRE. *Pleurésie.* Douleur vive au côté, toux fréquente, peu ou point d'expectoration.	1re. Espèce. *Pleurésie simple.* 2e. Espèce. *Pleurésie gastrique ou bilieuse* (Stoll). 3e. Espèce. *Pleurésie*, avec fièvre putride.
	25e. GENRE. *Gastrite.* Douleur vive à l'épigastre, avec sentiment d'ardeur, pouls concentré.	1re. Espèce. *Gastrite*, par irritation locale. 2e. Espèce. *Gastrite*, par métastase. 3e. Espèce. *Gastrite*, par ulcération, ou *squirre.*
	26e. GENRE. *Entérite.* Tension douloureuse dans l'abdomen, constipation.	1re. Espèce. *Entérite aiguë.* 2e. Espèce. *Entérite chronique.* 3e. Espèce. *Entérite* à la suite des couches. 4e. Espèce. *Entérite chronique*, par suppression des menstrues.
	27e. GENRE. *Cystite.* Tumeur ovale au-dessus du pubis, douleurs vives, dysurie ou ischurie.	1re. Espèce. *Cystite aiguë.* 2e. Espèce. *Cystite chronique.*
3e. ORDRE. *PHLEGMASIES des glandes, du tissu cellulaire, ou des viscères.*	28e. GENRE. *Phlegmon.* Tumeur avec rougeur; douleur et tension, sa terminaison par suppuration, induration squirreuse ou gangrène.	1re. Espèce. Inflammation d'une glande. 2e. Espèce. Inflammation du tissu cellulaire.
	29e. GENRE. *Péripneumonie.* Douleurs gravatives ou pungitives, oppression, expectoration muqueuse ou mêlée de sang.	1re. Espèce. *Péripneumonie simple.* 2e. Espèce. *Péripneumonie gastrique.* 3e. Espèce. *Péripneumonie putride ou nerveuse.* 4e. Espèce. *Péripneumonie gastro-adynamique.*
	30e. GENRE. *Hépatite.* Fièvre vive, tension douloureuse à l'hypocondre droit.	1re. Espèce. *Hépatite superficielle.* 2e. Espèce. *Hépatite aiguë du parenchyme.* 3e. Espèce. *Hépatite chronique.*
	31e. GENRE. *Néphrite.* Douleurs gravatives ou pungitives dans la région de l'un des reins, ou dans les deux, fièvre.	1re. Espèce. *Néphrite superficielle.* 2e. Espèce. *Néphrite du parenchyme du rein.* 3e. Espèce. *Néphrite calculeuse.*
4e. ORDRE. *PHLEGMASIES des muscles.*	32e. GENRE. *Rhumatisme.* Sensibilité vive, avec tension dans un ou plusieurs muscles, douleur extrême au moindre mouvement.	1re. Espèce. *Rhumatisme aigu.* 2e. Espèce. *Rhumatisme chronique.* 3e. Espèce. *Rhumatisme gastrique.* 4e. Espèce. *Rhumatisme goutteux.* 5e. Espèce. *Rhumatisme scorbutique.*
	33e. GENRE. *Angine.* Symptômes variés, suivant que le siège est dans les muscles ou la membrane interne du larynx, les muscles ou la membrane interne du pharynx, ou bien les amygdales.	1re. Espèce. *Angine laryngée.* 2e. Espèce. *Angine trachéale ou Croup.* 3e. Espèce. *Angine pharyngée.* 4e. Espèce. *Angine tonsillaire.* 5e. Espèce. *Angine gangréneuse.*
5e. ORDRE. *PHLEGMASIES cutanées.*	34e. GENRE. *Érysipèle.* Douleurs, rougeurs, tension dans quelque partie de la peau, terminaison par une sorte de desquammation de l'épiderme.	1re. Espèce. *Érysipèle simple.* 2e. Espèce. *Érysipèle pustuleux ou zona.* 3e. Espèce. *Érysipèle*, avec symptômes inflammatoires. 4e. Espèce. *Érysipèle*, avec symptômes gastriques. 5e. Espèce. *Érysipèle*, avec fièvre putride.
	35e. GENRE. *Variole.* Quatre périodes bien marquées: l'incubation du virus, éruption des boutons, leur maturation, leur dessiccation.	1re. Espèce. *Variole discrète.* 2e. Espèce. *Variole confluente.* 3e. Espèce. *Variole*, avec symptômes gastriques. 4e. Espèce. *Variole*, avec fièvre putride. 5e. Espèce. *Variole verruqueuse.*
	36e. GENRE. *Rougeole.* Éruption de taches rouges accompagnées de symptômes catarrheux; terminaison par la desquammation.	1re. Espèce. *Rougeole simple, régulière ou anomale.* 2e. Espèce. *Rougeole*, avec symptômes gastriques. 3e. Espèce. *Rougeole*, avec fièvre putride.
	37e. GENRE. *Pustule maligne.* Marche rapide d'une affection locale de la peau vers la gangrène.	1re. Espèce. *Pustule*, par contagion. 2e. Espèce. *Pustule*, avec fièvre putride.

No. I.

OBSERVATIONS MÉTÉOROLOGIQUES.

Vendémiaire an 8.

Plus grande élévation du mercure	28, 3, 01, le 19.
Moindre élévation	27, 5, 05, le 1.
Élévation moyenne	27, 8, 63.
Plus grand degré de chaleur	+ 18, 7, le 11
Moindre degré de chaleur	+ 1, 5, le 24.
Chaleur moyenne	+ 10, 5.

Le vent a soufflé	Nord	0 fois.
	Nord-Est	0
	Est	0
	Sud-Est	1
	Sud	12
	Sud-Ouest	6
	Ouest	7
	Nord-Ouest	1
Nombre de jours	beaux	7.
	couverts	15.
	de pluie	17.
	de brouillard	6.
	de neige	0.

Brumaire an 8.

Plus grande élévation du mercure	28, 3, 81, le 6.
Moindre élévation	27, 1, 12, le 10.
Élévation moyenne	27, 8, 48.
Plus grand degré de chaleur	+ 12, 0, le 24.
Moindre degré de chaleur	+ 0, 1, le 30.
Chaleur moyenne	+ 5, 9.

Le vent a soufflé	Nord	3 fois.
	Nord-Est	3
	Est	2
	Sud-Est	4
	Sud	5
	Sud-Ouest	7
	Ouest	4
	Nord-Ouest	0
Nombre de jours	beaux	6.
	couverts	24.
	de pluie	15.
	de brouillard	8.
	de neige	2.

Frimaire an 8.

Plus grande élévation du mercure	28, 1, 51, le 1.
Moindre élévation	27, 3, 50, le 12.
Élévation moyenne	27, 9, 01.
Plus grand degré de chaleur	+ 7, 8, le 5.
Moindre degré de chaleur	− 9, 6, le 30.
Chaleur moyenne	+ 1, 0.

Le vent a soufflé	Nord	4 fois.
	Nord-Est	6
	Est	3
	Sud-Est	7
	Sud	0
	Sud-Ouest	0
	Ouest	0
	Nord-Ouest	0
Nombre de jours	beaux	9.
	couverts	18.
	de pluie	3.
	de brouillard	10.
	de neige	1.

TABLE SYNOPTIQUE

DU TRIMESTRE DE VENDÉMIAIRE DE L'AN VIII.

PREMIÈRE CLASSE. *Fièvres primitives.*

Ordre	Genre	Espèce	Nombre des malades		
			Vendém.	Brumaire.	Frimaire.
2e. ORDRE. *Méningogastriques bilieuses.*	2e. GENRE. *Fièvre méningogastrique continue.*	1re. ESPÈCE. *Embarras gastrique.*	27	9	21
		2e. ESPÈCE. *Méningogastrique continue.*	10	3	4
	3e. GENRE. *Fièvre tierce bénigne.*	1re. ESPÈCE. *Tierce gastrique.*	5	1	
	4e. GENRE. *Fièvre rémittente gastrique.*	1re. ESPÈCE. *Rémittente gastrique.*	4	1	1
3e. ORDRE. *Adénoméningées muqueuses.*	5e. GENRE. *Fièvre adénoméningée continue.*	1re. ESPÈCE. *Adénoméningée continue.*	....	1	
	6e. GENRE. *Fièvre quotidienne intermittente.*	1re. ESPÈCE. *Quotidienne vraie.*	3	3	
	7e. GENRE. *Fièvre quarte.*	1re. ESPÈCE. *Quarte simple.*	1	4	
	8e. GENRE. *Fièvre adénoméningée rémittente.*	1re. ESPÈCE. *Quotidienne continue.*	....	5	
4e. ORDRE. *Adynamiques putrides.*	9e. GENRE. *Fièvre adynamique.*	1re. ESPÈCE. *Adynamique continue.*	....	2	1
5e. ORDRE. *Ataxiques malignes.*	11e. GENRE. *Fièvre ataxique.*	1re. ESPÈCE. *Ataxique simple.*	1	2	
		6e. ESPÈCE. *Ataxique adynamique.*	1		
	13e. GENRE. *Fièvre lente nerveuse.*	1re. ESPÈCE. *Lente nerveuse.*	....	1	

DEUXIÈME CLASSE. *Phlegmasies.*

Ordre	Genre	Espèce	Vendém.	Brumaire.	Frimaire.
1er. ORDRE. *Phlegmasies des membranes muqueuses.*	16e. GENRE. *Catarrhe pulmonaire.*	1re. ESPÈCE. *Catarrhe simple.*	2	4	12
		3e. ESPÈCE. *Catarrhe chronique.*	....	....	13
		4e. ESPÈCE. *Catarrhe gastrique.*	4	4	9
		5e. ESPÈCE. *Catarrhe adynamique.*	2	1	1
3e. ORDRE. *Phlegmasies des glandes, du tissu cellulaire, ou des viscères.*	29e. GENRE. *Péripneumonie.*	1re. ESPÈCE. *Péripneumonie.*	....	2	
		3e. ESPÈCE. *Péripneumonie adynamique.*	....	....	3
4e. ORDRE. *Phlegmasies des muscles.*	32e. GENRE. *Rhumatisme.*	1re. ESPÈCE. *Rhumatisme aigu.*	....	....	1
		2e. ESPÈCE. *Rhumatisme chronique.*	....	....	1
5e. ORDRE. *Phlegmasies cutanées.*	34e. GENRE. *Érysipèle.*	1re. ESPÈCE. *Érysipèle.*	....	....	2
		TOTAL	60	43	69

No. II.

OBSERVATIONS MÉTÉOROLOGIQUES.

Germinal an 9.

Plus grande élévation du mercure	28, 3, 58, le 9.
Moindre élévation	27, 5, 16, le 2.
Élévation moyenne	27, 10, 37.
Plus grand degré de chaleur	+ 16, 8, le 14
Moindre degré de chaleur	+ 2, 0, le 17.
Chaleur moyenne	+ 7, 4.

Le vent a soufflé	Nord	6 fois.
	Nord-Est	5
	Est	2
	Sud-Est	0
	Sud	2
	Sud-Ouest	3
	Ouest	5
	Nord-Ouest	5
Nombre de jours	beaux	18.
	couverts	11.
	de pluie	9.
	de vent	27.
	de gelée	3.
	de tonnerre	1.
	de brouillard	7.
	de neige	3.

Floréal an 9.

Plus grande élévation du mercure	28, 3, 25, le 3.
Moindre élévation	27, 8, 25, le 12.
Élévation moyenne	27, 11, 75.
Plus grand degré de chaleur	+ 21, 4.
Moindre degré de chaleur	− 1, 2, le 30.
Chaleur moyenne	+ 11, 3.

Le vent a soufflé	Nord	9 fois.
	Nord-Est	7
	Est	4
	Sud-Est	0
	Sud	2
	Sud-Ouest	3
	Ouest	3
	Nord-Ouest	2
Nombre de jours	beaux	18.
	couverts	12.
	de pluie	7.
	de vent	29.
	de gelée	0.
	de tonnerre	0.
	de brouillard	1.
	de neige	1.

Prairial an 8.

Plus grande élévation du mercure	28, 4, 82, le 19.
Moindre élévation	27, 6, 75, le 10.
Élévation moyenne	27, 11, 78.
Plus grand degré de chaleur	+ 20, 3, le 21.
Moindre degré de chaleur	+ 5, 1, le 30.
Chaleur moyenne	+ 12, 7.

Le vent a soufflé	Nord	8 fois.
	Nord-Est	1
	Est	0
	Sud-Est	1
	Sud	6
	Sud-Ouest	4
	Ouest	4
	Nord-Ouest	5
Nombre de jours	beaux	12.
	couverts	15.
	de pluie	13.
	de vent	29.
	de gelée	0.
	de tonnerre	0.
	de brouillard	3.
	de neige	0.

TABLE SYNOPTIQUE
DU TRIMESTRE DE GERMINAL DE L'AN IX.

Ordre	Genre	Espèce	Nombre des malades. Germinal.	Floréal.	Prairial.
PREMIÈRE CLASSE. *Fièvres primitives.*					
2e. ORDRE. *Méningogastriques bilieuses.*	2e. GENRE. *Fièvre méningogastrique continue.*	1re. Espèce. *Embarras gastrique.*	1	3	2
		2e. Espèce. *Fièvre gastrique.*	2	4	3
	3e. GENRE. *Fièvre tierce bénigne.*	1re. Espèce. *Fièvre tierce.*	1	2	
		2e. Espèce. *Fièvre tierce atonique.*	3	1	
		Fièvre tierce irrégulière.	2	1	
3e. ORDRE. *Adénoméningées muqueuses.*	5e. GENRE. *Fièvre adénoméningée continue.*	1re. Espèce. *Fièvre muqueuse.*	1	1	1
	6e. GENRE. *Fièvre quotidienne intermittente.*	1re. Espèce. *Fièvre quotidienne.*	2	1	
		Fièvre quotidienne irrégulière.	....	1	1
4e. ORDRE. *Adynamiques putrides.*	9e. GENRE. *Fièvre adynamique continue.*	1re. Espèce. *Fièvre adynamique.*	5	4	3
		3e. Espèce. *Fièvre gastro-adynamique.*	2	1	
5e. ORDRE. *Ataxiques malignes.*	11e. GENRE. *Fièvre ataxique sporadique.*	3e. Espèce. *Fièvre ataxique cérébrale.*	1		
DEUXIÈME CLASSE. *Phlegmasies.*					
1er. ORDRE. *Phlegmasies des membranes muqueuses.*	16e. GENRE. *Catarrhe pulmonaire.*	1re. Espèce. *Catarrhe simple.*	....	1	2
		2e. Espèce. *Catarrhe chronique.*	3	2	1
		3e. Espèce. *Catarrhe gastrique.*	5	1	1
		4e. Espèce. *Catarrhe adynamique.*	1		
2e. ORDRE. *Phlegmasies des membranes diaphanes.*	24e. GENRE. *Pleurésie.*	1re. Espèce. *Pleurésie simple.*	1	2	
		2e. Espèce. *Pleurésie gastrique.*	1		
	26e. GENRE. *Entérite.*	1re. Espèce. *Entérite aiguë.*	....	1	2 1
3e. ORDRE. *Phlegmasies des glandes, du tissu cellulaire, ou des viscères.*	29e. GENRE. *Péripneumonie.*	1re. Espèce. *Péripneumonie simple.*	5	1	
		2e. Espèce. *Péripneumonie gastrique.*	1	1	3
		Péripneumonie gastro-adynamique.	....	4	
		Péripneumonie ataxique.	....	1	
	31e. GENRE. *Néphrite.*	Espèce. *Néphrite chronique.*	....	1	
4e. ORDRE. *Phlegmasies des muscles.*	32e. GENRE. *Rhumatisme.*	2e. Espèce. *Rhumatisme chronique.*	....	1	
	33e. GENRE. *Angine.*	4e. Espèce. *Angine tonsillaire.*	....	....	1
5e. ORDRE. *Phlegmasies cutanées.*	34e. GENRE. *Érysipèle.*	1re. Espèce. *Érysipèle simple.*	1		
		2e. Espèce. *Érysipèle zonale* (suite d').	1	1	1
	35e. GENRE. *Variole.*	1re. Espèce. *Variole discrète.*	....	8	
		2e. Espèce. *Variole confluente.*	....	1	
		TOTAL	39	45	22

www.ingramcontent.com/pod-product-compliance
Ingram Content Group UK Ltd.
Pitfield, Milton Keynes, MK11 3LW, UK
UKHW022322190726
13856UKWH00001B/152

9 782011 770042